《实用临床药物治疗学》丛书

主任委员　吴永佩　金有豫
总主译　金有豫　韩英

国家卫生健康委医院管理研究所药事管理研究部　组织翻译

APPLIED THERAPEUTICS
The Clinical Use of Drugs

实用临床药物治疗学
儿科疾病

第11版

主　　　编　Caroline S. Zeind　Michael G. Carvalho

分 册 主 译　徐　虹　李智平

分 册 译 者　（按姓氏笔画排序）

王一雪　叶孜清　朱　丽　朱　琳　李　琴

李　静　肖蜜黎　吴　丹　陆国平　陆铸今

陈　超　黄　瑛　戴　仪

分册负责单位　复旦大学附属儿科医院

人民卫生出版社

Applied Therapeutics: the Clinical Use of Drugs, 11th ed, ISBN: 9781496318299

© 2018 by Lippincott Williams and Wilkins, a Wolters Kluwer business. All rights reserved.
This is a Simplified Chinese translation published by arrangement with Lippincott Williams & Wilkins/Wolters Kluwer Health, Inc., USA.
Only for sale throughout Mainland of China.
本书限在中国大陆地区销售。

图书在版编目(CIP)数据

实用临床药物治疗学. 儿科疾病/(美)卡罗琳·S.
扎因得(Caroline·S. Zeind)主编；徐虹,李智平主
译. —北京：人民卫生出版社，2020
　　ISBN 978-7-117-29968-8

　　Ⅰ. ①实… Ⅱ. ①卡…②徐…③李… Ⅲ. ①小儿疾
病-药物疗法 Ⅳ. ①R453

　　中国版本图书馆 CIP 数据核字(2020)第 064946 号

人卫智网	www.ipmph.com	医学教育、学术、考试、健康，购书智慧智能综合服务平台
人卫官网	www.pmph.com	人卫官方资讯发布平台

版权所有，侵权必究！

图字：01-2018-6491

实用临床药物治疗学　儿科疾病

分册主译：徐　虹　李智平
出版发行：人民卫生出版社(中继线 010-59780011)
地　　址：北京市朝阳区潘家园南里 19 号
邮　　编：100021
E - mail：pmph @ pmph. com
购书热线：010-59787592　010-59787584　010-65264830
印　　刷：三河市宏达印刷有限公司(胜利)
经　　销：新华书店
开　　本：889×1194　1/16　印张：7.5
字　　数：306 千字
版　　次：2020 年 6 月第 1 版　2020 年 6 月第 1 版第 1 次印刷
标准书号：ISBN 978-7-117-29968-8
定　　价：55. 00 元
打击盗版举报电话：010-59787491　E - mail：WQ @ pmph. com
质量问题联系电话：010-59787234　E - mail：zhiliang @ pmph. com

《实用临床药物治疗学》（第11版）译委会

主 任 委 员 吴永佩　金有豫

副主任委员 颜　青

总 主 译 金有豫　韩　英

副总主译 缪丽燕　吕迁洲　樊德厚　蒋学华

分册（篇）主译

第一篇	总论	蒋学华	杜晓冬
第二篇	心血管系统疾病	牟　燕	周聊生
第三篇	呼吸系统疾病	杨秀岭	蔡志刚
第四篇	消化系统疾病		韩　英
第五篇	肾脏疾病	缪丽燕	卢国元
第六篇	免疫失调	张雅敏	徐彦贵
第七篇	营养支持		吕迁洲
第八篇	皮肤疾病	鲁　严	孟　玲
第九篇	骨关节疾病	伍沪生	毛　璐
第十篇	妇女保健	张伶俐	赵　霞
第十一篇	内分泌系统疾病	梅　丹	邢小平
第十二篇	眼科疾病		王家伟
第十三篇	神经系统疾病	王长连	吴　钢
第十四篇	感染性疾病	夏培元　吕晓菊	杨　帆
第十五篇	精神疾病和物质滥用	姚贵忠	孙路路
第十六篇	肿瘤	杜　光	桂　玲
第十七篇	儿科疾病	徐　虹	李智平
第十八篇	老年疾病	封宁飞	胡　欣

《实用临床药物治疗学》为 APPLIED THERA-PEUTICS：the Clinical Use of Drugs 第 11 版的中译本。其第 8 版中译本曾以《临床药物治疗学》之名于 2007 年出版。

APPLIED THERAPEUTICS：the Clinical Use of Drugs 一书为临床药学的经典教材和参考书。其第 1 版由美国被誉为"药师对患者监护开拓者"（Pioneering the Pharmacists' Role in Patients Care）、2010 年美国 Remington 荣誉奖获得者的著名药学家 Marry Anne Koda-Kimble 主编，于 1975 年作为教材面世，至今出版已 44 载，虽经多版修订，但始终未离其编写初衷：采用基于"案例"和"问题"进行教育的特点和方法，帮助学生掌握药物治疗学的基本知识；学生可从中学习到常见疾病的基本知识；培养学生解决问题的能力，以制定和实施合理的药物治疗方案；每个案例均融入各章的治疗关键概念和原则等。

为了表彰作者的贡献，其第 10 版书名首次被冠名为"Koda-Kimble & Young's Applied Therapeutics"，以资纪念。

本版与第 8 版相比，其参加编写和每篇负责人的著名药学院校专家分别增为 214 人和 26 人。

本书第 11 版的章节数经调整后共 18 篇 110 章。与第 8 版的 101 章相比，增改了 9 章。各章内容均有所更新，特别是具有本书特点的"案例"和"问题"的数量，分别增至约 900 例和 2 800 多题，个别案例竟多达 12 题，甚至 18 题，从病情到治疗，由繁到简，环环丝扣，最终解释得清清楚楚。原版全书正文总面数达 2 288 面，堪称与时俱进的经典巨著。

当前，我国正处于深化医疗改革的阶段，医疗、医保和医药联动的改革工作任务甚重。特别是在开展"以患者为中心"的药学监护（Pharma-ceutical Care）工作方面，我国药师无论是在数量还是质量方面，都有相当大的差距，任重而道远。因此本书的翻译出版，定将为药师学习提高专业实践技能，促进药师在医改进展中的服务能力起到重要作用。

为此，简略地回顾一下药师的发展历史，可能有助于读者更深刻地体会本书的特点、意义和价值。

第二次世界大战后，欧美各国家制药工业迅速发展，新药大量开发应用于临床。随着药品品种和使用的增加，药物不良反应也频繁发生，不合理用药加重，药物的不合理使用导致药源性疾病的增加，患者用药风险增大。同时，人类面临的疾病负担严峻，慢性病及其他疾病的药物应用问题也愈加复杂，医疗费用迅速增加，促进合理用药成为共同关注的问题，因而要求医院药学部门工作的转型、药师观念与职责的转变，要求药师能参与临床药物治疗管理，要求高等医药院校培养应用型临床药学专业人才，这就导致药学教育的改革。美国于 1957 年首先提出高等医药院校设置 6 年制临床药学专业 Pharm D. 培养计划，培养临床型药学专业技术人才。至今美国 135 所高等医药院校的药学教育总规模 90% 以上为 Pharm D. 专业教育；规定 Pharm D. 专业学位是在医院和社会药店上岗药师的唯一资格。并在医院建立学员毕业后以提高临床用药实践能力为主的住院药师规范化培训制度。

在此背景下，美国加州旧金山大学药学院临床药学系主任、著名的药学家 Marry Anne Koda-Kimble 主编了本书的第 1 版，作为培养新型药师的教材于 1975 年问世。本书第 1 版前言中指出"正是药师——受过高级培训、成为药物治疗专家，掌握药物的最新知识及了解发展动态、为患者和医师提供咨询，在合理使用药物、防止药物不良反应等方面——将起到关键作用"。美国的一些药学院校在课程设置方面增加了相应的内容,使药师能够胜任"以患者为中心"参与临床药物治疗管理的工作职责。其后40年来,药师的教育和实践任务随着医疗保健工作的发展,在"以患者为中心"的基础上,不断地向临床药学、实践规范化和系统管理方面进行改革和提高。其中比较突出的有3位美国学者Robert J. Cipolle(药师和教育学家)、Linda M. Strand(药师和教育学家)和Peter C. Morley(医学人类学家和教育学家),作为一个团队,通过调查、研究、试点、总结而提出"药学监护"(Pharmaceutical Care)的理念(philosophy)、实践和规范(practice),指南(guide)以至"药物治疗管理"(Medication Therapy Management,MTM)系统。4位专家的"革命"性变革,提高了药师在医疗保健中的地位及对其重要性的认识,促进了药师专业作用的发挥。因此Robert J. Cipolle、Linda M. Strand两人和Koda-Kimble分别于1997年和2010年获得美国药师协会颁发的代表药学专业领域最高荣誉的Remington奖章,对他们在药学专业领域所作的巨大贡献予以肯定和鼓励。

迄今,世界各国的药学教育和药师的工作重点和作用,也都先后向这方面转变。在我国也正在加速药学教育改革和医院药师职责的转变。本版第1章"药物治疗管理和治疗评估"(Medication Therapy Management and Assessment of Therapy)的内容,很适合我国药师的现状和需要。

有鉴于此,我们组织了本书的翻译,以飨读者。

本书的翻译工作由金有豫教授和吴永佩教授牵头,韩英、缪丽燕、吕迁洲、樊德厚、蒋学华等教授出任总译校审阅工作。由23家三级医院和药学院校有丰富理论和实际经验的药学、医学专家教授及部分临床药师近200人分别承担了18篇共110章的翻译、校译和审译工作,我们对各篇章译校专家所付出的辛勤劳动深表感谢。由于专业知识、翻译水平与经验的不足,难免有疏漏或不当之处,恳请专家和读者提出宝贵意见。

译委会

2019年10月

距 *APPLIED THERAPEUTICS：the Clinical Use of Drugs* 第 1 版出版已经 40 多年了，这期间健康卫生的蓝图发生了巨大的变革。虽然科技的巨大进步改变了个体化医疗，但我们也意识到在日益复杂的医疗保健服务系统中所面临的重大挑战。我们比以往任何时候都更需要具有批判性思维和可以运用解决问题技能来改善患者预后的卫生专业技术人员。

大约 40 年后，这本教科书的基本原则——以患者为中心，以案例为基础的学习方法——仍然是卫生专业教育的基石。我们的编者们列出了约 900 个案例来帮助读者在特定的临床环境中综合应用治疗学原则。我们也给卫生专业学生和实践者提供了简要的有关临床医师批判性的思维、解决问题的技能评估和解决治疗问题的思维方式。卫生专业的学生和实践者通过初步了解临床医师评估和解决治疗问题的思维来提升自身批判性思维和解决问题的能力。

熟悉本书过去版本的读者会注意到本书的整体设计与第 10 版一致，每章开头都包含了核心原则部分，提供了本章最重要的概括性信息。每个核心原则都定位于每章将被详细讨论的特定案例，关键性的参考文献和网站在每章结尾列出，每章所有的参考文献都可在网上看到。

基于过去版本中提供的基于案例学习的良好基础，第 11 版做了一些改变，以满足全球卫生专业教育工作者和学生不断变化的教育需求。主编们和编者们将美国医学研究所（Institute of Medicine，IOM）的 5 个核心能力，即以患者为中心的监护能力、跨学科团队的协作能力、基于循证证据的实践能力、质量改进技术的应用能力和信息技术的应用能力作为在书中提出案例研究和问题的主要框架。此外，2016 年药学教育认证委员会（the Accreditation Council for Pharmacy Education，ACPE）认证标准、药学教育促进中心（the Center for the Advancement of Pharmacy Education，CAPE）教育成果和北美药剂师执照考试（the North American Pharmacist Licensure Examination，NAPLEX）修订版的能力声明作为编写团队和编者们设计编撰第 11 版的指导方针。

本版的特点在于 200 多位经验丰富的临床医师做出了积极的贡献，每一章都经过修订和更新，以反映我们不断变化的药物知识以及这些知识在患者个体化治疗中的应用。几部分内容已经过广泛的重组，引入了新的章节来扩展重要主题，其中包括总论、免疫失调、类风湿性疾病、骨关节疾病、神经系统疾病、精神疾病和物质滥用及肿瘤部分。特别值得注意的是总论部分关于药物相互作用、药物基因组学和个体化用药及职业教育与实践的新章节。此外，还重新设计了 1 章，重点关注重症患者的监护，现在还补充了关于儿童危重症监护的章节。

鉴于将跨专业教育（interprofessional education，IPE）纳入教学、实践和临床环境的重要性，我们添加了一系列由本书各个部分编者们的代表编写的 IPE 案例研究。

由于我们正在计划下一个版本，因此我们欢迎您的反馈。作者从文献、现行标准、临床经验中提取信息，从而分享合理的、深思熟虑的治疗策略。然而，每个实践者都有责任去评估书中实际临床环境中某些观点的适用性，我们支持任何在此领域的发展。我们强烈要求学生和实践者在需要使用新的和不熟悉的药物时参考适当的信息来源。

原著致谢

我们十分感激那些致力于完成 *APPLIED THERAPEUTICS*：*the Clinical Use of Drugs* 第 11 版的所有编者。我们感谢所有编者在平衡承担教育工作者、临床医师和研究人员众多责任的同时，不懈地提供最高质量的编写工作。我们感谢 26 位分册（篇）主编的出色工作，他们在本书的组织结构和章节的个性化编写中提供了必要的关键性的反馈意见，没有他们的奉献和支持，这个版本也是不可能出版的。另外，我们特别希望感谢那些已退休的主编们——Jean M. Nappi、Timothy J. Ives、Marcia L. Buck、Judith L. Beizer 和 Myrna Y. Munar，因为他们是第 11 版的指导力量。我们衷心感谢本书之前版本的编写团队，特别感谢 Brian K. Alldredge 博士和 B. Joseph Guglielmo 博士对第 11 版的指导和支持。我们还要感谢"Facts and Comparisons"允许我们使用他们的数据来构建本书的一些表格。

来自 Wolters Kluwer、Matt Hauber、Andrea Vosburgh 和 Annette Ferran 的团队应该得到特别的认可。他们非凡的耐心、对细节的关注和指导对于这个项目的成功至关重要。我们衷心感谢 Tara Slagle（项目管理）和 Samson Premkumar（制作）协助我们完成这个版本。最重要的是，我们要感谢我们的配偶和家人对我们的爱、理解和坚定的支持。他们无私地给予我们编写本书时所需要的一个个清晨、深夜、周末和假期。

与过去的版本一致，我们继续将我们的工作奉献给激励我们的学生以及教会了我们宝贵经验的患者。我们还将第 11 版献给那些临床医师和教育工作者，他们在应用基于团队的方法提供以患者为中心的监护服务方面发挥了先锋领袖和行为榜样作用。

Michael C. Angelini, PharmD, MA, BCPP
Associate Professor of Pharmacy Practice
School of Pharmacy–Boston
MCPHS University
Boston, Massachusetts

Judith L. Beizer, PharmD, CGP, FASCP
Clinical Professor
Department of Clinical Pharmacy Practice
College of Pharmacy & Allied Health Professions
St. John's University
Jamaica, New York

Marcia L. Buck, PharmD, FCCP, FPPAG
Professor
Department of Pediatrics
School of Medicine
Clinical Coordinator, Pediatrics
Department of Pharmacy
University of Virginia
Charlottesville, Virginia

Michael G. Carvalho, PharmD, BCPP
Assistant Dean of Interprofessional Education
Professor and Chair
Department of Pharmacy Practice
School of Pharmacy–Boston
MCPHS University
Boston, Massachusetts

Judy W. Cheng, PharmD, MPH, BCPS, FCCP
Professor of Pharmacy Practice
School of Pharmacy–Boston
MCPHS University
Boston, Massachusetts

R. Rebecca Couris, PhD, RPh
Professor of Nutrition Science and Pharmacy Practice
Department of Pharmacy Practice, School of Pharmacy–Boston
MCPHS University
Boston, Massachusetts

Steven Gabardi, PharmD, BCPS, FAST, FCCP
Abdominal Organ Transplant Clinical Specialist & Program Director
PGY-2 Organ Transplant Pharmacology Residency
Brigham and Women's Hospital
Departments of Transplant Surgery/Pharmacy/Renal Division
Assistant Professor of Medicine
Harvard Medical School
Boston, Massachusetts

Jennifer D. Goldman, BS, PharmD, CDE, BC-ADM, FCCP
Professor of Pharmacy Practice
School of Pharmacy–Boston
MCPHS University
Boston, Massachusetts

Christy S. Harris, PharmD, BCPS, BCOP
Associate Professor of Pharmacy Practice
School of Pharmacy–Boston
MCPHS University
Boston, Massachusetts

Timothy R. Hudd, PharmD, AE-C
Associate Professor of Pharmacy Practice
School of Pharmacy–Boston
MCPHS University
Boston, Massachusetts

Timothy J. Ives, PharmD, MPH, FCCP, BCPS
Professor
Eshelman School of Pharmacy
The University of North Carolina at Chapel Hill
Chapel Hill, North Carolina

Susan Jacobson, MS, EdD, RPh
Associate Professor of Pharmacy Practice
School of Pharmacy–Boston
MCPHS University
Boston, Massachusetts

Maria D. Kostka-Rokosz, PharmD
Assistant Dean of Academic Affairs
Professor of Pharmacy Practice
School of Pharmacy–Boston
MCPHS University
Boston, Massachusetts

Trisha LaPointe, PharmD, BCPS
Associate Professor of Pharmacy Practice
School of Pharmacy–Boston
MCPHS University
Boston, Massachusetts

Michele Matthews, PharmD, CPE, BCACP
Associate Professor of Pharmacy Practice
School of Pharmacy–Boston
MCPHS University
Boston, Massachusetts

Susan L. Mayhew, PharmD, BCNSP, FASHP
Professor and Dean
Appalachian College of Pharmacy
Oakwood, Virginia

William W. McCloskey, BA, BS, PharmD
Professor and Vice-Chair
Department of Pharmacy Practice
School of Pharmacy–Boston
MCPHS University
Boston, Massachusetts

Myrna Y. Munar, PharmD
Associate Professor
Department of Pharmacy Practice
College of Pharmacy
Oregon State University
Oregon Health and Science University
Portland, Oregon

Jean M. Nappi, PharmD, FCCP, BCPS AQ-Cardiology
Professor
Clinical Pharmacy and Outcome Sciences
South Carolina College of Pharmacy
Medical University of South Carolina
Charleston, South Carolina

Kamala Nola, PharmD, MS
Professor and Vice-Chair
Department of Pharmacy Practice
Lipscomb University College of Pharmacy
Nashville, Tennessee

Dorothea C. Rudorf, PharmD, MS
Professor of Pharmacy Practice
School of Pharmacy–Boston
MCPHS University
Boston, Massachusetts

Carrie A. Sincak, PharmD, BCPS, FASHP
Assistant Dean for Clinical Affairs and Professor
Department of Pharmacy Practice
Midwestern University Chicago College of Pharmacy
Downers Grove, Illinois

Timothy E. Welty, PharmD, FCCP
Professor
Department of Pharmacy Practice
University of Kansas School of Pharmacy
Lawrence, Kansas

G. Christopher Wood, PharmD, FCCP, FCCM, BCPS
Associate Professor of Clinical Pharmacy
University of Tennessee Health Science Center
College of Pharmacy
Memphis, Tennessee

Kathy Zaiken, PharmD
Professor of Pharmacy Practice
School of Pharmacy–Boston
MCPHS University
Boston, Massachusetts

Caroline S. Zeind, PharmD
Associate Provost for Academic and International Affairs
Chief Academic Officer
Worcester, Massachusetts and Manchester, New Hampshire Campuses
Professor of Pharmacy Practice
Academic Affairs
MCPHS University
Boston, Massachusetts

分册主编

Steven R. Abel, PharmD, FASHP

Professor of Pharmacy Practice

Associate Provost for Engagement

Purdue University

West Lafayette, Indiana

Jessica L. Adams, PharmD, BCPS, AAHIVP

Assistant Professor of Clinical Pharmacy

HIV and Infectious Diseases Specialist

Department of Pharmacy Practice and Pharmacy Administration

Philadelphia College of Pharmacy

University of the Sciences

Philadelphia, Pennsylvania

Brian K. Alldredge, PharmD

Professor and Vice Provost

University of California–San Francisco

San Francisco, California

Mary G. Amato, PharmD, MPH, BCPS

Professor of Pharmacy Practice

School of Pharmacy–Boston

MCPHS University

Boston, Massachusetts

Jaime E. Anderson, PharmD, BCOP

Oncology Clinical Pharmacy Specialist

MD Anderson Medical Center

University of Texas

Houston, Texas

Michael C. Angelini, PharmD, MA, BCPP

Associate Professor of Pharmacy Practice

School of Pharmacy–Boston

MCPHS University

Boston, Massachusetts

Albert T. Bach, PharmD

Assistant Professor of Pharmacy Practice

School of Pharmacy

Chapman University

Irvine, California

Jennifer H. Baggs, PharmD, BCPS, BCNSP

Clinical Assistant Professor

University of Arizona

Tucson, Arizona

David T. Bearden, PharmD

Clinical Professor and Chair

Department of Pharmacy Practice

Clinical Assistant Director

Department of Pharmacy Services

College of Pharmacy

Oregon State University

Oregon Health and Science University

Portland, Oregon

Sandra Benavides, PharmD, FCCP, FPPAG

Professor

Assistant Dean for Programmatic Assessment and Accreditation

Interim Chair

Department of Clinical and Administrative Sciences

Larkin Health Sciences Institute College of Pharmacy

Paul M. Beringer, PharmD, FASHP, FCCP

Associate Professor

Department of Clinical Pharmacy

University of Southern California

Los Angeles, California

Snehal H. Bhatt, PharmD, BCPS

Associate Professor of Pharmacy Practice

School of Pharmacy–Boston

MCPHS University

Clinical Pharmacist

Beth Israel Deaconess Medical Center

Boston, Massachusetts

Jeff F. Binkley, PharmD, BCNSP, FASHP

Administrative Director of Pharmacy

Maury Regional Medical Center and Affiliates

Columbia, Tennessee

Marlo Blazer, PharmD, BCOP

Assistant Director

Xcenda, an AmerisourceBergen Company

Columbus, Ohio

KarenBeth H. Bohan, PharmD, BCPS

Professor and Founding Chair

Department of Pharmacy Practice

School of Pharmacy and Pharmaceutical Sciences

Binghamton University

Binghamton, New York

Suzanne G. Bollmeier, PharmD, BCPS, AE-C

Professor of Pharmacy Practice

School of Pharmacy–Boston

St. Louis College of Pharmacy

St. Louis, Missouri

Laura M. Borgelt, PharmD, BCPS
Associate Dean of Administration and Operations
Professor
Departments of Clinical Pharmacy and Family Medicine
University of Colorado Anschutz Medical Campus
Skaggs School of Pharmacy
Aurora, Colorado

Jolene R. Bostwick, PharmD, BCPS, BCPP
Clinical Associate Professor
Department of Clinical, Social, and Administrative Sciences
University of Michigan College of Pharmacy
Ann Arbor, Michigan

Nicole J. Brandt, PharmD, MBA, CGP, BCPP, FASCP
Executive Director
Peter Lamy Center on Drug Therapy and Aging
Professor
University of Maryland School of Pharmacy
Baltimore, Maryland

Marcia L. Buck, PharmD, FCCP, FPPAG
Professor
Department of Pediatrics
School of Medicine
Clinical Coordinator, Pediatrics
Department of Pharmacy
University of Virginia
Charlottesville, Virginia

Deanna Buehrle, PharmD
Infectious Diseases Clinical Specialist
University of Pittsburgh Medical Center Presbyterian
Pittsburgh, Pennsylvania

Sara K. Butler, PharmD, BCPS, BOCP
Clinical Pharmacy Specialist, Medical Oncology
Barnes-Jewish Hospital
Saint Louis, Missouri

Beth Buyea, MHS, PA-C
Assistant Professor
Tufts University, School of Medicine
Boston, Massachusetts

Charles F. Caley, PharmD, BCCP
Clinical Professor
School of Pharmacy
University of Connecticut
Storrs, Connecticut

Joseph Todd Carter, PharmD
Assistant Professor of Pharmacy Practice
Appalachian College of Pharmacy
Oakwood, Virginia
Primary Care Centers of Eastern Kentucky
Hazard, Kentucky

Michael G. Carvalho, PharmD, BCPP
Assistant Dean of Interprofessional Education
Professor and Chair
Department of Pharmacy Practice
School of Pharmacy–Boston
MCPHS University
Boston, Massachusetts

Jamie J. Cavanaugh, PharmD, CPP, BCPS
Assistant Professor of Clinical Education, Pharmacy
Assistant Professor of Medicine
University of North Carolina at Chapel Hill
Chapel Hill, North Carolina

Michelle L. Ceresia, PharmD, FACVP
Associate Professor of Pharmacy Practice
School of Pharmacy–Boston
MCPHS University
Boston, Massachusetts
Adjunct Associate Professor
Department of Clinical Sciences
Cummings Veterinary School of Medicine at Tufts University
North Grafton, Massachusetts

Laura Chadwick, PharmD
Clinical Specialist in Pharmacogenomics
Boston Children's Hospital
Boston, Massachusetts

Michelle L. Chan, PharmD, BCPS
Clinical Pharmacy Specialist
Infectious Diseases
Methodist Hospital of Southern California
Arcadia, California

Lin H. Chen, MD, FACP, FASTMH
Associate Professor of Medicine
Harvard Medical School
Boston, Massachusetts
Director of the Travel Medicine Center
Mount Auburn Hospital
Cambridge, Massachusetts

Steven W. Chen, PharmD, FASHP, FNAP
Associate Professor and Chair
Titus Family Department of Clinical Pharmacy
William A. Heeres and Josephine A. Heeres Endowed Chair in Community Pharmacy
University of Southern California School of Pharmacy
Los Angeles, California

Judy W. Cheng, PharmD, MPH, BCPS, FCCP
Professor of Pharmacy Practice
School of Pharmacy–Boston
MCPHS University
Boston, Massachusetts

Michael F. Chicella, PharmD, FPPAG
Pharmacy Clinical Manager
Children's Hospital of The King's Daughters
Norfolk, Virginia

Jennifer W. Chow, PharmD
Director of Professional Development and Education
Pediatric Pharmacy Advocacy Group
Memphis, Tennessee

Cary R. Chrisman, PharmD
Assistant Professor
Department of Clinical Pharmacy
University of Tennessee College of Pharmacy
Clinical Pharmacist, Department of Pharmacy
Methodist Medical Center
Memphis and Oak Ridge, Tennessee

Edith Claros, PhD, MSN, RN, APHN-BC
Assistant Dean and Associate Professor
School of Nursing
MCPHS University
Worcester, Massachusetts

John D. Cleary, PharmD, FCCP, BCPS
Director of Pharmacy
St. Dominic-Jackson Memorial Hospital
Schools of Medicine and Pharmacy
University of Mississippi Medical Center
Jackson, Mississippi

Michelle Condren, PharmD, BCPPS, AE-C, CDE, FPPAG
Professor and Department Chair
University of Oklahoma College of Pharmacy
University of Oklahoma School of Community Medicine
Tulsa, Oklahoma

Amanda H. Corbett, PharmD, BCPS, FCCP
Clinical Associate Professor
Eshelman School of Pharmacy and School of Medicine
Global Pharmacology Coordinator
Institute for Global Health and Infectious Diseases
University of North Carolina
Chapel Hill, North Carolina

Mackenzie L. Cottrell, PharmD, MS, BCPS, AAHIVP
Research Assistant Professor
UNC Eshelman School of Pharmacy
University of North Carolina at Chapel Hill
Chapel Hill, North Carolina

R. Rebecca Couris, PhD, RPh
Professor of Nutrition Science and Pharmacy Practice
Department of Pharmacy Practice, School of Pharmacy–Boston
MCPHS University
Boston, Massachusetts

Steven J. Crosby, MA, BSP, RPh, FASCP
Assistant Professor of Pharmacy Practice
School of Pharmacy–Boston
MCPHS University
Boston, Massachusetts

Jason Cross, PharmD
Associate Professor Pharmacy Practice
School of Pharmacy–Worcester/Manchester
MCPHS University
Worcester, Massachusetts

Sandeep Devabhakthuni, PharmD, BCPS–AQ Cardiology
Assistant Professor of Cardiology/Critical Care
University of Maryland School of Pharmacy
Baltimore, Maryland

Andrea S. Dickens, PharmD, BCOP
Clinical Pharmacy Specialist
MD Anderson Cancer Center
University of Texas
Houston, Texas

Lisa M. DiGrazia, PharmD, BCPS, BCOP
Director, Medical Affairs
Amneal Biosciences Bridgewater, New Jersey

Suzanne Dinsmore, BSP, PharmD, CGP
Assistant Professor of Pharmacy Practice
School of Pharmacy–Boston
MCPHS University
Boston, Massachusetts

Betty J. Dong, PharmD, FASHP, FAPHA, FCCP, AAHIVP
Professor of Clinical Pharmacy and Family and Community Medicine
Department of Clinical Pharmacy
Schools of Pharmacy and Medicine
University of California, San Francisco
San Francisco, California

Richard H. Drew, PharmD, MS, FCCP
Professor and Vice-Chair of Research and Scholarship
Campbell University College of Pharmacy and Health Sciences
Buies Creek, North Carolina
Associate Professor of Medicine (Infectious Diseases)
Duke University School of Medicine
Durham, North Carolina

Robert L. Dufresne, PhD, PhD, BCPS, BCPP
INBRE Behavioral Science Coordinator and Professor
College of Pharmacy
University of Rhode Island
Kingston, Rhode Island
Psychiatric Pharmacotherapy Specialist
PGY-2 Psychiatric Pharmacy Residency Program Director
Providence VA Medical Center
Providence, Rhode Island

Kaelen C. Dunican, PharmD
Professor of Pharmacy Practice
School of Pharmacy–Worcester/Manchester
MCPHS University
Worcester, Massachusetts

Brianne L. Dunn, PharmD
Associate Dean for Outcomes Assessment & Accreditation
Clinical Associate Professor
Department of Clinical Pharmacy and Outcomes Sciences
University of South Carolina College of Pharmacy
Columbia, South Carolina

Robert E. Dupuis, PharmD, FCCP
Clinical Professor of Pharmacy
Eshelman School of Pharmacy
University of North Carolina at Chapel Hill
Chapel Hill, North Carolina

Cheryl R. Durand, PharmD
Associate Professor of Pharmacy Practice
School of Pharmacy Worcester/Manchester
MCPHS University
Manchester, New Hampshire

Megan J. Ehret, PharmD, MS, BCPP
Behavior Health Clinical Pharmacy Specialist
United States Department of Defense
Fort Belvoir Community Hospital
Fort Belvoir, Virginia

编者名单

Carol Eliadi, EdD, JD, NP-BC
Professor and Dean of Nursing
MCPHS University
School of Nursing–Worcester, Massachusetts and Manchester,
 New Hampshire Campuses

Shareen Y. El-Ibiary, PharmD, FCCP, BCPS
Professor of Pharmacy Practice
Department of Pharmacy Practice
Midwestern University College of Pharmacy–Glendale
Glendale, Arizona

Katie Dillinger Ellis, PharmD
Clinical Specialist
Neonatal/Infant Intensive Care
Department of Pharmacy
The Children's Hospital of Philadelphia
Philadelphia, Pennsylvania

Justin C. Ellison, PharmD, BCPP
Clinical Pharmacy Specialist–Mental Health
Providence Veterans Affairs Medical Center
Providence, Rhode Island

Rachel Elsey, PharmD, BCOP
Clinical Pharmacist
Avera Cancer Institute
South Dakota State University
Sioux Falls, South Dakota

Gregory A. Eschenauer, PharmD, BCPS (AQ-ID)
Clinical Assistant Professor
University of Michigan
Ann Arbor, Michigan

John Fanikos, MBA, RPh
Executive Director of Pharmacy
Brigham and Women's Hospital
Adjunct Associate Professor of Pharmacy Practice
MCPHS University
Department of Pharmacy Practice, School of Pharmacy–Boston
Boston, Massachusetts

Elizabeth Farrington, PharmD, FCCP, FCCM, FPPAG, BCPS
Pharmacist III–Pediatrics
Department of Pharmacy
New Hanover Regional Medical Center
Wilmington, North Carolina

Erika Felix-Getzik, PharmD
Associate Professor of Pharmacy Practice
School of Pharmacy–Boston
MCPHS University
Boston, Massachusetts

Jonathan D. Ference, PharmD
Assistant Dean of Assessment and Alumni Affairs
Associate Professor of Pharmacy Practice
Director of Pharmacy Care Labs
Nesbitt School of Pharmacy
Wilkes University
Wilkes-Barre, Pennsylvania

Kimberly Ference, PharmD
Associate Professor
Department of Pharmacy Practice
Nesbitt College of Pharmacy and Nursing

Wilkes University
Wilkes-Barre, Pennsylvania

Victoria F. Ferraresi, PharmD, FASHP, FCSHP
Director of Pharmacy Services
Pathways Home Health and Hospice
Sunnyvale, California

Joseph W. Ferullo, PharmD
Associate Professor of Pharmacy Practice
School of Pharmacy–Boston
MCPHS University
Boston, Massachusetts

Christopher K. Finch, PharmD, BCPS, FCCM, FCCP
Director of Pharmacy
Methodist University Hospital
Associate Professor
College of Pharmacy
University of Tennessee
Memphis, Tennessee

Douglas N. Fish, PharmD, BCPS–AQ ID
Professor and Chair
Department of Clinical Pharmacy
Skaggs School of Pharmacy and Pharmaceutical Science
University of Colorado
Clinical Specialist in Critical Care/Infectious Diseases
University of Colorado Hospital
Aurora, Colorado

Jeffrey J. Fong, PharmD, BCPS
Associate Professor of Pharmacy Practice
School of Pharmacy–Worcester/Manchester
MCPHS University
Worcester, Massachusetts

Andrea S. Franks, PharmD, BCPS
Associate Professor, Clinical Pharmacy and Family Medicine
College of Pharmacy and Graduate School Medicine
University of Tennessee Health Science Center
Knoxville, Tennessee

Kristen N. Gardner, PharmD
Clinical Pharmacy Specialist–Behavioral Health
Highline Behavioral Clinic
Kaiser Permanente Colorado
Denver, Colorado

Virginia L. Ghafoor, PharmD
Pharmacy Specialist–Pain Management
University of Minnesota Medical Center
Minneapolis, Minnesota

Brooke Gildon, PharmD, BCPPS, BCPS, AE-C
Associate Professor of Pharmacy Practice
Southwestern Oklahoma State University College of Pharmacy
Weatherford, Oklahoma

Ashley Glode, PharmD, BCOP
Assistant Professor
Department of Clinical Pharmacy
Skaggs School of Pharmacy and Pharmaceutical Sciences
University of Colorado Anschutz Medical Campus
Aurora, Colorado

Jeffery A. Goad, PharmD, MPH, FAPhA, PCPhA, FCSHP
Professor and Chair
Department of Pharmacy Practice
School of Pharmacy
Chapman University
Irvine, California

Jennifer D. Goldman, BS, PharmD, CDE, BC-ADM, FCCP
Professor of Pharmacy Practice
School of Pharmacy–Boston
MCPHS University
Boston, Massachusetts

Joel Goldstein, MD
Assistant Clinical Professor
Harvard Medical School
Division of Child/Adolescent Psychology
Cambridge Health Alliance
Cambridge, Massachusetts

Luis S. Gonzalez, III, PharmD, BCPS
Manager
Clinical Pharmacy Services
PGY1 Pharmacy Residency Program Director
Conemaugh Memorial Medical Center
Johnstown, Pennsylvania

Larry Goodyer, PhD, MRPharmS, BCPS
Professor, School of Pharmacy
De Montfort University
Leicester, United Kingdom
Medical Director
Nomad Travel Stores and Clinic
Bishop's Stortford, United Kingdom

Mary-Kathleen Grams, PharmD, BCGP
Assistant Professor of Pharmacy Practice
School of Pharmacy–Boston
MCPHS University
Boston, Massachusetts

Philip Grgurich, PharmD, BCPS
Associate Professor of Pharmacy Practice
School of Pharmacy–Boston
MCPHS University
Boston, Massachusetts

B. Joseph Guglielmo, PharmD
Professor and Dean
School of Pharmacy
University of California, San Francisco
San Francisco, California

Karen M. Gunning, PharmD, BCPS, BCACP, FCCP
Professor (Clinical) and Interim Chair of Pharmacotherapy
Adjunct Professor of Family and Preventive Medicine
PGY2 Ambulatory Care Residency Director
Clinical Pharmacist–University of Utah Family Medicine Residency/
    Sugarhouse Clinic
University of Utah College of Pharmacy and School of Medicine
Salt Lake City, Utah

Mary A. Gutierrez, PharmD, BCPP
Professor of Pharmacy Practice
Chapman University School of Pharmacy
Irvine, California

Justinne Guyton, PharmD, BCACP
Associate Professor of Pharmacy Practice
Site Coordinator
PGY2 Ambulatory Care Residency Program
St. Louis College of Pharmacy
St. Louis, Missouri

Matthew Hafermann, PharmD, BCPS
Medical ICU/Cardiology Clinical Pharmacist
Harborview Medical Center
PGY1 Pharmacy Residency Coordinator
Medicine Clinical Instructor
University of Washington School of Pharmacy
Seattle, Washington

Jason S. Haney, PharmD, BCPS, BCCCP
Assistant Professor
Department of Clinical Pharmacy and Outcome Sciences
South Carolina College of Pharmacy
Medical University of South Carolina
Charleston, South Carolina

Christy S. Harris, PharmD, BCPS, BCOP
Associate Professor of Pharmacy Practice
School of Pharmacy–Boston
MCPHS University
Boston, Massachusetts

Mary F. Hebert, PharmD, FCCP
Professor
Department of Pharmacy
Adjunct Professor of Obstetrics and Gynecology
University of Washington
Seattle, Washington

Emily L. Heil, PharmD, BCPS-AQ ID
Assistant Professor
Infectious Diseases
University of Maryland School of Pharmacy
Baltimore, Maryland

Erika L. Hellenbart, PharmD, BCPS
Clinical Assistant Professor
University of Illinois at Chicago College of Pharmacy
Chicago, Illinois

David W. Henry, PharmD, MS, BCOP, FASHP
Associate Professor and Chair
Pharmacy Practice
University of Kansas School of Pharmacy
Lawrence, Kansas

Christopher M. Herndon, PharmD, BCPS, CPE
Associate Professor
Department of Pharmacy Practice
School of Pharmacy
Southern University Illinois Edwardsville
Edwardsville, Illinois

Richard N. Herrier, PharmD, FAPhA
Clinical Professor
Department of Pharmacy Practice and Science
College of Pharmacy
University of Arizona
Tucson, Arizona

Karl M. Hess, PharmD, CTH, FCPhA
Vice Chair of Clinical and Administrative Sciences
Associate Professor
Certificate Coordinator for Medication Therapy Outcomes
Keck Graduate Institute Claremont, California

Curtis D. Holt, PharmD
Clinical Professor
Department of Surgery
University of California, Los Angeles
Los Angeles, California

Evan R. Horton, PharmD
Associate Professor of Pharmacy Practice
School of Pharmacy–Worcester/Manchester
MCPHS University
Worcester, Massachusetts

Priscilla P. How, PharmD, BCPS
Assistant Professor
Director of PharmD Program
Department of Pharmacy
Faculty of Science
National University of Singapore
Principal Clinical Pharmacist
Department of Medicine
Division of Nephrology
National University Hospital
Singapore, Republic of Singapore

Molly E. Howard, PharmD, BCPS
Clinical Pharmacy Specialist
Central Alabama Veterans Health Care System
Montgomery, Alabama

Timothy R. Hudd, PharmD, AE-C
Associate Professor of Pharmacy Practice
School of Pharmacy–Boston
MCPHS University
Boston, Massachusetts

Bethany Ibach, PharmD, BCPPS
Assistant Professor of Pharmacy Practice
School of Pharmacy, Pediatrics Division
Texas Tech University Health Sciences Center
Abilene, Texas

Gail S. Itokazu, PharmD
Clinical Associate Professor
Department of Pharmacy Practice
University of Illinois, Chicago
Clinical Pharmacist
Division of Infectious Diseases
John H. Stroger Jr. Hospital of Cook County
Chicago, Illinois

Timothy J. Ives, PharmD, MPH, FCCP, CPP
Professor of Pharmacy
Adjunct Professor of Medicine
Eshelman School of Pharmacy
University of North Carolina at Chapel Hill
Chapel Hill, North Carolina

Nicole A. Kaiser, RPh, BCOP
Oncology Clinical Pharmacy Specialist
Children's Hospital Colorado
Aurora, Colorado

James S. Kalus, PharmD, FASHP
Director of Pharmacy
Henry Ford Health System
Henry Ford Hospital
Detroit, Michigan

Marina D. Kaymakcalan, PharmD
Clinical Pharmacy Specialist
Dana Farber Cancer Institute
Boston, Massachusetts

Michael B. Kays, PharmD, FCCP
Associate Professor
Department of Pharmacy Practice
Purdue University College of Pharmacy
West Lafayette and Indianapolis, Indiana

Jacob K. Kettle, PharmD, BCOP
Oncology Clinical Pharmacy Specialist
University of Missouri Health Care
Columbia, Missouri

Rory E. Kim, PharmD
Assistant Professor of Clinical Pharmacy
University of Southern California School of Pharmacy
Los Angeles, California

Lee A. Kral, PharmD, BCPS, CPE
Clinical Pharmacy Specialist, Pain Management
Department of Pharmaceutical Care
The University of Iowa Hospitals and Clinics
Iowa City, Iowa

Donna M. Kraus, PharmD, FAPhA, FPPAG, FCCP
Pediatric Clinical Pharmacist/Associate Professor of Pharmacy
    Practice
Departments of Pharmacy Practice and Pediatrics
Colleges of Pharmacy and Medicine
University of Illinois at Chicago
Chicago, Illinois

Susan A. Krikorian, MS, PharmD
Professor of Pharmacy Practice
School of Pharmacy–Boston
MCPHS University
Boston, Massachusetts

Andy Kurtzweil, PharmD, BCOP
Pharmacy Supervisor–Adult Hematology and Oncology/BMT
University of Minnesota Health
Minneapolis, Minnesota

Benjamin Laliberte, PharmD, BCPS
Clinical Pharmacy Specialist, Cardiology
Massachusetts General Hospital
Boston, Massachusetts

Jerika T. Lam, PharmD, AAHIVP
Assistant Professor of Pharmacy Practice
School of Pharmacy
Chapman University
Irvine, California

Trisha LaPointe, PharmD, BCPS
Associate Professor of Pharmacy Practice
School of Pharmacy–Boston

MCPHS University
Boston, Massachusetts

Alan H. Lau, PharmD
Professor
Director, International Clinical Pharmacy Education
College of Pharmacy
University of Illinois at Chicago
Chicago, Illinois

Elaine J. Law, PharmD, BCPS
Assistant Clinical Professor of Pharmacy Practice
Thomas J. Long School of Pharmacy and Health Sciences
University of the Pacific
Stockton, California

Kimberly Lenz, PharmD
Clinical Pharmacy Manager
Office of Clinical Affairs
University of Massachusetts Medical School
Quincy, Massachusetts

Russell E. Lewis, PharmD, FCCP
Associate Professor of Medicine, Infectious Diseases
Department of Medical and Surgical Services
Infectious Diseases Unit, Policlinico S. Orsola-Malpighi
University of Bologna
Bologna, Italy

Rachel C. Long, PharmD, BCPS
Clinical Staff Pharmacist
Carolinas HealthCare System
Charlotte, North Carolina

Ann M. Lynch, BSP, PharmD, AE-C
Professor of Pharmacy Practice
School of Pharmacy–Worcester/Manchester
MCPHS University
Worcester, Massachusetts

Matthew R. Machado, PharmD
Associate Professor of Pharmacy Practice
School of Pharmacy–Boston
MCPHS University
Boston, Massachusetts

Emily Mackler, PharmD, BCOP
Clinical Pharmacist and Project Manager
Michigan Oncology Quality Consortium
University of Michigan
Ann Arbor, Michigan

Daniel R. Malcolm, PharmD, BCPS, BCCCP
Associate Professor and Vice-Chair
Clinical and Administrative Services
Sullivan University College of Pharmacy
Louisville, Kentucky

Shannon F. Manzi, PharmD, NREMT, FPPAG
Director, Clinical Pharmacogenomics Service
Manager, Emergency and ICU Pharmacy Services
Boston Children's Hospital
Boston, Massachusetts

Joel C. Marrs, PharmD, FCCP, FASHP, FNLA, BCPS-AQ Cardiology, BCACP, CLS, ASH-CHC
Associate Professor
Department of Clinical Pharmacy
University of Colorado Anschutz Medical Campus
Skaggs School of Pharmacy and Pharmaceutical Sciences
Clinical Pharmacy Specialist
Department of Pharmacy
Denver Health and Hospital Authority
Aurora, Colorado

John Marshall, PharmD, BCPS, BCCCP, FCCM
Clinical Pharmacy Coordinator–Critical Care
Beth Israel Deaconess Medical Center
Boston, Massachusetts

Darius L. Mason, PharmD, BCPS, FACN
Clinical Pharmacist
Methodist South Hospital
Memphis, Tennessee

Susan L. Mayhew, PharmD, BCNSP, FASHP
Professor and Dean
Appalachian College of Pharmacy
Oakwood, Virginia

James W. McAuley, RPh, PhD, FAPhA
Associate Dean for Academic Affairs and Professor
Departments of Pharmacy Practice and Neurology
The Ohio State University College of Pharmacy
Columbus, Ohio

Sarah E. McBane, PharmD, CDE, BCPS, FCCP, FCPhA, APh
Professor and Chair
Department of Pharmacy Practice
West Coast University
Los Angeles, California

William W. McCloskey, BA, BS, PharmD
Professor of Pharmacy Practice
School of Pharmacy–Boston
MCPHS University
Boston, Massachusetts

Chephra McKee, PharmD
Assistant Professor of Pharmacy Practice
School of Pharmacy
Pediatrics Division
Texas Tech University Health Sciences Center
Abilene, Texas

Molly G. Minze, PharmD, BCACP
Associate Professor of Pharmacy Practice
Ambulatory Care Division
School of Pharmacy
Texas Tech University Health Sciences Center
Abilene, Texas

Amee D. Mistry, PharmD
Associate Professor Pharmacy Practice
School of Pharmacy–Boston
MCPHS University
Boston, Massachusetts

Katherine G. Moore, PharmD, BCPS, BCACP
Executive Director of Experiential Education
Associate Professor of Pharmacy Practice
Presbyterian College School of Pharmacy
Clinton, South Carolina

Jill A. Morgan, PharmD, BCPS, BCPPS
Associate Professor and Chair
Department of Pharmacy Practice and Science
University of Maryland School of Pharmacy
Baltimore, Maryland

Anna K. Morin, PharmD
Professor of Pharmacy Practice and Dean
School of Pharmacy–Worcester/Manchester
MCPHS University
Worcester, Massachusetts

Pamela B. Morris, MD, FACC, FAHA, FASPC, FNLA
Director, Seinsheimer Cardiovascular Health Program
Co-Director, Women's Heart Care
Medical University of South Carolina
Charleston, South Carolina

Oussayma Moukhachen, PharmD, BCPS
Assistant Professor Pharmacy Practice
School of Pharmacy–Boston
MCPHS University
Boston, Massachusetts
Clinical Care Specialist
Mount Auburn Hospital
Cambridge, Massachusetts

Kelly A. Mullican, PharmD
Primary Care Clinical Pharmacy Specialist
Kaiser Permanente–Mid-Atlantic States
Washington, District of Columbia

Myrna Y. Munar, PharmD
Associate Professor of Pharmacy
College of Pharmacy
Oregon State University
Oregon Health and Science University
Portland, Oregon

Yulia A. Murray, PharmD, BCPS
Assistant Professor of Pharmacy Practice
School of Pharmacy–Boston
MCPHS University
Boston, Massachusetts

Milap C. Nahata, MS, PharmD, FCCP, FAPhA, FASHP
Director, Institute of Therapeutic Innovations and Outcomes
Professor Emeritus of Pharmacy, Pediatrics, and Internal Medicine
Colleges of Pharmacy and Medicine
The Ohio State University
Columbus, Ohio

Richard S. Nicholas, PharmD, ND, CDE, BCPS, BCACP
Assistant Professor of Pharmacy Practice
Appalachian College of Pharmacy
Oakwood, Virginia

Stefanie C. Nigro, PharmD, BCACP, BC-ADM
Assistant Professor of Pharmacy Practice
School of Pharmacy–Boston

MCPHS University
Boston, Massachusetts

Cindy L. O'Bryant, PharmD, BCOP, FCCP, FHOPA
Professor
Department of Clinical Pharmacy
Skaggs School of Pharmacy and Pharmaceutical Sciences
Clinical Pharmacy Specialist in Oncology
University of Colorado Cancer Center
Aurora, Colorado

Kirsten H. Ohler, PharmD, BCPS, BCPPS
Clinical Assistant Professor of Pharmacy Practice
College of Pharmacy
University of Illinois at Chicago
Clinical Pharmacy Specialist–Neonatal ICU
University of Illinois at Chicago Hospital and Health Sciences System
Chicago, Illinois

Julie L. Olenak, PharmD
Assistant Dean of Student Affairs
Associate Professor
Department of Pharmacy Practice
Nesbitt College of Pharmacy and Nursing
Wilkes University
Wilkes-Barre, Pennsylvania

Jacqueline L. Olin, MS, PharmD, BCPS, CDE, FASHP, FCCP
Professor of Pharmacy
School of Pharmacy
Wingate University
Wingate, North Carolina

Neeta Bahal O'Mara, PharmD, BCPS
Clinical Pharmacist
Dialysis Clinic, Inc.
North Brunswick, New Jersey

Robert L. Page, II, PharmD, MSPH, FHFSA, FCCP, FASHP, FASCP, CGP, BCPS (AQ-Cards)
Professor
Departments of Clinical Pharmacy and Physical Medicine
School of Pharmacy and Pharmaceutical Sciences
University of Colorado
Aurora, Colorado

Louise Parent-Stevens, PharmD, BCPS
Assistant Director of Introductory Pharmacy Practice Experiences
Clinical Assistant Professor
Department of Pharmacy Practice
University of Illinois at Chicago College of Pharmacy
Chicago, Illinois

Dhiren K. Patel, PharmD, CDE, BC-ADM, BCACP
Associate Professor of Pharmacy Practice
School of Pharmacy–Boston
MCPHS University
Boston, Massachusetts

Katherine Tipton Patel, PharmD, BCOP
Clinical Pharmacy Specialist
The University of Texas
MD Anderson Cancer Center
Houston, Texas

Jennifer T. Pham, PharmD, BCPS, BCPPS
Clinical Assistant Professor, Department of Pharmacy Practice
University of Illinois at Chicago College of Pharmacy
Clinical Pharmacy Specialist, Neonatal Clinical Pharmacist
University of Illinois Hospital and Health Sciences System
Chicago, Illinois

Jonathan D. Picker, MBChB, PhD
Assistant Professor
Harvard Medical School
Clinical Geneticist
Boston Children's Hospital
Boston, Massachusetts

Brian A. Potoski, PharmD, BCPS
Associate Professor
Departments of Pharmacy and Therapeutics
University of Pittsburgh School of Pharmacy
Associate Director, Antibiotic Management Program
University of Pittsburgh Medical Center
Presbyterian University Hospital
Pittsburgh, Pennsylvania

David J. Quan, PharmD, BCPS
Health Sciences Clinical Professor of Pharmacy
Department of Clinical Pharmacy
School of Pharmacy
University of California, San Francisco
Pharmacist Specialist–Solid Organ Transplant
University of California, San Francisco Medical Center
San Francisco, California

Erin C. Raney, PharmD, BCPS, BC-ADM
Professor of Pharmacy Practice
Midwestern University College of Pharmacy–Glendale
Glendale, Arizona

Valerie Relias, PharmD, BCOP
Clinical Pharmacy Specialist
Division of Hematology/Oncology
Tufts Medical Center
Boston, Massachusetts

Lee A. Robinson, MD
Instructor
Department of Psychiatry
Harvard Medical School
Boston, Massachusetts
Associate Training Director
Child and Adolescent Psychiatry Fellowship
Primary Care Mental Health Integrated Psychiatrist
Cambridge Health Alliance
Cambridge, Massachusetts

Charmaine Rochester Eyeguokan, PharmD, BCPS, BCACP, CDE
Associate Professor of Pharmacy Practice and Science
University of Maryland School of Pharmacy
Baltimore, Maryland

Carol J. Rollins, PharmD, MS, RD, CNSC, BCNSP
Clinical Associate Professor
Department of Pharmacy Practice and Science
College of Pharmacy
The University of Arizona
Tucson, Arizona

Melody Ryan, PharmD, MPH, GCP, BCPS
Professor
Department of Pharmacy Practice and Science
College of Pharmacy
University of Kentucky
Lexington, Kentucky

David Schnee, PharmD, BCACP
Associate Professor of Pharmacy Practice
School of Pharmacy–Boston
MCPHS University
Boston, Massachusetts

Eric F. Schneider, BS Pharm, PharmD
Assistant Dean for Academics
Professor
School of Pharmacy
Wingate University
Wingate, North Carolina

Sheila Seed, PharmD, MPH
Professor of Pharmacy Practice
School of Pharmacy–Worcester/Manchester
MCPHS University
Worcester, Massachusetts

Timothy H. Self, PharmD
Professor of Clinical Pharmacy
College of Pharmacy
University of Tennessee Health Science Center
Memphis, Tennessee

Amy Hatfield Seung, PharmD, BCOP
Senior Director of Clinical Development
Physician Resource Management/Caret
Cary, North Carolina

Nancy L. Shapiro, PharmD, FCCP, BCPS
Operations Coordinator
University of Illinois Hospital and Health Sciences System
Clinical Associate Professor of Pharmacy Practice
Director, PGY2 Ambulatory Care Residency
College of Pharmacy
University of Illinois at Chicago
Chicago, Illinois

Iris Sheinhait, PharmD, MA, RPh
Certified Poison Information Specialist
Adjunct Assistant Professor
Regional Center for Poison Control Serving Massachusetts and Rhode Island
Boston Children's Hospital and MCPHS University
Boston, Massachusetts

Greene Shepherd, PharmD, DABAT
Clinical Professor and Vice-Chair
Division of Practice Advancement and Clinical Education
Director of Professional Education, Asheville Campus
Eshelman School of Pharmacy
University of North Carolina at Chapel Hill
Asheville, North Carolina

Devon A. Sherwood, PharmD, BCPP
Assistant Professor
Psychopharmacology
College of Pharmacy
University of New England
Portland, Maine

编者名单

Richard J. Silvia, PharmD, BCCP
Associate Professor of Pharmacy Practice
School of Pharmacy–Boston
MCPHS University
Boston, Massachusetts

Carrie A. Sincak, PharmD, BCPS, FASHP
Assistant Dean for Clinical Affairs and Professor
Department of Pharmacy Practice
Midwestern University Chicago College of Pharmacy
Downers Grove, Illinois

Harleen Singh, PharmD, BCPS-AQ Cardiology, BCACP
Clinical Associate Professor of Pharmacy Practice
Oregon State University
Oregon Health and Science University
Portland, Oregon

Jessica C. Song, MA, PharmD
Clinical Pharmacy Supervisor
PGY1 Pharmacy Residency Coordinator
Department of Pharmacy Services
Santa Clara Valley Medical Center
San Jose, California

Suellyn J. Sorensen, PharmD, BCPS, FASHP
Director
Clinical Pharmacy Services
St. Vincent Indianapolis
Indianapolis, Indiana

Linda M. Spooner, PharmD, BCPS (AQ-ID), FASHP
Professor of Pharmacy Practice
School of Pharmacy–Worcester/Manchester
MCPHS University
Clinical Pharmacy Specialist in Infectious Diseases
Saint Vincent Hospital
Worcester, Massachusetts

Karyn M. Sullivan, PharmD, MPH
Professor of Pharmacy Practice
School of Pharmacy–Worcester/Manchester
MCPHS University
Worcester, Massachusetts

David J. Taber, PharmD, MS, BCPS
Associate Professor
Division of Transplant Surgery
College of Medicine
Medical University of South Carolina
Charleston, South Carolina

Candace Tan, PharmD, BCACP
Clinical Pharmacist
Kaiser Permanente
Los Angeles, California

Yasar O. Tasnif, PharmD, BCPS, FAST
Associate Professor
Cooperative Pharmacy Program
University of Texas at Austin and University of Texas, Rio Grande
 Valley
Clinical Pharmacist Specialist
Doctor's Hospital at Renaissance–Renaissance Transplant Institute
Edinburg, Texas

Daniel J. G. Thirion, BPharm, MSc, PharmD, FCSHP
Professeur Titulaire de Clinique
Faculté de Pharmacie
Université de Montréal
Pharmacien
Centre Universitaire de Santé McGill
Montréal, Québec, Canada

Angela M. Thompson, PharmD, BCPS
Assistant Professor
Department of Clinical Pharmacy
Skaggs School of Pharmacy and Pharmaceutical Sciences
University of Colorado
Aurora, Colorado

Lisa A. Thompson, PharmD, BCOP
Clinical Pharmacy Specialist in Oncology
Kaiser Permanente Colorado
Lafayette, Colorado

Toyin Tofade, MS, PharmD, BCPS, CPCC
Dean and Professor
Howard University College of Pharmacy
Washington, District of Columbia

Tran H. Tran, PharmD, BCPS
Associate Professor
Midwestern University, Chicago College of Pharmacy
Downers Grove, Illinois

Dominick P. Trombetta, PharmD, BCPS, CGP, FASCP
Associate Professor
Department of Pharmacy Practice
Nesbitt School of Pharmacy
Wilkes University
Wilkes-Barre, Pennsylvania

Toby C. Trujillo, PharmD, FCCP, FAHAH, BCPS-AQ Cardiology
Associate Professor
Department of Clinical Pharmacy
Skaggs School of Pharmacy and Pharmaceutical Sciences
University of Colorado
Aurora, Colorado

Sheila K. Wang, PharmD, BCPS (AQ–ID)
Associate Professor of Pharmacy Practice
Chicago College of Pharmacy
Midwestern University
Downers Grove, Illinois
Clinical Pharmacist, Infectious Disease
Program Director, Rush University Medical Center
Chicago, Illinois

Brian Watson, PharmD, BCPS
Pharmacist
University of Maryland Medical System
St. Joseph's Medical Center
Baltimore, Maryland

Kristin Watson, PharmD, BCPS-AQ Cardiology
Associate Professor, Vice-Chair of Clinical Services
University of Maryland School of Pharmacy
Baltimore, Maryland

Lynn Weber, PharmD, BCOP
Clinical Pharmacy Specialist, Oncology/Hematology
Pharmacy Residency Coordinator and PGY-1 Residency Director
Hennepin County Medical Center
Minneapolis, Minnesota

Kellie Jones Weddle, PharmD, BCOP, FCCP, FHOPA
Clinical Professor of Pharmacy Practice
College of Pharmacy
Purdue University
Indianapolis, Indiana

C. Michael White, PharmD, FCP, FCCP
Professor and Head
Department of Pharmacy Practice
School of Pharmacy
University of Connecticut
Storrs, Connecticut

Natalie Whitmire, PharmD, BCPS, BCGP
Pharmacist Specialist
University of California, San Diego Health

Barbara S. Wiggins, PharmD, BCPS, CLS, AACC, FAHA, FCCP, FNLA
Clinical Pharmacy Specialist–Cardiology
Medical University of South Carolina
Charleston, South Carolina

Kristine C. Willett, PharmD, FASHP
Associate Professor of Pharmacy Practice
School of Pharmacy–Worcester/Manchester
MCPHS University
Manchester, New Hampshire

Bradley R. Williams, PharmD, CGP
Professor of Clinical Pharmacy and Clinical Gerontology
School of Pharmacy
University of Southern California
Los Angeles, California

Casey B. Williams, PharmD, BCOP, FHOPA
Director, Center for Precision Oncology
Director, Department of Molecular and Experimental Medicine
Avera Cancer Institute
Sioux Falls, South Dakota

Dennis M. Williams, PharmD, BCPS, AE-C
Associate Professor and Vice Chair for Professional Education and
    Practice
Division of Pharmacotherapy and Experimental Therapeutics
Eshelman School of Pharmacy
University of North Carolina at Chapel Hill
Chapel Hill, North Carolina

Katie A. Won, PharmD, BCOP
Clinical Pharmacist
Hennepin County Medical Center
Minneapolis, Minnesota

Annie Wong-Beringer, PharmD, FIDSA
Professor of Pharmacy
School of Pharmacy
University of Southern California
Los Angeles, California

Dinesh Yogaratnam, PharmD, BCPS, BCCCP
Assistant Professor of Pharmacy Practice
School of Pharmacy–Worcester/Manchester
MCPHS University
Worcester, Massachusetts

Kathy Zaiken, PharmD
Professor of Pharmacy Practice
School of Pharmacy–Boston
MCPHS University
Boston, Massachusetts

Caroline S. Zeind, PharmD
Associate Provost for Academic and International Affairs
Chief Academic Officer
Worcester, Massachusetts and Manchester, New Hampshire,
    Campuses
Professor of Pharmacy Practice
MCPHS University
Boston, Massachusetts

Sara Zhou, PharmD
Certified Poison Information Specialist
Adjunct Assistant Professor
Regional Center for Poison Control Serving Massachusetts and Rhode
    Island
Boston Children's Hospital and MCPHS University
Boston, Massachusetts

Kristin M. Zimmerman, PharmD, CGP, BCACP
Associate Professor
Department of Pharmacotherapy & Outcomes Science
Virginia Commonwealth University
Richmond, Virginia

目　录

第十七篇 儿 科 疾 病

Marcia L. Buck

102 第 102 章 儿科药物治疗

Marcia L. Buck

核心原则	章节案例

生长及发育

1 儿童从出生到成年会发生很大的生理变化,虽然大部分儿童遵循相同的生长模式,但其发育成熟的时间却各不相同。

案例 102-1(问题 1)
表 102-1

药代动力学差异

1 药代动力学的各方面都受到生长和发育的影响。药物吸收受各种机制的影响而变化,特别是出生后几个月内,差异最为显著。

案例 102-2(问题 1)
案例 102-3(问题 1~4)

2 药物分布受器官相对大小、体内含水量、脂肪储备、血浆蛋白浓度、酸碱平衡、心输出量和组织灌注变化的影响。最大程度的变化发生在出生后第 1 年。

案例 102-3(问题 5 和 6)
表 102-2

3 药物代谢功能高度依赖于患儿年龄。最近一些研究已经证实婴儿期、儿童期和青少年期药物半衰期具有显著差异。

案例 102-4(问题 1~4)

4 婴儿期药物消除能力较弱,导致许多常用药物消除速率减慢。整个儿童时期肾小球滤过率增加。儿童时期使用肌酐清除率估算肾小球滤过率的计算方程与成人不同。

案例 102-5(问题 1 和 2)
案例 102-6(问题 1)

5 青春期不是童年和成年之间的简单连接,它是一个有明显生理变化的独特时期。在此期间很多药物的疗效和毒性都会发生改变。

案例 102-7(问题 1)

药效学差异

1 虽然不像对儿童和成人的药代动力学差异了解得那么清楚,但年龄对药效也有显著影响。儿童在治疗反应和不良反应方面都会有不同的表现。

案例 102-8(问题 1)
案例 102-9(问题 1 和 2)

儿童用药剂量

1 儿童药代动力学和药效学差异会影响药物的剂量和给药间隔的选择。大多数剂量计算公式以体重作为衡量儿童生长发育的指标。

案例 102-10(问题 1)

2 所有的儿科处方和医嘱必须根据儿童剂量参考进行剂量、给药途径与给药频次的核查。

案例 102-10(问题 1)

预防儿童用药差错

1 儿童比成人用药差错的风险更大,因为儿童用药需要计算药物剂量和改变药物剂型。

案例 102-10(问题 2)

2 电子处方、药物剂量和浓度标准化、引入智能泵技术已在很多儿童医院体现出减少用药差错的作用。其中最有效避免用药差错的方法之一是儿科药师参与医生医嘱开立和审核过程。

案例 102-10(问题 3)
表 102-3

增加儿童用药信息

1 许多政府项目正在不断增加儿童用药信息的可获得性,同时提高儿科医务工作者为儿童提供安全有效的药物治疗的能力。

案例 102-10(问题 4)

为儿童提供照护可能是药学实践中最具挑战性，同时也最有价值的方面之一。尽管专门从事儿科专业培训并专为儿童提供医疗服务的医务工作者相对较少，但大多数临床医生仍会在社区或医院的日常诊疗中为儿童提供医疗服务。根据最近的人口统计数据，美国年龄小于 20 岁人口的约占四分之一，其中 6% 年龄在 5 岁以下[1]。尽管大多数儿童通常是健康的，但这部分人口仍然占用相当多的医疗资源。最近一次电话调查显示，五分之一的家长表示在过去 1 周内给自己的孩子使用过一种或多种处方药[2]。一项在在儿科医生诊室内进行的调查发现，53% 的儿童就诊后会被开具处方[3]。

儿科学作为一个专科，覆盖了非常多样化的患者群。患儿的年龄范围从早产儿到青少年，体重从 0.5kg 的早产新生儿到 50kg 的 16 岁青少年，相差可达 100 倍。而用药剂量和监测信息的相对缺乏又进一步使儿童用药监护变得更为复杂。由于接受药物治疗的儿童数量少，并且在这些患儿中进行研究比较困难，目前美国上市的药物中只有不到一半被美国食品药品管理局（Food and Drug Administration，FDA）批准用于儿童[4,5]。因此，有多达 60% 的儿科医生处方属于"超说明书"用药[6]。超说明书用药的剂量和监测不良反应的信息通常来源于发表在医学期刊上的系列案例报道和临床试验，不像一般的药品参考信息那么便于获取。

为儿童提供用药监护的医疗服务人员必须能够评估该药物剂量是否适合多样化的儿童人群，并能应用有限的资源为剂量调整和监测患儿不良反应提供建议。这就需要知道儿童和成人的药代动力学和药效学差异，以及这些差异如何影响药物的治疗效果和不良反应。

儿童时期的生长发育

案例 102-1

问题 1：C. J. ，男，4 月龄，体重 6.5kg，最近已开始长牙。他的父母询问有什么药物可以缓解 C. J. 的疼痛。哪些因素会影响药物选择？你会推荐哪些药物和给药方案给他的父母？

儿童从出生到成年会发生相当大的生理变化。虽然许多变化很容易观察到，如行走能力或语言发育，其他则不太明显。年龄和体重常用于儿童和成人药动学和药效学不同差异的评估，因此 C. J. 的镇痛药物剂量将根据这两个因素来制定。为了讨论儿童生长发育的变化，通常将其按年龄进行分组（表 102-1）。这些定义有助于为剂量推荐提供一致的框架，但应注意，这种分组是武断的，可能会过分简化患儿个体之间的差异。虽然儿童的生长发育方式相对类似，但每个儿童发育成熟的时机却各不相同。儿童的生长是不可预见且非线性的，它更近乎于周期性突进，同时还受到遗传倾向、营养摄入和环境差异所引起的变化的影响[7,8]。研究生长发育对药代动力学和药效学的影响，即通常所说的发育药理学，在过去的几十年间已有了很大的发

展，提升了我们在优化药物治疗效果的同时最大限度地减少不良反应的能力。

表 102-1
常用年龄分类定义

早产儿	出生胎龄<36 周
足月儿	出生胎龄≥36 周
新生儿	出生 1 个月内
婴儿	>1 个月~1 岁
儿童	>1~11 岁
青少年	12~16 岁

对 C. J. 来说，对乙酰氨基酚（acetaminophen）是最合适的镇痛药。阿司匹林（aspirin）现已不再用于儿童镇痛，因为它会导致 Reye 综合征（Reye syndrome），即一种罕见的导致线粒体损伤并最终引起肝功能衰竭的疾病。非甾体抗炎药物，如布洛芬（ibuprofen），也不推荐用于 6 个月以下的婴儿，因为它可能增加肾损伤风险。C. J. 应接受对乙酰氨基酚剂量为 10~15mg/kg，每 4~6 小时给药 1 次，24 小时内给药不超过 5 次，或在 24 小时之内不要超过 75mg/kg。根据 C. J. 的年龄和体重，推荐使用 65mg（2ml）的浓度为 160mg/5ml 的口服混选制剂，按需每 6 小时 1 次给药。如果 24 小时后 C. J. 疼痛仍未缓解需要药物治疗，家长应该与 C. J. 的基层医疗服务提供者联系。

儿童药代动力学差异

从妊娠期（怀孕）开始，直到成年，药代动力学的各方面都受到生长和生理成熟过程的影响。这些变化是复杂的，并且其发生时机在不同患儿间也可以有很大变化。

药物吸收

口服药物吸收

案例 102-2

问题 1：A. H. ，女，4 周龄，体重 1.5kg，出生胎龄 29 周，因出生窒息引起的癫痫发作正在用苯巴比妥（phenobarbital）治疗。她目前使用每日 1 次静脉给药 7.5mg（5mg/kg）的维持剂量。该治疗团队希望将药物过渡到口服治疗，因为现在她已接受全肠内营养。静脉给药期间，监测苯巴比妥的血清谷浓度为 17.5μg/ml，在 15~40μg/ml 的有效治疗浓度范围内。患儿改用口服苯巴比妥酏剂 7.5mg，每日 1 次，治疗 1 周后，药物谷浓度仅有 8.9μg/ml。哪些因素可能导致药物浓度下降？应该如何调整 A. H. 的给药方案？

药物在肠道的吸收于出生时发生变化，几个月后也难以接近成人的水平[7,8]。胃液量出生时大量减少，新生儿胃

酸减少,使得胃内 pH 更高,接近中性。这导致酸不稳定的药物如青霉素 G(penicillin G)和红霉素(erythromycin)的吸收增加,但是弱酸性药物如苯巴比妥和苯妥英(phenytoin)的吸收降低。在出生后 1~2 周胃酸分泌增加,但直到 2~3 岁才会达到成人水平。胆汁酸进入胃肠腔的转运和胰腺合成酶的水平较低,进一步改变对 pH 敏感药物的吸收,减少肝肠循环。淀粉酶活性在出生时最低,直到出生后第 3 个月仍然低下[9]。胰脂肪酶的活性在胎龄 32 周时可以检测到,但在出生时直到出生后 2~3 个月仍然很低。相反的,胃脂肪酶出生时便表现出活性,在早期的脂肪吸收中占据更大比例。除了这些差异,新生儿出生时具有相对无菌的胃肠道。足月婴儿在数日之内才会有正常细菌定植,但对于处在相对更无菌的重症监护病房的早产儿可能会有延迟。在此期间,依赖于胃肠道菌群的活化或降解的药物,其药效可能会发生显著改变。

出生时胃排空时间延迟,肠道通过时间也延长,但出生后几日随着胃收缩更加协调及肠蠕动更加频繁、强烈、持久,两者水平迅速增加。早产儿正常的胃排空和肠转运的发育延迟,在一项对乙酰氨基酚(acetaminophen)剂量的研究中,28 周胎龄的早产儿相于较大的婴儿,吸收延迟 2 小时[10]。一般直至 4~8 个月,胃排空和肠道通过时间才能达到成人水平。

对于被动扩散(passive diffusion)吸收药物来说,婴儿出生数周内内脏血流降低,会通过肠道绒毛改变药物浓度梯度导致药物吸收速率和程度的降低[7]。血流量的减少还会增加新生儿因使用高渗性药物制剂导致肠道黏膜受损的风险。因此,许多医疗机会一直到通过肠内营养供能达到患儿所有营养需求的四分之一到二分之一时才开始使用口服药物。这样可以每次稀释后给药,从而可能减少药物对黏膜损害的风险。肠道内较低的代谢酶活性可能降低肠内给药的首过代谢(first-pass metabolism)[11,12]。Boucher 等发现,齐多夫定(zidovudine)的生物利用度从出生两周内新生儿的 89% 下降到较大婴儿的 61%,表明年龄较大的患儿首过代谢增加[12]。直到 2~3 岁肠道酶的活性才接近成人水平。

A. H. 在进行肠内药物治疗后苯巴比妥血清浓度降低,很有可能是因为胃内 pH 较高和内脏血流较少导致胃肠道药物吸收降低。应增加 A. H. 的苯巴比妥维持剂量,以使其谷浓度达到预期范围。口服剂量增加至 10mg 比较合适,并预计应在 3~5 日监测谷浓度。由于药物的半衰期长,血药浓度监测值不能完全反映稳态浓度,但该监测值对指导剂量调整仍有一定作用。

肌内药物吸收

案例 102-3

问题 1:C. B. ,男,新生儿,3.6kg,出生胎龄 39 周,分娩后转移至新生儿室。生后几小时内对新生儿的日常护理通常包括应用红霉素眼膏预防新生儿眼炎和 1mg 维生素 K_1 肌内注射预防新生儿维生素 K 缺乏性出血。

C. B. 的父母对是否有必要在出生后给自己的孩子这么快进行肌内注射产生疑问。如何解释肌内注射 K_1 而不是口服给予维生素 K_1 的原因?

在美国,维生素 K_1 通常在出生后肌内注射给予。新生儿肌内注射给予药物通常会导致血药浓度达峰时间的延迟。这种延迟与肌肉尺寸较小、肌肉收缩较弱和血管不成熟导致的进出肌肉的血流更不稳定有关[7,8]。对需要迅速吸收的药物如抗生素这可能是个缺点,但对于出生后维生素 K_1 的使用来说,肌内注射延迟全身吸收却是一个优点。肌肉吸收延迟可达到类似仓库的效果,药物缓慢释放到体循环中,直到婴儿的饮食摄入量足以维持必要维生素 K 的血清药物浓度[13]。因为新生儿体脂含量比例较低,所以皮下注射也会发生类似的药物吸收延迟。肌内注射和皮下给药导致的吸收延迟出生几个月后就可以忽略不计。在对 C. B. 的父母进行咨询解答时,必须强调相比单次口服剂量的快速吸收和清除,肌内注射使维生素 K 较慢吸收更为有益。单次肌注维生素 K_1 会保护他们的孩子免于出血风险,直到他大约 1 个月后可以从母乳或婴儿配方奶粉摄入足量的维生素 K。

经皮药物吸收

案例 102-3,问题 2:C. B. 计划在出院前进行包皮环切术。手术部位将预先使用 10% 碘伏(povidone-iodine)溶液消毒。哪些因素会影响新生儿患者通过此途径给药的药物吸收? 基于这些因素,应该如何使用碘伏使其毒性最小?

与胃肠道给药、肌内注射和皮下注射相比,新生儿经皮或透皮给药比较年长儿童和成人的药物吸收更多。吸收增强的原因包括新生儿具有接近成人 3 倍的皮肤与体表面积比、较薄的角质层、更好的表皮水化和更大的灌注量[7,8]。新生儿和婴儿经皮吸收增加会导致明显的毒性。六氯酚(hexachlorophene)曾常规用于婴幼儿洗浴,后发现其吸收过量会导致癫痫发作,现已禁用于这个年龄段的婴幼儿。碘伏应用于手术前的局部消毒可能导致新生儿甲状腺功能障碍,因此,只能短时限量使用,以限制碘透皮吸收。尽管已经知道这种药物的不良反应风险,医学文献中仍会不时出现这类的案例报告[14]。即使是相对常见的外用产品也可以产生全身毒性。频繁使用含有氢化可的松(hydrocortisone)的药品治疗尿布疹能在短短 2 周内抑制下丘脑-垂体-肾上腺轴。

对于新生儿外科手术前皮肤的清洁和消毒,要特别注意选用的药物、影响的体表面积和接触皮肤时间。对 C. B. 来说,10% 碘伏溶液应在手术前立即轻柔涂抹于阴茎和周围的皮肤并在 5~10 分钟的包皮环切完成后尽快擦除,从而降低因为碘经皮吸收增强造成全身毒性的风险。

案例 102-3,问题 3:在 C. B. 手术前使用透皮麻醉药是否合适?

4%利多卡因(lidocaine)和同时含有利多卡因及丙胺卡因(prilocaine)的EMLA膏(局麻药共晶混合物)都是广泛用于婴儿和儿童静脉穿刺、静脉置管或包皮环切的术前局部麻醉剂。两者在临床试验中都被证明是安全和有效的[15]。在用于完整皮肤时,活性成分浓度低和限制接触时间(30~60分钟)可以防止过度的全身性吸收。这两种止痛膏对于C.B.都合适。EMLA膏应在包皮环切术开始前1小时使用,而4%利多卡因乳膏应在术前30分钟涂抹。使用时应将药物局部涂一薄层而非封闭敷裹,直到手术开始前取下婴儿的尿布。在用10%碘伏溶液前应将乳膏完全擦拭干净。

其他透皮药物应避免或仅短时间谨慎用于婴儿。出生1年以后,对于某几种药物透皮制剂成为更加有效的给药途径。哌甲酯(methylphenidate)和可乐定(clonidine)贴剂可用于学龄儿童的注意缺陷多动障碍(attention deficit hyperactivity disorder,ADHD)治疗,利多卡因和芬太尼(fentanyl)贴剂可用于治疗较年长儿童和青少年的重度疼痛。

直肠药物吸收

案例102-3,问题4:C.B.出院后1周,在家由于昏睡和发热被带到急诊室。他的父母曾试图给他口服对乙酰氨基酚,但由于呕吐,他无法摄入液体。C.B.在医院状况稳定后,直肠给予对乙酰氨基酚是否可行?

对大多数患儿来说,直肠给药是一个有效的途径。大多数药物通过此途径都能被很好地吸收,但由于婴儿强烈的直肠收缩,可能导致栓剂无法保留足够的时间以达到最佳吸收[7,8]。凝胶和液体制剂不需要更长的时间进行溶解,对婴儿是更好的选择。癫痫患儿家长通常在等待急救人员时,选用地西泮(diazepam)直肠凝胶以迅速控制癫痫恶化。在一项纳入358例患儿的观察试验中,从家长给患儿直肠应用地西泮到癫痫停止发作平均时间为4.3分钟[16]。

直肠给予对乙酰氨基酚对C.B.是可行的。对乙酰氨基酚通过这种途径能被迅速吸收。许多药物剂量参考推荐,直肠给予对乙酰氨基酚的剂量略高于口服给药(10~20mg/kg),因其生物利用度较低。

药物分布

生长发育也影响着药物的分布。器官大小、体内含水量、脂肪储存、血浆蛋白浓度、酸碱平衡、心输出量、组织灌注在儿童时期一直发生变化,从而改变药物的分布方式和渗透程度[7]。其中出生第1年内变化程度最大。

案例102-3,问题5:在急诊室,C.B.拒绝哺乳,并有呼吸困难。怀疑可能有新生儿败血症与脑膜炎。实验室检查和生命体征如下:

体温:39.4℃

心率:202次/min(正常值107~182次/min)

血压:85/62mmHg(正常收缩压70~75mmHg,舒张压50~55mmHg)

他目前体重3.4kg并出现轻度脱水。据其父母描述,C.B.在过去24小时尿湿的尿布比平时少。新生儿期的哪些生理学差异会新生儿中枢神经系统感染影响经验性治疗的抗生素选择?你会选择什么药物,并推荐什么剂量?

经验性治疗C.B.的败血症和脑膜炎的抗生素方案通常包括氨苄西林(ampicillin)和氨基糖苷类药物。虽然在成人由于穿过血-脑屏障能力较弱很少联用这两种药,但在新生儿期,药物中枢神经系统浓度更高,这种联合应用便非常有效。大脑占成人总体重的2%,却占到婴儿体重的10%~12%,所以大脑成为药物分布的较大潜在房室。此外,全身血流到达脑血管的比例也更高。这些因素,加上药物更易以被动扩散方式通过功能不成熟的血-脑屏障,能使婴儿中枢神经系统内的药物浓度较大龄儿童和成人更高[7,8]。这对婴儿来说既有好处也存在风险。用于治疗脑膜炎或癫痫发作的药物更有可能在中枢神经系统内达到治疗浓度,但药物诱导的神经毒性风险也更高。

体液

儿童时期药物分布最显著的差异之一是体内总水含量随着年龄的增加而降低。早产新生儿约85%的体重和足月新生儿体重的70%~80%都是体液,而1岁时此比重仅占60%~65%[7,8]。1岁后,这一比例下降为50%~60%并保持相对稳定。细胞外液的减少也类似,从新生儿的40%~45%降至1岁时的20%~25%。而细胞内液仍然保持相对稳定。这些变化导致高水溶性药物如氨基糖苷类或利奈唑胺(linezolid)有更大分布,而高脂溶性药物,如两性霉素(amphotericin)、胺碘酮(amiodarone)、苯二氮䓬类(benzodiazepines)和地高辛(digoxin)的分布减少。

作为经验性治疗新生儿败血症和脑膜炎的抗生素庆大霉素(gentamicin),其在婴儿和儿童的药代动力学特性已被充分研究。庆大霉素在早产儿的分布容积范围从0.5L/kg到0.7L/kg,反映出此年龄细胞外液含量较高,而在一周岁时下降到0.4L/kg,到了成年进一步降至0.2~0.3L/kg[17]。由于较高的分布容积,基于体重计算的剂量在婴儿往往比成人中的类比剂量高得多。根据C.B.的年龄和体重及《儿科用药手册》(Pediatric Dosage Handbook,儿科广泛应用的药物参考书)[17],建议氨苄西林的剂量为170mg(50mg/kg)每6小时1次静脉滴注,庆大霉素8.5mg(2.5mg/kg)每8小时1次静脉滴注,或使用延长间隔的给药,即每24小时给予13.6mg(4mg/kg)。对于一位70kg的成年人来说,用这种基于体重的方法计算的剂量将比一般推荐的成人剂量高得多。

体脂

生长和发育对体液含量的影响已经非常明确,通常只需要在婴儿期进行相应药物剂量的调整,但体脂肪变化的影响却仍未明确。体脂含量在整个妊娠期和婴儿期都在增长。早产儿可能只有1%~2%的脂肪含量,而足月儿则接近10%~15%。1岁时体脂含量将达20%~25%,基本类似于成人。正常发育的儿童,其体脂含量从出生第2年到青春期相对变化不大。然而儿童肥胖发生率的升高已引起对当前基于体重的给药策略的有效性和安全性的担忧[18]。2010年一项为期6个月的对699名5~12岁儿童的回顾性研究发现,超重儿童(定义为体重指数大于此年龄的第85百分位数)占到所有入组患儿的33%[19]。对他们的医嘱进行评价发现,8.5%的医嘱剂量低于推荐值,而2.8%高于推荐剂量。是否有必要在这类儿童中调整药物剂量仍存在争议,仅有少数研究涉及儿童肥胖对常用的儿童药物药代动力学和药效学的影响。

蛋白结合

案例102-3,问题6:入院的第3日,微生物实验室报告了C.B.的细菌培养和药敏结果。虽然脑脊液和尿培养均为阴性,但外周血培养有大肠杆菌生长。大肠杆菌对多种抗生素均敏感,包括青霉素类、头孢菌素、庆大霉素、磺胺甲噁唑-甲氧苄啶(sulfamethoxazole-trimethoprim)。你对C.B.的后续治疗有什么建议?

治疗C.B.感染的很多药物都是高蛋白结合药物。循环中血浆白蛋白和α_1-酸性糖蛋白的水平低,而且亲和力低,导致新生儿的血浆蛋白结合率较低[7,8,11]。根据已知的敏感性和长久以来的有效性和安全性,继续当前氨苄西林联合庆大霉素的方案7~10日将会比较合适。虽然已知氨苄西林在婴儿的游离浓度高于成人(表102-2),使用基于C.B.年龄的标准推荐剂量足以预防毒性发生。而磺胺甲噁唑-甲氧苄啶则不合适。在新生儿期使用和白蛋白具有高结合力的药物如磺胺类药物,可导致竞争胆红素结合位点。而增加的未结合胆红素可能导致核黄疸(kernicterus),这是一种沉积在大脑,主要是基底节中的胆红素引起的神经损害性疾病[20]。因此不推荐磺胺类用于新生儿,而FDA也未批准其用于年龄小于2个月的婴儿。另一种高蛋白结合的药物头孢曲松(ceftriaxone)也是C.B.的一个治疗选择,虽然批准用于新生儿,但禁用于高胆红素血症患儿。为预防不良反应,许多医院限制头孢曲松在新生儿人群使用,只有对其他抗生素都耐药时才能使用。

表102-2

婴儿游离药物浓度高于成人的药物举例

阿芬太尼	青霉素 G
氨苄西林	苯巴比妥
头孢曲松	苯妥英
头孢呋辛	普萘洛尔
地西泮	水杨酸盐类
地高辛	磺胺类
利多卡因	茶碱
氯胺酮	丙戊酸
吗啡	
萘夫西林	

蛋白结合变化对临床的影响通常是难以预料的。对未结合(游离)部分进行分离和监测对于指导药物治疗具有一定作用,如丙戊酸(valproicacid)或苯妥英,但这是一个费力且昂贵的过程,因此不可能适用于所有的医院。而且这也需要较多量的血液样品,可能导致早产儿失血过多。通常可以从总血清药物浓度估计未结合药物浓度,但对婴儿来说可能不太准确。把成人由总浓度估计未结合的血清丙戊酸浓度的方法用于新生儿和婴儿预测游离药物水平已被证实是无效的[21]。

代谢

目前开展的很多发育药理学研究的重点在于研究代谢功能变化[7,8,11,22-49]。通过将体外研究定量测得的肝微粒蛋白和酶活性的数据,结合药代动力学、药物基因组学研究获得的相关信息,我们对代谢酶个体发育的理解迅速完善。已经明确不同酶出现功能的时间是不同的,一些在子宫内表现出代谢活性,而另一些在生后数个月才开始具有活性。代谢酶功能在生后第1年到青春期结束,一直处于发育过程中。这可能会有相当大的个体间差异。酶的发育会受到儿童基础健康状况、营养状况、底物暴露量的影响。像成人一样,代谢活性也表现出遗传多态性。

I 相药物代谢

案例102-4

问题1:N.M.,女,1.3kg,3周龄,出生胎龄28周。她最近已经开始鼻饲喂养,仍有反复呕吐并且不能正常排便。建议应用红霉素增加她的胃肠蠕动。你能否告诉你的治疗团队 N.M.代谢这种药物的能力如何?你会给 N.M推荐怎样的红霉素给药方案?

I 相代谢反应包括氧化、还原、羟基化和水解,儿童时期发育处于变化之中,从而导致许多药物的半衰期范围宽泛。在药物如红霉素代谢过程中起着主要作用的细胞色素 P-450(cytochrome P,CYP)3A 酶,在生命早期就开始发育[7,8,11,22-27]。这个家族中最早出现活性的同工酶是 CYP3A7,在子宫内便开始出现。妊娠3个月末时便能在胎儿肝细胞内质网发现,在胎儿脱氢表雄酮的转运和由胎盘从母体血清进入胎儿的视黄酸衍生物的解毒过程中发挥作用[22,23,25-27]。CYP3A7 的酶活性从出生后便迅速下降,生后第1个月可以下降50%。其活性水平在之后的6个月仍以较慢的速率下降,直到1岁以后通常检测不到。随着 CYP3A7 活性水平的下降,CYP3A4 和 CYP3A5 的活性水平上升。虽然 CYP3A4 在胎儿发育过程中开始出现活性,但直到出生时其活性水平几乎比 CYP3A7 活性水平低100倍[22,27]。CYP3A4 活性在生后最初的几个月内增长,通常会在儿童期早期达到比成人更高的活性。CYP3A5 的功能发育在婴儿和儿童中高度变化,并且似乎与患儿年龄不相关。

可以推测,由于 CYP3A4 活性水平较低,N.M.的红霉素代谢速率会更慢,所以通常会应用更保守的剂量。口服红霉素剂量7mg(5mg/kg),每8小时1次对 N. M. 可能是个合适的起始剂量。除了增加不良反应风险,较高血清浓度的红霉素可导致更大程度的 CYP3A4 抑制。这可能导致经由 CYP3A4 代谢的其他药物累积引起毒性的风险,如芬太尼和咪达唑仑(midazolam)。

CYP2D6 的活性上调出现在妊娠的最后阶段,是婴儿过渡到宫外生活复杂过程的一部分[22-24,28]。据报道,妊娠早期取得的胎儿肝脏组织标本中 CYP2D6 活性仅为成人水平的 1%~5%[22]。早期研究表明,婴儿期的酶活性水平仍然很低,但最近的研究发现,CYP2D6 活性在孕晚期迅速增加,在生后第二周便接近成人水平[23]。整个儿童时期 CYP2D6 活性水平保持相对恒定。儿童 CYP2D6 基因多态性对消除半衰期的影响和成人类似,而且似乎比个体发育对代谢功能的影响更大[23,24,28]。最近一项 ADHD 儿童和青少年对托莫西汀(atomoxetine)反应的研究发现,CYP2D6 弱代谢患儿相较于服用同剂量的强代谢患儿,心率和血压明显增加,且体重增加受抑制,反映了弱代谢型患儿具有较高的血药浓度[29]。

CYP2C9 和 CYP2C19 的酶活性在整个儿童时期都在发育[22,23,30]。对胎儿肝细胞的研究表明 CYP2C9 活性在妊娠 8~24 周只有成人水平的 1%,25~40 周则增长至 10%~20%。酶活性在出生后仍在不断增加,大约 5 个月时达成年水平的 25%。与其他酶不同,CYP2C9 活性直到青春期结束前仍然只有成人水平的 50%。CYP2C9 活性的发育可以通过苯妥英随年龄增长代谢速度的变化来说明。早产儿苯妥英的表观半衰期(米氏方程计算)约为 75 小时,足月儿为 20 小时,而出生 2 周时则为 8 小时[31]。

宫内 CYP2C19 酶的功能也在发育,出生时其活性为成人的 10%~20%[23],在出生后 3 个月逐渐增加至接近成人水平。和 CYP2D6 一样,CYP2C9 和 CYP2C19 的基因多态性在决定患儿个体反应中起重要作用。泮托拉唑(pantoprazole)在足月儿和早产儿的群体药物动力学模型提示了其比成人更长的消除半衰期,支持了这个年龄组较低水平的 CYP2C19 活性这一观点[32]。这个研究也证实了弱代谢型患儿的药物浓度明显更高。

CYP2E1 的个体发育已经在研究婴儿在对乙酰氨基酚(acetaminophen)的代谢能力过程中有所发现。胎儿肝脏 CYP2E1 浓度在妊娠早期通常检测不到,但在妊娠中期开始增加[33]。出生时其水平大约为成人的 10%~20%。之后其浓度以更平缓的速度继续增加,直到生后 3 个月时,CYP2E1 的表达与成人相似。CYP2E1 代谢能力的增强,以及葡萄糖醛酸化的成熟,决定了婴儿期对乙酰氨基酚代谢的变化规律。

案例 102-4,问题 2:N. M. 现在仍接受肠道喂养,并于近日拔管。然而,最近 2 日她多次出现呼吸暂停,暂停时间 20 秒甚至更长。基于当前剂量指南,你推荐静脉给予 20mg 负荷剂量的枸橼酸咖啡因(caffeine)和每日 1 次 5mg/kg 的维持剂量治疗呼吸暂停[34]。但当回顾药物剂量信息时,你注意到新生儿咖啡因的消除半衰期约为 70~100 小时,而较大的婴儿、儿童和成人半衰期仅为 5 小时。如何解释其半衰期的巨大差异?

咖啡因消除半衰期的变化反映 CYP1A2 活性的出现和成熟。因为许多新生儿在子宫内由于母体服药已经暴露于咖啡因,且咖啡因经常被用于治疗早产儿呼吸暂停,所以婴儿期咖啡因的代谢已被广泛研究[22,23,34,35]。研究表明,在胎儿肝组织或者是子宫内未暴露于咖啡因的新生儿中,CYP1A2 的活性是可以忽略不计的[35]。较低水平的酶活性导致咖啡因半衰期更长,因此可以每日 1 次给药[36]。与此相反,妊娠期间暴露于咖啡因的新生儿出生时有较高的 CYP1A2 的活性水平。酶活性在出生后最初几个月逐步上升。到 6 个月时可能会超过成人水平,鉴于婴儿咖啡因半衰期只有 4~5 小时,此时便需要频繁给药。

案例 102-4,问题 3:在 N. M. 出生后数周接受机械通气时,注射咪达唑仑进行镇静。包括不同商品名咪达唑仑在内的许多静脉应用的药品,都用苯甲醇(benzyl alcohol)作为防腐剂,并标注"不能用于婴幼儿"。限制苯甲醇用于新生儿的原因是什么?

乙醇脱氢酶(alcohol dehydrogenase),另一个 I 相代谢酶,在子宫内时便出现,但其浓度不到成人水平的 5%[23]。酶活性直到约 5 岁时才成熟。乙醇脱氢酶活性的缺失,对新生儿代谢苯甲醇的能力产生重大的影响,而苯甲醇是注射药品的常用防腐剂。1982 年,5 名新生儿由于喘息进展为呼吸衰竭、严重代谢性酸中毒、肾功能和肝功能衰竭、血小板减少和心血管衰竭而死亡[37]。这几个婴儿都曾反复暴露于含有苯甲醇作为防腐剂的静脉冲洗溶液。这种毒性称为喘息综合征(gasping syndrome),源于苯甲醇母体化合物以及苯甲酸代谢物的累积。另一个机构也报道了另外 10 名患儿的死亡[38]。根据这些病例报告,估算总日暴露 99mg/(kg·d)为毒性阈值。在这些报道后几个月,FDA 便发布安全警告提醒注意该反应并建议对新生儿使用不含防腐剂的产品或选用其他防腐剂[39]。这改变减少了喘息综合征的发生,同时揭示了新生儿对药物毒性代谢的显著差异。由于几种常规用于早产儿和危重新生儿的药物不能制成不含防腐剂的制剂,所以儿科医生应继续保持对苯甲醇暴露的警觉[40]。

Ⅱ 相药物代谢

Ⅱ 相代谢反应,包括葡萄糖醛酸化、硫酸化和乙酰化作用,在整个童年时期也在发生变化。尿苷 5'-二磷酸葡萄糖醛酸转移酶(uridine 5'-diphosphate glucuronosyltransferase,UGT)在胎儿肝脏和肾脏组织水平较低,因而对所有药物和内源性物质的葡萄糖醛酸化代谢活性较低。在出生后的前六个月 UGT 的表达逐渐增加,但到 2~3 岁仍然低于成人。遗传多态性使得 UGT 的表达发生额外变化[11,22,23,41-44]。由于氯霉素(chloramphenicol)导致的"灰婴综合征(gray baby syndrome)"使得婴儿较低的葡萄糖醛酸化能力已被熟知。氯霉素是 20 世纪 50 年代广泛使用的抗生素。在其使用短短几年内,医学文献中便有关于应用此药的婴儿出现呕吐、腹胀和心血管衰竭导致发绀的案例报道[46]。后来发现这种毒性是氯霉素代谢过程起主要作用的酶 UGT2B7 的活性降低及其引起母体化合物累积导致的[23,41]。

案例 102-4,问题 4: N. M. 机械通气时同时输注吗啡（morphine）。在给新生儿阿片类药物时,应特别注意避免药物蓄积。对于 N. M. 这样的早产儿来说吗啡代谢差异的哪些方面会影响剂量选择?

24 周胎龄出生的早产儿便可观察到吗啡经由 UGT2B7 葡萄糖醛酸化代谢为吗啡-6-葡糖苷酸和吗啡-3-葡糖苷酸,但其速率比足月儿慢得多[23,43,47,48]。对胎儿肝微粒体的研究已经证实 UGT2B7 的存在,其活性只有成人的 10% ~ 20%[22]。在宫内的最后 3 个月和出生后第 1 周内,吗啡的代谢迅速增加。据估计在 24 ~ 40 孕周期间吗啡清除增加了 4 倍,但清除速率仍远远低于成人,这种情况一直要持续到大约 3 岁[47,48]。

硫酸化对婴儿早期吗啡的代谢更加重要。与 UGT 酶不同,磺基转移酶（sulfotransferases,SULT）在子宫内广泛存在,其活性在出生时便达到类似成人水平[22,23,49]。宫内表达的负责胎儿甲状腺激素代谢的 SULT1A1 酶,代谢类固醇激素的 SULT2A1 酶,以及代谢儿茶酚胺的 SULT1A3 酶,在妊娠早期便出现,并在之后保持相对稳定。并非所有的 SULT 酶都在肝脏进行发育。SULT2A1 酶主要在胎儿肾上腺表达。

除吗啡外很多药物在婴儿期都依赖于硫酸化作用,包括儿茶酚胺（catecholamines）、甲状腺激素（thyroidhormones）、茶碱（theophylline）和对乙酰氨基酚（acetaminophen）。对乙酰氨基酚经由 UGT1A6 和 UGT1A9 进行葡萄糖醛酸化在婴儿期是减弱的,结果导致出生第 1 年对乙酰氨基酚代谢的主要途径是形成硫酸盐结合物[23,45]。葡萄糖醛酸化途径之后在婴儿期开始占据主导地位,并最终超过硫酸化成为对乙酰氨基酚的代谢的主要途径。

由于吗啡在新生儿特别是早产儿的清除速率较慢,所以起始剂量应该低于较年长婴儿和儿童的推荐剂量。对 N. M. 来说,吗啡合适的起始剂量应为 $0.005 \sim 0.01 mg/(kg \cdot h)$。应密切监测 N. M. 的不良反应,包括低血压、拔管后呼吸抑制、便秘等。

消除

案例 102-5

问题 1: E. C. ,女,胎龄 30 周,体重 1.85kg。与前面描述的新生儿一样,她在出生后不久便开始经验性应用氨苄西林联合庆大霉素抗感染治疗。给药剂量为氨苄西林 92.5mg（50mg/kg）,静脉滴注,每 12 小时 1 次,庆大霉素 4.6mg（2.5mg/kg）,静脉滴注,每 24 小时 1 次。旁边床的 N. M. ,现在是 2 个月大,2.6kg,在过去的 24 小时用相同的方案治疗发热和白细胞计数升高,N. M. 的剂量为氨苄西林 130mg（50mg/kg）,静脉滴注,每 6 小时 1 次,庆大霉素 6.5mg（2.5mg/kg）,静脉滴注,每 8 小时 1 次。这两个患儿的给药间隔为什么不同?

肾小球滤过

与肝脏类似,肾脏在出生时并没有完全发育成熟。滤过、分泌和重吸收的功能直到 1 岁才达最大值[7,8,50,51]。出生时,足月儿的平均肾小球滤过率（glomerular filtration rate,GFR）只有 $2 \sim 4 ml/(min \cdot 1.73 m^2)$;而早产儿更低[$0.6 \sim 0.8 ml/(min \cdot 1.73 m^2)$]。出生后两周内 GFR 迅速从 $20 ml/(min \cdot 1.73 m^2)$ 增长至 $40 ml/(min \cdot 1.73 m^2)$,原因是肾血流量增加、现有肾单位功能增加并出现额外的肾单位,所有这些都在出生时即开始同步发生[51]。6 个月时,GFR 从 $80 ml/(min \cdot 1.73 m^2)$ 增加到 $110 ml/(min \cdot 1.73 m^2)$,并且继续以线性方式增长,直到 1 岁时接近成人水平[$100 \sim 120 ml/(min \cdot 1.73 m^2)$]。GFR 的这种增长可以影响众多经肾脏消除药物的新生儿推荐剂量,包括氨基糖苷类和万古霉素（vancomycin）。考虑到肾功能的降低,多数儿科文献结合患儿的体重和年龄（生后年龄、受精后年龄或受孕后年龄）确定庆大霉素的新生儿剂量[17]。作为早产新生儿,E. C. 的肾小球滤过很可能显著降低。由于肾功能不全,E. C. 的庆大霉素方案将仍然采用标准的新生儿剂量（2.5mg/kg）,但给药间隔比 2 月龄的 N. M. 更长。

肾小管分泌

氨苄西林的清除也受肾小管分泌速率变化的影响[7,8,50]。像 GFR 一样,肾小管分泌出生时较低,但在生后第 1 年逐渐增加。除青霉素类之外,肾小管分泌的减少也导致头孢菌素、呋塞米（furosemide）和地高辛清除半衰期延长。地高辛多年来用于新生儿室上性心动过速（supraventricular tachycardia）的治疗。随着肾功能的成熟,地高辛的半衰期从足月新生儿的 30 ~ 40 小时减少至 1 岁时的 20 ~ 25 小时。地高辛剂量的选择必须考虑消除差异的影响。建议新生儿口服地高辛的维持剂量为 $5 \mu g/(kg \cdot d)$,而 2 岁时剂量则需加倍以达到目标血清地高辛浓度[52]。由于肾小管分泌减少,氨苄西林的剂量常通过延长给药间隔进行调整。E. C.（胎龄 30 周的新生儿）应每 12 小时给药 1 次,而年龄较大的孩子如 N. M. 预计氨苄西林清除会更快,应每 6 小时给药 1 次。

案例 102-5,问题 2: 应该如何评估 E. C. 和 N. M. 的肾功能?

和成年人一样,应密切监测儿童的肾功能并据此进行药物剂量调整。但与成人不同的是,儿童血尿素氮和血清肌酐值不一定适合用作肾功能指标。在出生后的第 1 日,血清肌酐值反映产妇通过胎盘转运的肌酐量,可能会出现假性升高。第 1 周之后,由于肌肉量较少,新生儿特别是早产儿血清肌酐值通常较低,不能准确地反映肾功能[8]。尿排出量通常作为评价该人群肾功能的附加指标。可以用尿布重量估算 E. C. 和 N. M. 的尿排出量,当排尿量大于 $1 ml/(kg \cdot h)$ 时认为肾功能正常。在初始治疗时,如果这两个婴儿的排尿量持续大于 $1 ml/(kg \cdot h)$,可以采用《儿科用药手册》（Pediatric Dosage Handbook）[17] 推荐的给药方案而无需进一步调整。如果尿量下降,两种抗生素的给药间隔都可能需要进行调整,应该监测血清庆大霉素谷浓度以一步调整剂量。

案例 102-6

问题 1:H. G. ,男,10 岁,因左脚踝骨髓炎入院。该治疗团队计划使用万古霉素进行为期 6 周的抗感染治疗。患儿身高 140cm,体重 32kg。血肌酐 0.5mg/dl(此年龄正常值 0.5~1.5mg/dl)。计算 H. G. 的肌酐清除率。

婴儿期后,血清肌酐可以用来估算清除率。用于成人的 Cockroft-Gault 公式、Jellife 公式或肾脏病膳食改良方法(Modification of Diet in Renal Disease,MDRD)并不适用于 18 岁以下的患儿[8,53,54]。有一些专为儿科设计的公式,美国国家肾脏病教育项目(National Kidney Disease Education Program,NKDEP)和国家肾脏基金会推荐床旁同位素稀释质谱法(isotope dilution mass sepctroscopy,IDMS)的 Schwartz 公式[53,54]:

$$CL_{Cr} = (0.413 \times Ht)/S_{Cr} \qquad (公式\ 102\text{-}1)$$

其中,CL_{Cr} 是肌酐清除率[ml/(min·1.73m²)],Ht 为身高(cm),S_{Cr} 是血清肌酐(mg/dl)。

用这种方法计算 H. G. 的肌酐清除率为 116ml/(min·1.73m²),表明其肾功能正常。对任何年龄的患儿来说,该公式只能用于估算肾功能。对于肌肉含量较少或脱水的患儿,此公式应谨慎应用。

青春期的药动学变化

案例 102-7

问题 1:A. M. ,16 岁男孩,体重 67kg,患有骨肉瘤。过去 2 年中,他因手术和化疗多次住院治疗期间使用吗啡(morphine)镇痛,输注速率高达 0.5mg/(kg·h)。在此期间,他也经历了青春期,现在他是一名成年男性。在最近 1 次住院期间,在接受成人的吗啡输注速率 10mg/h,即 0.15mg/(kg·h)时,他的疼痛得到了很好的控制。医疗团队注意到,A. M. 的吗啡输注要求比早先住院时要低,但他的疼痛评分并没有变化。如何解释 A. M. 对吗啡反应的变化?

尽管一直以来发育药理学传统上聚焦于新生儿在药代动力学上的不同,但青春期对药物处置的影响也日益受到关注[55-57]。青春期并非仅是儿童期和成人期的连接,而是一个生理上发生重要显著变化的时期。激素波动和性成熟能改变许多在此期间使用的药物的药效与毒性。药物分布会因为身体脂肪增加而有所不同。青春期阶段的血清蛋白浓度快速升高,会改变药物的结合特性[56]。由 GFR 衡量肾功能,可能会超过成人的平均值,导致氨基糖苷类和万古霉素等经肾消除的药物快速清除。代谢活性也会发生变化[57]。一研究显示,在镰状细胞危象中接受吗啡治疗的青少年,随着性成熟的进展,药物清除减缓[58]。青春期后的青少年,如 A. M. ,其体重标准化后的清除值,比处在早期青春期的患者低 30%,这提示 UGT2B7 的活性可能有所降低。A. M. 吗啡剂量的调整不仅要考虑到生长发育对药物清除造成的改变,还应包括他的病程以及他对疼痛控制的需求。疼痛评估(使用频繁的自我报告,或标准化的疼痛量表)和心率、血压、呼吸频率评估一样,对于合理调节 A. M. 的吗啡输注是必不可少的。

第二个例子源于近期一个对洛匹那韦(Lopinavir)的儿童药动学研究,在研究对象中表现了与年龄及性别相关的药物清除差异[59]。当体重标准化后,青春期前的男孩和女孩的药物清除率没有明显差异。在 12 岁之后,男孩的洛匹那韦清除速率均值比女孩的高 39%。男孩的药-时曲线下面积仅仅是女孩的一半。作者认为,此差异可能反映了女孩在性成熟后 CYP3A4 活性降低。在洛匹那韦的成人研究中,类似与性别相关的结果也有所报道。有研究者发现咖啡因经 CYP1A2 的代谢在青少年中也因性别而不同[60]。在青春期之后,N-去甲基化在男女中均减慢,但在女孩的青春期中会更早下降。其他研究者发现了青少年期间一些药物的药动学变化,这些药物包括对乙酰氨基酚、阿普唑仑、卡马西平、地高辛、异烟肼、拉莫三嗪、劳拉西泮和茶碱[56]。

儿科药效学差异

生长过程中药效学的研究不如药动学那么深入,但发育中药效学的变化也同样显著地影响着儿童对药物治疗的反应。

案例 102-8

问题 1:S. L. ,男婴,体重 0.725kg,评估胎龄为 24 周。他出生后因严重低血压被立即送至新生儿重症监护室。多巴胺输注起始速率为 10μg/(kg·min),很快调至 20μg/(kg·min),但无明显效果。如何解释 S. L. 疗效不佳?他的低血压该如何处理?

受体构象、密度、亲和力以及信号传导的成熟变化,能使人体对常见药物治疗产生具有临床显著差异的反应[61]。虽然 20μg/(kg·min)的多巴胺输注会在大多数儿童和成人中产生足够的心肌收缩力并充分提高体循环血管阻力,但是婴儿可能不会产生明显的心血管反应变化。长期以来婴儿疑似对 β-肾上腺素能激动剂(β-adrenergic agonists)(包括多巴胺、多巴酚丁胺、肾上腺素)相对耐受。近期研究显示,药物疗效欠佳与早产儿或重症新生儿心肌肾上腺素能受体密度的相对减少或受体下调有关[62]。为使 S. L. 的血压维持在正常水平,可能需要更高的,可高达 40μg/(kg·min),多巴胺输注速率。如果增加多巴胺的剂量,必须密切观察 S. L. 的四肢是否有外周血管过度收缩的迹象。可补充使用氢化可的松,以 0.7mg(1mg/kg)每 8 小时静脉输注来处理他的低血压。

案例102-9

问题1：你将接待E.S.父母的咨询，E.S是一位7岁女孩，患有Lennox-Gastaut综合征（Lennox-Gastaut syndrome）导致的难治性癫痫，正在使用拉莫三嗪（lamotrigine）。当你准备讨论时，你注意到药品厂商的处方信息上关于严重皮疹的黑框警告。上面指出2~16岁儿童发生率是0.8%，而成人发生率仅0.3%[63]。如何解释不同年龄的不良反应发生率差异？

生长发育造成的药效学差异不只是影响治疗效果。同一种药物的不良反应情况在整个儿童时期可能有显著不同。一个经典例子就是拉莫三嗪导致的包括中毒性表皮坏死松解症（toxic epidermal necrolysis，TEN）在内的严重皮肤反应在儿童中的发生率高于成人[64-66]。基于前期成人研究基础，在最初的儿科临床试验中首先怀疑这一现象，并且在最初几个月的治疗过程中似乎与快速剂量滴定有关[65]。现在推荐较慢地提高儿童患者剂量，因此给予E.S.起始剂量0.15mg/（kg·d），每两周增加0.15~0.3mg/（kg·d），应该可以减少此类反应发生的可能性。

案例102-9，问题2：拉莫三嗪对于像E.S这样的儿童具有更高的毒性风险，其可能的机制是什么？

对于儿童中严重皮肤反应发生率较高这一现象，目前有几种理论来解释。有研究者提出，这是一种剂量相关毒性，儿童将拉莫三嗪通过葡萄糖醛酸化代谢为无活性的代谢产物的能力有限，所以毒性反应更明显[65]。然而该理论不能解释，在治疗时，一些拉莫三嗪血清浓度较高的患者群体，比如老年人，并无更高风险。其他研究者推测，这代表了一种免疫介导的超敏反应，因为许多有皮肤反应的患者反映之前在接受其他抗癫痫药物治疗时，也发生过不良反应[66]。患有难治性癫痫发作的儿童，如有Lennox-Gastaut综合征的患儿，经常在早年开始接受多种药物治疗，他们更有可能发生超敏反应。尽管与年龄相关的拉莫三嗪皮疹发生率差异的机制尚不明确，但提醒患者显然是重要的。所有服用拉莫三嗪的患儿的看护者应该意识到这个风险，并注意一旦发现皮疹或红斑后应尽快去医院就诊。

儿童用药剂量

案例102-10

问题1：A.K.，7岁男孩，体重20kg，最近被诊断为注意缺陷多动障碍，使用哌甲酯（methylphenidate）治疗后出现失眠，他的医生改用了可乐定（clonidine）。可乐定在儿童的推荐起始剂量是5μg/（kg·d），分2~4次服用[67]。他的处方是口服0.05mg可乐定，每日2次。由于A.K.吞咽药片仍有困难，需要将药片配制成溶液。该溶液的制备根据一个已出版的临时调配配方，最终浓度为0.1mg/ml。为了确保该处方的准确性，有哪些必要的步骤？

儿童中观察到的药动学和药效学差异，影响着药物剂量选择和给药间隔[68]。对实际应用来说，在剂量计算中整合所有这些变量过于复杂，因此一直以来体重被用作评估生长的最佳单项指标。儿童用药参考提供的大多数剂量都是用单位体重的服用量表示，如mg/（kg·d）、μg/（kg·次）。化疗药物是例外，其剂量由体表面积决定，并结合体重作为额外变量。由于准确测量幼儿的身高（或身长）有些困难，通常这个方法不用于其他药物。

年龄是一个重要的变量，尤其对于早产儿，年龄可能导致分布容积和消除半衰期的差异。例如，新生儿的庆大霉素剂量通常基于胎龄或受孕后年龄、生后日龄和体重[17]。近期一个关于出生后早期可乐定清除的研究结果显示，在治疗新生儿戒断综合征时，患儿的年龄和体重都应该用于优化可乐定的给药剂量[69]。未来，许多药物的儿科推荐剂量也许会不只基于体重，而是结合新的药动学数据[70]。

应当始终质疑超出儿科用药参考剂量范围的医嘱或处方的合理性。对年长的儿童和青少年，如果根据体重计算的剂量超出了常规的成人剂量，则应改用成人剂量。当评估儿科处方或医嘱时，药师所做的不仅是判断剂量对患儿的体重是否合适。对于所有患儿，还应考虑过敏情况、基础疾病和联合治疗情况。

A.K.每日2次0.05mg的可乐定剂量等同于5μg/（kg·d），作为儿童的起始剂量是合适的。使用0.1mg/ml的临时调配溶液时，他的剂量是每日2次，每次0.5ml。A.K.的可乐定瓶子的标签上应该包括该配方的浓度，以及用mg和ml表示的剂量。在治疗开始之前，应告知A.K.的父母使用的药物、用药剂量和潜在的不良反应。还要给家长应获得用于口服给药的针筒或药匙以便精确计算剂量。

预防儿童用药差错

案例102-10，问题2：治疗2日后，A.K和他的父母又来到了医生的办公室。他出现了嗜睡，并且起床时感到头晕。他的血压是90/54mmHg（对应年龄和体重的正常值是99/59mmHg），这提示可乐定可能过量了。当你着手调查引起A.K.症状可能的原因，哪些因素可能会导致A.K.这个案例中的差错呢？

用药差错对婴儿和儿童会造成严重的危害[71-75]。尽管成人研究中报道的用药差错率大约是5%，而许多儿科研究中用药差错的发生率从10%至15%不等[71-73]。根据体重计算剂量时可能发生计算错误。在A.K.的例子中，剂量必须乘以患者的体重，分成单次剂量，并且把单位从微克换算成毫克。单位转换和小数点位置错误在儿科用药中尤其危险，因为对于治疗窗窄的药物诸如可乐定、地高辛、吗啡或者芬太尼，药物过量10倍可能会致命[76]。除了处方错误，剂量的配方操作，如本例中的临时配制液体，都增加了药物制备差错的风险。口服液体药也存在着给药出错的风险。医护人员和家庭中的看护者应该意识到出错的可能性和准确量取的必要性。A.K.的病历必须包括药房如何制备可乐定,以及他的父母是怎样准备和给他服用药品的。

案例 102-10,问题 3:可以采取哪些措施来预防 A. K. 案例中的用药差错?

有不少降低用药差错可能性的方法,包括医疗卫生机构认证联合委员会(Joint Commision)、美国儿科学会及最近的一项 Cochrane 回顾研究给出的推荐(表 102-3)[74,75,77-82]。在静脉注射药品和口服液体中使用标准浓度、智能泵技术、条形码、用临床决策支持工具开具电子处方,都能显著减少儿童医院中的差错。在门诊,处方中包含患者个人信息(包括诊断和体重)能减少用药差错[83]。无论是处方药或非处方药,药品的标签都应该包含正确准备和服用剂量所需的所有信息。看护者应能获得量取液体药品的合适工具,如口服药匙或针筒,并有机会在医护人员的辅导下练习,从而确保能正确准备剂量[84]。

表 102-3

减少儿科用药差错的方法

完善医嘱开具和调配

仔细记录用药历史,包括评估口服液体的浓度

提供获取最新儿科用药信息的途径

在所有用药医嘱和处方上标出患者的体重(以 kg 表示)

在医嘱和处方上包括剂量的计算过程

对高风险药物,限制其可获得的浓度种类

在医院和家庭均使用准确的量取装置

配备合适的技术

基于体重开具电子处方或使用剂量检查软件

使用条形码技术,减少患者识别错误和给药差错

使用智能泵技术(可程序化的、有基于体重的剂量限制的静脉输注泵)

发挥工作人员的专业知识

常规为所有工作人员提供针对儿科的继续教育

建立儿科特有的用药处方和操作规程以指导医护

在所有涉及医疗管理的委员会中,安排具有儿科专业知识的工作人员

使家庭和其他看护者参与其中

鼓励所有的看护者就其孩子的用药进行提问

推荐所有的看护者知晓他们孩子所用药品的名称和剂量,或携带好他们的用药信息

提醒看护者在提供药物治疗史时,需包含营养补充剂、草药或者补充治疗、非处方药信息

确保所有看护者能够正确准备用药的剂量

防止用药差错最有效的方法之一是让药师参与到用药医嘱开具和审查过程中[83,85]。Folli 等人研究中阐述了药师在减少儿科用药差错中的价值[82]。在这个里程碑式的研究中,临床药师对两个儿童医院的药物医嘱进行了为期 6 个月的前瞻性评估,药师检查出的总体用药差错率平均为 4.7/1 000 个用药医嘱,这其中的 5.6% 可能致命。大部分差错(64.3%)发生于 2 岁以下儿童,药师们发现的最常见差错是剂量错误。作者总结,药学干预对于防止用药差错有明显的作用,这一发现使许多机构的儿科临床药学服务大幅增长。社区药师在审查儿科处方时也发挥同样的作用,并在看护者的用药教育中扮演了重要角色。

增加儿科用药信息的可获得性

案例 102-10,问题 4:尽管在大多数儿科剂量参考中都有记载可乐定用于治疗注意缺陷多动障碍的剂量,但这种用法用量在厂商的药品处方信息(包装说明书)上是没有的,因为注意力缺陷多动障碍还不是被 FDA 批准的适应证。如何增加儿科用药信息的可获得性?

在过去获得儿科药物的相关信息很困难,但 FDA 近年推出一系列措施使得在婴儿和儿童中开展的临床试验数量不断增长。《儿科排他计划》(Pediatric Exclusivity Program),作为 1997 年 FDA《现代化法案》(Modernization Act)的一部分,旨在解决儿科研究数据匮乏(包括用药处方信息)的问题[8,86-88]。《儿科排他计划》采取多种激励措施鼓励制药厂商在儿童中进行产品的研究,包括若开展一项儿童研究则药品专利期到期后可延长 6 个月。1998 年的《儿科规则》(Pediatric Rule)和 2003 年的《儿童研究权益法案》(Pediatric Research Equity Act)使 FDA 有权要求制药厂商对将要用于广大患儿的药物进行临床试验。《儿童最佳药品法案》(Best Pharmaceuticals for Children Act)则补充了之前的激励措施,创造了一种基金机制,这项基金用于支持那些上市已久、专利已过期、常用于儿童患者中使用的药品研究。

这些项目成功地在许多儿童常用药品的处方信息中增加了儿科剂量信息和不良反应信息。到 2017 年 6 月,FDA 批准了 430 项儿科研究的书面申请,并且有 241 种药品在儿童排他计划条款下获得了专利期延长[86]。一个针对该项目前 7 年的评估发现,50% 已进行的研究得到了支持该药用于儿童的新信息[87]。虽然已经取得这些成功,许多工作仍有待完成。临床试验设计优化以整合药物基因组学研究,以及使用药动学-药效学联合分析,都推荐用于提升对儿童药物处置的认识[87,88]。对儿童患者需求的重视不仅仅限于美国,在欧盟和整个亚洲都有类似的项目。随着对发育药理学和药物基因组学的研究热度不断升温,以及全世界对儿科临床试验资金和支持的增加,我们将更好地了解儿童对药物治疗反应的独特之处。

(朱琳、李琴 译,李智平 校,徐虹 审)

参考文献

1. U.S. Census Bureau. Profile of general population and housing characteristics: 2010 demographic profile. http://factfinder.census.gov/faces/tableservices/jsf/pages/productview.xhtml?pid=ACS_13_5YR_DP05&src=pt. Accessed July 12, 2017.

2. Vernacchio L et al. Medication use among children <12 years of age in the United States: results from the Slone Survey. *Pediatrics*. 2009;124:446.

3. American Academy of Pediatrics. Periodic survey of fellows, #44; executive summary. Division of Health Policy/Research. 2009 November. https://www.aap.org/en-us/professional-resources/Research/pediatrician-surveys/Pages/ps1-exe-summary.aspx. Accessed July 12, 2017.

4. Frattarelli DA et al.; American Academy of Pediatrics Committee on Drugs. Off-label use of drugs in children. *Pediatrics*. 2014;133:563.

5. Young L et al. Access to prescribing information for paediatric medicines in the USA: post-modernization. *Br J Clin Pharmacol*. 2009;67:341.

6. Bazzano AT et al. Off-label prescribing to children in the United States outpatient setting. *Acad Pediatr*. 2009;9:81.

7. Kearns GL et al. Developmental pharmacology—drug disposition, action, and therapy in infants and children. *N Engl J Med*. 2003;349:1157.

8. Lu H, Rosenbaum S. Developmental pharmacokinetics in pediatric populations. *J Pediatr Pharmacol Ther*. 2014;19:262.

9. Drozdowski LA et al. Ontogeny, growth and development of the small intestine: understanding pediatric gastroenterology. *World J Gastroenterol*. 2010;16:787.

10. Anderson BJ et al. Acetaminophen developmental pharmacokinetics in premature neonates and infants: a pooled population analysis. *Anesthesiology*. 2002;96:1336.

11. Johnson TN et al. Prediction of the clearance of eleven drugs and associated variability in neonates, infants and children. *Clin Pharmacokinet*. 2006;45:931.

12. Boucher FD et al. Phase I evaluation of zidovudine administered to infants exposed at birth to the human immunodeficiency virus. *J Pediatr*. 1993;122:137.

13. Loughnan PM, McDougall PN. Does intramuscular vitamin K1 act as an unintended depot preparation? *J Paediatr Child Health*. 1996;32:251.

14. Thaker VV et al. Iodine-induced hypothyroidism in full-term infants with congenital heart disease: more common than currently appreciated? *J Clin Endocrinol Metab*. 2014;99:3521.

15. Lehr VT et al. Lidocaine 4% cream compared with lidocaine 2.5% and prilocaine 2.5% or dorsal penile block for circumcision. *Am J Perinatol*. 2005;22:231.

16. Holsti M et al. Intranasal midazolam vs rectal diazepam for the home treatment of acute seizures in pediatric patients with epilepsy. *Arch Pediatr Adolesc Med*. 2010;164:747.

17. Taketomo CK et al. Gentamicin. In: Taketomo CK, ed. *Pediatric Dosage Handbook*. 21st ed. Hudson, OH: Lexi-Comp, Inc; 2014:962.

18. Harskamp-van Ginkel MW et al. Drugs dosing and pharmacokinetics in children with obesity: a systematic review. *JAMA Pediatr*. 2015;169(7):678–685. doi: 10.101/jamapediatrics.2015.132.

19. Miller JL et al. Evaluation of inpatient admissions and potential antimicrobial and analgesic dosing errors in overweight children. *Ann Pharmacother*. 2010;44:35.

20. Ahlfors CE. Unbound bilirubin associated with kernicterus: a historical approach. *J Pediatr*. 2000;137:540.

21. Ueshima S et al. Poor applicability of estimation methods for adults to calculate unbound serum concentrations of valproic acid in epileptic neonates and infants. *J Clin Pharm Ther*. 2009;34:415.

22. de Wildt SN. Profound changes in drug metabolism enzymes and possible effects on drug therapy in neonates and children. *Expert Opin Drug Metab Toxicol*. 2011;7:935.

23. Hines RN. The ontogeny of drug metabolism enzymes and implications for adverse drug events. *Pharmacol Ther*. 2008;118:250.

24. Leeder JS et al. Understanding the relative roles of pharmacogenetics and ontogeny in pediatric drug development and regulatory science. *J Clin Pharmacol*. 2010;50:1377.

25. Strougo A et al. Predicting the "first dose in children" of CYP3A-metabolized drugs: evaluation of scaling approaches and insights into the CYP3A7-CYP3A4 switch at young ages. *J Clin Pharmacol*. 2014;54:1006.

26. Ince I et al. Developmental changes in the expression and function of cytochrome P450 3A isoforms: evidence from in vitro and in vivo investigations. *Clin Pharmacokinet*. 2013;52:333.

27. Chen YT et al. Ontogenic expression of hyman carboxylesterase-2 and cytochrome P450 3A4 in liver and duodenum: postnatal surge and organ-dependent regulation. *Toxicology*. 2015;330:55.

28. Blake MJ et al. Ontogeny of dextromethorphan Oand Ndemethylation in the first year of life. *Clin Pharmacol Ther*. 2007;81:510.

29. Michelson D et al. CYP2D6 and clinical response to atomoxetine in children and adolescents with ADHD. *J Am Acad Child Adolesc Psychiatry*. 2007;46:242.

30. Koukouritaki SB et al. Developmental expression of human hepatic CYP2C9 and CYP2C19. *J Pharmacol Exp Ther*. 2004;308:965.

31. Bourgeois BF, Dodson WE. Phenytoin elimination in newborns. *Neurology*. 1983;33:173.

32. Ward RM et al. Single-dose, multiple-dose, and population pharmacokinetics of pantoprazole in neonates and preterm infants with a clinical diagnosis of gastroesophageal reflux disease (GERD). *Eur J Clin Pharmacol*. 2010;66:555.

33. Johnsrud EK et al. Human hepatic CYP2E1 expression during development [published correction appears in J Pharmacol Exp Ther. 2004;309:439]. *J Pharmacol Exp Ther*. 2003;307:402.

34. Taketomo CK et al. Caffeine. In: Taketomo CK, ed. *Pediatric Dosage Handbook*. 21st ed. Hudson, OH: Lexi-Comp, Inc; 2014:338.

35. Aranda JV et al. Maturation of caffeine elimination in infancy. *Arch Dis Child*. 1979;54:946.

36. Charles BG et al. Caffeine citrate treatment for extremely premature infants with apnea: population pharmacokinetics, absolute bioavailability, and implications for therapeutic drug monitoring. *Ther Drug Monit*. 2008;30:709.

37. Gershanik J et al. The gasping syndrome and benzyl alcohol poisoning. *N Engl J Med*. 1982;307:1384.

38. Brown WI et al. Fatal benzyl alcohol poisoning in a neonatal intensive care unit. *Lancet*. 1982;1:1250.39.

39. Lovejoy FH. Fatal benzyl alcohol poisoning in neonatal intensive care units. Anew concern for pediatricians. *Am J Dis Child*. 1982;136:974.

40. Shehab N et al. Exposure to the pharmaceutical excipients benzyl alcohol and propylene glycol among critically ill neonates. *Pediatr Crit Care Med*. 2009;10:256.

41. de Wildt SN et al. Glucuronidation in humans: pharmacogenetic and developmental aspects. *Clin Pharmacokinet*. 1999;36:439.

42. Miyagi SJ, Collier AC. Pediatric development of glucuronidation: the ontogeny of hepatic UGT1A4. *Drug Metab Dispos*. 2007;35:1587.

43. Strassburg CP et al. Developmental aspects of human hepatic drug glucuronidation in young children and adults. *Gut*. 2002;50:259.

44. Allegaert K et al. In vivo glucuronidation activity of drugs in neonates: extensive interindividual variability despite their young age. *Ther Drug Monit*. 2009;31:411.

45. Allegaert K et al. Intra-and interindividual variability of glucuronidation of paracetamol during repeated administration of propacetamol in neonates. *Acta Paediatr*. 2005;94:1273.

46. Weiss CF et al. Chloramphenicol in the newborn infant. A physiologic explanation of its toxicity when given in excessive doses. *N Engl J Med*. 1960;262:787.

47. Anand KJ et al. Morphine pharmacokinetics and pharmacodynamics in preterm and term neonates: secondary results from the NEOPAIN trial. *Br J Anaesth*. 2008;101:680.

48. Knibbe CA et al. Morphine glucuronidation in preterm neonates, infants and children younger than 3 years. *Clin Pharmacokinet*. 2009;48:371.

49. Duanmu Z et al. Developmental expression of aryl, estrogen, and hydroxysteroid sulfotransferases in pre-and postnatal human liver *J Pharmacol Exp Ther*. 2006;316:1310.

50. Anderson BJ et al. Population clinical pharmacology of children: modelling covariate effects. *Eur J Pediatr*. 2006;165:819.

51. Vieux R et al. Glomerular filtration rate reference values in very preterm infants. *Pediatrics*. 2010;125:e1186.

52. Taketomo CK et al. Digoxin. In: Taketomo CK, ed. *Pediatric Dosage Handbook*. 21st ed. Hudson, OH. Lexi-Comp, 2014:658.

53. National Kidney Disease Education Program. GFR calculator for children. http://nkdep.nih.gov/lab-evaluation/gfr-calculators/children-conventional-unit.asp#guidelines-for-labs. Accessed July 12, 2017.

54. Schwartz GJ et al. New equations to estimate GFR in children with CKD. *J Am Soc Nephrol*. 2009;20:629.

55. Kearns GL, Spaulding-Barclay M. Adolescent pharmacology: a pertinent issue of medicine as opposed to medicines. *Clin Pharmacol Ther*. 2008;84:639.

56. Carr RR, Ensom MH. Drug disposition and therapy in adolescence: the effects of puberty. *J Pediatr Pharmacol Ther*. 2003;8:86.

57. Kennedy M. Hormonal regulation of hepatic drug metabolizing enzyme activity during adolescence. *Clin Pharmacol Ther*. 2008;84:662.

58. Robieux IC et al. Analgesia in children with sickle cell crisis: comparison of intermittent opioids vs. continuous intravenous infusion of morphine

and placebo-controlled study of oxygen inhalation. *Pediatr Hematol Oncol.* 1992;9:317.

59. Jullien V et al. Population analysis of weight-, age-, and sex-related differences in the pharmacokinetics of lopinavir in children from birth to 18 years. *Antimicrob Agents Chemother.* 2006;50:3548.

60. Lambert GH et al. The effect of age, gender, and sexual maturation on the caffeine breath test. *Dev Pharmacol Ther.* 1986;9:375.

61. Mulla H. Understanding developmental pharmacodynamics: importance for drug development and clinical practice. *Paediatr Drugs.* 2010;12:223.

62. Noori S et al. Hemodynamic changes after low-dosage hydrocortisone administration in vasopressor-treated preterm and term neonates. *Pediatrics.* 2006;118:1456.

63. Lamictal (lamotrigine) [prescribing information]. Research Triangle Park, NC: GlaxoSmithKline; May 2015.

64. Iannetti P et al. Lamotrigine hypersensitivity in childhood epilepsy. *Epilepsia.* 1998;39:502.

65. Hirsch LJ et al. Predictors of lamotrigine-associated rash. *Epilepsia.* 2006;47:318.

66. Aurich-Barrera B et al. Paediatric postmarketing pharmacovigilance using prescription-event monitoring: comparison of the adverse event profiles of lamotrigine prescribed to children and adults in England. *Drug Saf.* 2010;33:751.

67. Taketomo CK et al. Clonidine. In: Taketomo CK, ed. *Pediatric Dosage Handbook.* 21st ed. Hudson, OH: Lexi-Comp, Inc; 2014:516.

68. Barbour AM et al. Practical considerations for dose selection in pediatric patients to ensure target exposure requirements. *AAPS J.* 2014;16:749.

69. Xie H et al. Clonidine clearance matures rapidly during the early postnatal period: a population pharmacokinetic analysis in newborns with neonatal abstinence syndrome. *J Clin Pharmacol.* 2011;51:502.

70. Holford N. Dosing in children. *Clin Pharmacol Ther.* 2010;87:367.

71. Conroy S et al. Interventions to reduce dosing errors in children: a systematic review of the literature. *Drug Saf.* 2007;30:1111.

72. Ghaleb MA et al. The incidence and nature of prescribing and medication administration errors in paediatric patients. *Arch Dis Child.* 2010;95:113.

73. Chua SS et al. Drug administration errors in paediatric wards: a direct observation approach. *Eur J Pediatr.* 2010;169:603.

74. The Joint Commission. Sentinel event alert: preventing pediatric medication errors (Issue 39). April 11,2008. http://www.jointcommission.org/sentinel_event_alert_issue_39_preventing_pediatric_medication_errors/.

Accessed July 12, 2017.

75. Aaskant JM et al. Interventions for reducing medication errors in children in hospital. *Cochrane Database Syst Rev.* 2015;3:CD006208.

76. Crouch BI et al. Tenfold therapeutic dosing errors in young children reported to U.S. poison control centers. *Am J Health Syst Pharm.* 2009;66;1292.

77. Stucky ER et al. Prevention of medication errors in the pediatric inpatient setting. *Pediatrics.* 2003;112:431.

78. Larsen GY et al. Standard drug concentrations and smart pump technology reduce continuous-medication-infusion errors in pediatric patients. *Pediatrics.* 2005;116:e21.

79. Morriss FH Jr et al. Effectiveness of a barcode medication administration system in reducing preventable adverse drug events in a neonatal intensive care unit: a prospective cohort study. *J Pediatr.* 2009;154:363.

80. Sethuraman U et al. Prescription errors before and after introduction of electronic medication alert system in a pediatric emergency department. *Acad Emerg Med.* 2015;22:714.

81. van Rosse F et al. The effect of computerized physician order entry on medication prescription errors and clinical outcome in pediatric and intensive care: a systematic review. *Pediatrics.* 2009;123:1184.

82. Ginzburg R et al. Effect of a weight-based prescribing method within an electronic health record on prescribing errors. *Am J Health Syst Pharm.* 2009;66:2037.

83. Condren M et al. Influence of a systems-based approach to prescribing errors in a pediatric resident clinic. *Acad Pediatr.* 2014;14:485.

84. Shah R et al. Communicating doses of pediatric liquid medicines to parents/caregivers: a comparison of written dosing directions on prescriptions with labels applied by dispensed pharmacy. *J Pediatr.* 2014;164:596.

85. Folli HL et al. Medication error prevention by clinical pharmacists in two children's hospitals. *Pediatrics.* 1987;79:718.

86. U.S. Department of Health and Human Services, Food and Drug Administration. Pediatric Drug Development. http://www.fda.gov/Drugs/DevelopmentApprovalProcess/DevelopmentResources/ucm049867.htm. Accessed July 12, 2017.

87. Benjamin DK Jr et al. Peer-reviewed publication of clinical trials completed for pediatric exclusivity. *JAMA.* 2006;296:1266.

88. MacLeod S. Therapeutic drug monitoring in pediatrics: how do children differ? *Ther Drug Monit.* 2010;32:253.

103

第 103 章　儿童液体、电解质和营养

Michael F. Chicella and Jennifer W. Chow

核心原则		章节案例
①	幼儿平均体重所需液体与热量均高于大龄儿童及成人。理解如何计算儿童正常液体与热量所需量、疾病状态下需求量的变化十分重要。	案例 103-1（问题 1） 案例 103-2（问题 1~3） 案例 103-3（问题 1~3） 表 103-1~表 103-6
②	母乳是婴儿理想的食物。母乳不仅能够满足婴儿营养需求，同时能够提供保护和抵御多种感染性与非感染性疾病。通常于 4~6 月龄时引入固体食物，1 岁以后可引入纯牛奶。	案例 103-4 （问题 1、2、4 和 5）
③	婴儿配方奶包括 3 种不同类型：牛奶配方奶、豆奶配方奶和蛋白水解配方奶（要素配方奶）。多数婴儿应选用牛奶配方奶。豆奶配方奶与蛋白水解配方奶主要适用于不能耐受牛奶配方奶者。若婴儿患病，不能使用上述 3 种类型配方奶，则可选用治疗性配方奶。	案例 103-4（问题 3） 案例 103-5（问题 1） 案例 103-6（问题 2 和 3） 表 103-5
④	生长情况评估是儿童健康保健的重点，尤其对于 1 岁以内婴儿。除宫内发育期外，出生后第 1 年生长最快。	案例 103-6（问题 1）
⑤	婴儿及儿童肠外营养的起始剂量往往低于预估热量，随着患儿的耐受性提高，应在 3 日或更长时间，逐步增加剂量以达到目标热量。	案例 103-6（问题 4）
⑥	肠外营养可为患儿及儿童提供充足营养，促进疾病痊愈，保证正常生长。但是，肠外营养的应用可导致显著的临床风险与并发症。	案例 103-7（问题 1~5 和 7~9） 表 103-6
⑦	有专门儿童氨基酸配方可供 1 岁以内婴儿使用。其可使婴儿血浆氨基酸水平类似母乳喂养者。	案例 103-7（问题 6）
⑧	长期肠外营养可导致不可逆的肝脏损伤。肠外营养相关肝病表现为直接（结合）胆红素↑高。最早可在开始肠外营养两周后出现。	案例 103-7（问题 10 和 11）
⑨	针对患儿的肠外营养方案进行一系列修改有助于减轻或延缓胆汁淤积病情的进展。开始肠内营养，即使是微量营养性喂养，是预防胆汁淤积最有效的方法。	案例 103-7（问题 11）

　　提供充足营养是维系儿童健康的重要部分，20 世纪美国婴儿死亡率大幅下降，一定程度上归功于此。临床经验证实，理想的营养状态有助于抵御疾病与创伤，改善药物和外科治疗的效果。由于在快速成长和发育对新陈代谢的需求较高，对于那些患有严重疾病的儿科患者，良好营养状态的潜在好处就显得尤为重要。

　　母乳是婴儿理想的喂养方式，应至少持续至婴儿 1 岁内。若不可行，有多种口服婴儿配方奶，可提供所需营养物质。患儿肠道功能正常，但经口摄入量不足，则可通过胃管或小肠营养管进行肠内营养。进行特殊肠内营养的指征为：营养不良、吸收不良、高代谢状态、生长迟缓、早产、吸收障碍、消化不良、排泄或营养素利用障碍。

　　尽管可选用多种不同配方及喂养方式，但由于发生在婴儿和儿童身上的某些医学的和胃肠的困扰，不可选用肠内营养支持。肠外营养（parenteral nutrition，PN）典型适应证包括早产儿伴严重呼吸系统疾病、消化道先天畸形、坏死

性小肠结肠炎。肠外营养已成功治疗大龄儿童短肠综合征、严重营养不良、难治性腹泻、炎症性肠病。患儿因恶性肿瘤接受化疗、骨髓移植、严重心脏衰竭患儿,应用肠外营养后亦可成功恢复。

许多疾病影响营养摄取或吸收,同时扰乱水电解质状态。故应进行液体、电解质及营养的综合管理。本章节重点探讨了儿童体液、电解质及营养管理的若干方面。

液体及电解质维持

处理水电解质紊乱,需给予每日正常维持量,并补充丢失量与继续丢失量。进行合理的液体治疗,需理解体液的正常组成、水分与溶质从体内丢失的途径及疾病与药物对于水电解质的影响。含钠溶液常以生理盐水(normal saline,NS)(0.9% NaCl)比例来计。生理盐水含154mmol/L的氯化钠。

计算维持液量与电解质需求量

案例 103-1

> 问题1:P. J.,出生后2日女婴,体重3.5kg,因出现腹胀而暂停经口喂养。通过计算,制定维持液与电解质治疗方案。她血清电解质水平如下:
>
> 钠:137mmol/L
>
> 钾:4.2mmol/L
>
> 氯:105mmol/L
>
> CO_2:23mmol/L
>
> 当P. J.禁食时,必须静脉补充液体与电解质。估计其需求量。

目前临床推荐使用1957年Holliday及Segar首次提出的维持补液计算公式,此方法未进行较大改变[1]。同样,电解质与营养素补充量计算仍基于1988年Greene等制定的指南[2]。可根据体重计算所需的液体、电解质及营养需求量(表103-1)。尽管可使用市售静脉补液,但补液的各个成分都需要单独进行计算。根据表103-1的指南,P. J.的维持量可进行如下计算:

液体　100ml/(kg・d)×3.5kg=350ml/d

　　　或15ml/h　　　　　　　　　　（公式103-1）

钠　　2~4mmol/(kg・d)×3.5kg

　　　=7~14mmol/d　　　　　　　　（公式103-2）

钾　　2~3mmol/(kg・d)×3.5kg

　　　=7~10.5mmol/d　　　　　　　（公式103-3）

液体和电解质的需要量可通过输注5%葡萄糖、1/4生理盐水(38mmol/L)和20mmol/L KCl进行补充,速度为15ml/h,以满足水电解质需求。在这个病例中,每日提供的补液为360ml,相当于103ml/(kg・d),可提供12mmol NaCl(3.4mmol/(kg・d)和7mmol KCl[2mmol/(kg・d)]。

此外,若液体、电解质丢失增加或排泄受损时,可相应调整补液量。当存在异常液体丢失时,必须每日补充多余

丢失量。通常每丢失1ml液体,需补液1ml,可基于患儿临床状态进行增减。通常,初始治疗时可用生理盐水进行补液。

幼儿平均体重所需液体与热量均高于大龄儿童及成人(见表103-1)。这是因为婴儿体表面积相对于体重更大,通过蒸发失水更多,每千克体重散热更多。另外,极低出生体重儿(very low-birth-weight, VLBW)无法浓缩尿液,若不补充足量液体,会导致脱水风险增加。

脱水

案例 103-2

> 问题1:H. S.,2岁女患儿,精神萎靡、呕吐两日、进食差。昨日,她只换了3次尿布,而今日只有1次,平日她需要更换8次。其生命体征如下:
>
> 体温:39℃
>
> 脉搏:140次/min(正常值为80~130次/min)
>
> 呼吸频率:30次/min(正常值为30~35次/min)
>
> 血压(BP):80/45mmHg(正常值:收缩压80~115mmHg;舒张压50~80mmHg)
>
> 体格检查发现眼窝凹陷、皮肤黏膜干燥、厥冷。哭时无泪、胸骨前皮肤弹性差。今日体重为11.4kg,3周前为12.9kg。上述结果表明什么?应立即采取什么治疗措施?

H. S.表现为精神萎靡、尿量减少、哭时无泪、皮肤黏膜干燥、发热、眼窝凹陷、轻度心动过速、血压正常偏低、皮肤弹性差,均提示脱水。与其呕吐及进食差两日的病史相符。体重减轻1.5kg进一步提示了脱水的程度。体重减轻量反映脱水或液体缺失量最为精确,因为体重减轻1g即约等于丢失1ml体液,故H. S.体液丢失量为1 500ml。可通过下列公式估计脱水百分比:

$$脱水百分比 = \frac{正常体重-实际体重}{正常体重} \times 100\%$$

（公式103-4）

若近期体重未知,可通过表103-2中所列的体征评估脱水的程度。心动过速及临界血压值表明需立即进行静脉补液。正常血钠值为135~145mmol/L,生理盐水浓度与之相近,故可作为扩容剂使用。该患儿应当迅速输注10~20ml/kg生理盐水(12.9kg×10~20ml/kg=129~258ml),以使血压恢复正常。对于有症状的患儿,包括癫痫发作者,应将血钠水平升高至症状消失。

案例103-2,问题2:计算H. S.所需液体与电解质需求量,并为团队制定补液方案提供建议。其血清电解质水平如下:

钠:128mmol/L(正常值:135~145mmol/L)

钾:3.1mmol/L(正常值:3.5~5mmol/L)

氯:88mmol/L(正常值:102~109mmol/L)

HCO_3^-:30mmol/L(正常值:22~29mmol/L)

表 103-1

儿童每日肠外营养需求

营养素	体重或年龄	需求量
液体	<1.5kg	150ml/kg
	1.5~2.5kg	120ml/kg
	2.5~10kg	100ml/kg
	10~20kg	1 000ml+超过 10kg 体重部分,每 kg 增加 50ml/kg
	>20kg	1 500ml+超过 20kg 体重部分,每 kg 增加 20ml/kg
热卡	≤10kg	100kcal/kg
	20kg	1 000kcal+超过 10kg 体重部分,每 kg 增加 50kcal/kg
	>20kg	1 500kcal+超过 20kg 体重部分,每 kg 增加 20kcal/kg
蛋白质[a]	婴儿	2~3g/kg
	大龄儿童	1.5~2.0g/kg
	青少年及成人	1.0~1.5g/kg
脂肪[b]	婴儿及儿童	初始 0.5~1g/kg,之后以按 0.5~1g/kg 增加(早产儿最大剂量 3g/kg,大龄婴儿及儿童为 4g/kg)(≥4%热量由亚油酸提供)
	>50kg	500ml 一瓶(含 100g 脂肪)
电解质及矿物质[c]		
钠	婴儿及儿童	2~4mmol/kg
钾	婴儿及儿童	2~3mmol/kg
氯	婴儿及儿童	2~4mmol/kg
镁	早产儿及足月儿	0.25~0.5mmol/kg
	1 岁以上儿童(或体重>12kg)	4~12mmol
钙	早产儿及足月儿	2~3mmol/kg
	1 岁以上儿童(或体重>12kg)	10~20mmol/kg
磷	早产儿及足月儿	1.0~1.5mmol/kg
	1 岁以上儿童(或体重>12kg)	10~20mmol
微量元素		
锌	早产儿	400µg/kg
	足月儿	
	<3 月	250µg/kg
	>3 月	100µg/kg
	儿童	50µg/kg(最高 5mg)
铜	婴儿及儿童	20µg/kg(最高 300µg)
锰	婴儿及儿童	1µg/kg(最高 50µg)
铬	婴儿及儿童	0.2µg/kg(最高 5µg)
硒	婴儿及儿童	2µg/kg(最高 80µg)

[a] "婴儿"氨基酸含组氨酸、牛磺酸、酪氨酸、半胱氨酸,是婴儿必需氨基酸,对大龄儿童则不是。

[b] 由于亚油酸占大豆脂肪酸的 54%,红花油的 77%,7%~10%的热量必需由脂肪乳供给。可每日输注 1 次,24 小时内输完(尤其是易发生脓毒症及早产儿)或每周输入 2~3 次。

[c] 上述为指南中剂量,应对所有患儿进行评估,以确定个体所需合适剂量。例如,短肠综合征患儿可能需要大剂量的镁,肾脏衰竭患儿无需或仅需少量钾、钙、磷、镁。

来源:Holliday MA,Segar WE. The maintenance need for water in parenteral fluid therapy. *Pediatrics.* 1957;19(5):823-8321;Greene HL, Hambidge KM,Schanler R,Tsang RC. Guidelines for the use of vitamins,trace elements,calcium,magnesium,and phosphorus in infants and children receiving total parenteral nutrition:report of the Subcommittee on Pediatric Parenteral Nutrient Requirements from the Committee on Clinical Practice Issues of the American Society for Clinical Nutrition[publishedcorrections appear in *Am J Clin Nutr.* 1989;49(6):1332;*Am J Clin Nutr.* 1989; 50(3):560]. *AmJ Clin Nutr.* 1988;48(5):1324-1342.

表 103-2

脱水临床体征

严重程度	脱水百分比	精神	口渴	黏膜	眼泪	前囟	皮肤	尿比重
轻度	<5	正常	轻度	正常~干燥	有	平坦	正常	轻度变化
中度	6~10	易激惹	中度	干燥	±	±	±	增加
严重	10~15	烦躁或萎靡	极度	极干燥	无	凹陷	弹性差	显著增加

表 103-3

电解质和表观分布系数

电解质	F_d/ L·kg^{-1}
钠	0.6~0.7
碳酸氢根	0.4~0.5
氯	0.2~0.3

F_d, 表观分布系数作为体重参数

除生理所需维持液量外, 必须给予 H. S. 液体、电解质, 治疗脱水丢失量, 并补充因发热所增加的非显性失水量。可按照公式 103-5~公式 103-7, 分别计算液体的组分。

液体缺失量=体重丢失量(kg)×1 000ml/kg

（公式 103-5）

发热造成调整值=10% ×(体温-37℃) （公式 103-6）

(CD-CO)×F_d×体重=所需 mmol （公式 103-7）

CD 指所需血钠浓度(mmol/L), CO 为所测血钠浓度(mmol/L), F_d 为表观分布系数, 即为体重的参数(表 103-3), 体重为病前体重(kg)。考虑到维持量与缺失量, 应如下计算 H. S. 的补液与电解质需求量。

液体

维持量 1 000ml+(50×2.9)= 1 145ml
发热 2℃×0.1(1 145)= 229ml/kg
丢失 1.5kg×1 000ml/kg= 1 500ml
总液量=2 874ml （公式 103-8）

钠

维持量 3mmol/kg×12.9kg=38.7kg
缺失:(135-128mmol/L)×0.6L/kg×12.9kg=54.2
总钠约 93mmol （公式 103-9）

氯

H. S. 血氯为 88mmol/L、碳酸氢根为 30mmol/L, 提示为轻度代谢性碱中毒。最大可能是呕吐导致失氯、失氢。应通过氯化盐以补充钠、钾。

钾

钾是主要的细胞内离子。钾进入细胞内,将氢离子交换至细胞外,以维持正常血液 pH。因此, 代谢性碱中毒时, 钾离子转移至细胞内, 使得血钾水平下降。补液后 pH 恢复正常, 氢离子进入细胞内, 钾离子排至细胞外, 血钾水平上升。另外, 肾脏可分泌钾离子, 交换保留氢离子。由于存在上述因素, 使得血钾浓度较难分析。血溶量不足导致肾脏灌注不全, 可致急性肾衰竭; 因此需"见尿补钾"。故当酸碱平衡、且血钾水平能够准确测得时, 给予患儿维持剂量的钾。因此, H. S. 开始排尿后, 应补钾 26~39mmol(2~3mmol/kg×12.9kg)。

液量供给

案例 103-2,问题 3:J. H. 的护士询问补液治疗实施的细节,计算出的需求量如何给予患儿?

第一个 24 小时静脉补液量约为 2 875ml(维持量、发热补充量和丢失量)。除补液外, 第一个 24 小时内应至少补钠 93mmol(维持量和丢失量)。提供充足的水、钠很重要。

准备少于 24 小时需求量的补液量。由此可避免补液过程中,因电解质需量改变而浪费静脉补液。该患儿大约需要 3L 液体, 最初仅需准备 1L 液体, 由 5%葡萄糖及 0.2%生理盐水配成(或更高渗)。若能确定患儿已开始排尿, 则在接下来的 1L 补液中加入约 15mmol/L 钾。

静脉补液速度应能满足在第一个 8 小时内输完每日生理维持量的 1/3 与累计丢失量的 1/2。剩余维持量与累计丢失量应在余下 16 小时内输完。通常进行补液时, 每 6~8 小时应当查一次血电解质水平, 以确保补充量恰当。补充累计丢失量时, 应频繁检测血电解质水平。血钠水平上升速度应小于 10~12mmol/(L·d)。初始丢失量补充后, 静脉补液速度应降至 48ml/h(1 152ml 或约为维持量补充速度)。

腹泻所致的脱水

案例 103-3

问题 1:S. B. ,4 月龄男性患儿, 体重 5.9kg, 腹泻 4 日(大量水样泻,每日 5~8 次)。4 周前健康体检时,体重为 6kg。腹泻日起, S. B. 仅摄入了口服补液。体格检查提示:

体温:38.8℃
脉搏:110 次/min(正常值为 80~160 次/min)

呼吸频率:45 次/min(正常值为 20~40 次/min)

血压(BP):100/58mmHg(正常值为收缩压 75~105mmHg;舒张压 40~65mmHg)

皮肤苍白、温暖、干燥。极易激惹、黏膜干燥。实验室检查如下:

钠:159mmol/L

钾:3.3mmol/L

氯:114mmol/L

CO_2:12mmol/L

血尿素氮(BUN):22mg/dl

肌酐:0.9mg/dl

综合考虑 S.B. 病史、体格检查、实验室检查。

腹泻丢失的液体通常含有高浓度的碳酸氢盐,这是 S.B. 发生代谢性酸中毒的原因。机体尝试排出 CO_2 以进行代偿,故呼吸频率增快。发热及心动过速导致不显性失水增加,失水多于失钠,因此发生高钠血症。

案例 103-3,问题 2:应当怎样治疗 S.B. 脱水?

S.B. 生命体征相对正常,无需紧急补液以纠正低血压。S.B. 表现为高钠血症表明失水多于失钠,应当进行纠正。高钠血症时,中枢神经系统细胞内渗透负荷提高,以防止细胞内脱水。快速纠正高钠血症,可能导致大量水移入中枢系统细胞内,致患儿发生惊厥。因此,对于 S.B. 水电解质紊乱,应在 2~3 天内纠正,而不是快速纠正。血钠水平下降速度不得高于 2mmol/h[最高为 15mmol/(L·d)]。

可由上述方法估计 S.B. 所需补液量。首先,估计其脱水大致程度。S.B. 三月龄时接受健康检查时体重为 6kg,为第 50 百分位水平。若其生长速度不变,则他目前病前体重约为 6.5kg[3]。应用该体重计算维持液量。因此,S.B. 液体缺失量为 0.6L 或 9%。据此可如下估计液体与电解质需求量。

液体

维持量　6.5×100ml/kg = 650ml/24h

发热 1.8℃×0.1(650ml) = 117ml/24h

600ml/3d = 200ml/24h

丢失　每日总计需求量 = 967ml 或 40ml/h

（公式 103-10)

钠

维持量　3mmol/kg×6.5kg = 19.5mmol/24h

缺失　(正常-实际)为总缺失量

正常　145mmol/L×0.6L/kg×6.5kg = 566mmol

实际　159mmol/L×0.6L/kg×5.9kg = 563mmol

丢失　= 3mmol 或 1mmol/d　　(公式 103-11)

钾

如案例 103-2,问题 2 的讨论,S.B. 此时的血钾水平为 3.3mmol/L,并不能反映其体内实际血钾水平。S.B. 发生了代谢性酸中毒,使得氢离子移入细胞内,钾离子进入细胞外间隙。因此,其血钾水平 3.3mmol/L 表明机体可能已缺钾。应在补液中加入钾 13~20mmol/day,约为 2~3mmol/kg。每 8~12 小时应监测一次血电解质,并根据结果调整补充量。

碳酸氢盐

发生代谢性酸中毒时,应当补充碳酸氢盐。碳酸氢盐一般没有常规的维持量,可运用类似计算补钠量的方法计算其丢失量(表 103-3)。碳酸氢盐分布容积为 0.5L/kg。S.B. 碳酸氢盐缺失量如下:

$$计算缺失量 = (正常-实际)×V_d×W_t$$
$$= (23-12) mmol/L×0.5L/kg×6.5kg$$
$$= 36mmol$$

（公式 103-12)

治疗初,应将上述丢失量的 1/2 加入补液中,在第一个 8~12 小时内输完。然后,应再次检测血电解质水平,根据结果调整剂量。无需一次补足碳酸氢盐缺失量,因其他代偿机制可产生内源性碳酸氢盐。

案例 103-3,问题 3:为 S.B. 推荐合适的补液治疗方案。

应当给 S.B. 输入 5% 葡萄糖与约 0.2% 生理盐水,其中一半为氯化盐、一半为 $NaHCO_3$,以满足 S.B. 的液体、电解质的维持量及丢失量。24 小时内以 43ml/h 速度进行补液,可基本满足他的正常每日生理需要量,并可纠正约一半的液体与碳酸氢根丢失量。S.B. 开始排尿后,可在接下来 1L 补液中加入 15mmol/L KCl,约为 2.6mmol/(kg·d)。应不断监测血清电解质水平,并根据检查结果每 8~12 小时对补液的电解质浓度进行调整。还需根据患儿腹泻是否缓解、体温是否降至正常,调整补液量。

可通过口服或静脉途径,对脱水患儿进行补液。呕吐可能会影响口服补液的效果。若患儿为腹泻所致的液体丢失,没有合并呕吐,口服补液效价比高于静脉补液。目前有多种口服补液制剂可供儿童选择。对于无症状脱水儿童,口服补液中钠浓度应至少为 70mmol/L[4]。

部分产品组分见表 103-4。补液中使用浓度为 2% 的葡萄糖时,消化道对于水、电解质的吸收较佳。更高浓度的补液可能使腹泻加重。高钠血症脱水时,若口服含钠浓度较高的溶液,相比上述 2~3 日内完成补液的方法,安全性更高,所需时间更短[4]。

表 103-4

口服补液产品组分

产品	Na$^+$/mmol · L^{-1}	K$^+$/mmol · L^{-1}	Cl$^-$/mmol · L^{-1}	碳酸氢根来源/mmol · L^{-1}	碳水化合物/%
Enfalyte	50	25	45	34 柠檬酸盐	3
Rehydralyte	75	20	65	30 柠檬酸盐	2.5
Pedialyte	45	20	35	30 柠檬酸盐	2.5
Gatorade	23.5	<1	17	—	4.6
WHO 补液盐	75	20	65	10 碳酸氢盐	2

WHO,世界卫生组织

婴儿肠内营养

婴儿所需热量可根据表 103-1 中公式进行估算。美国心脏病协会建议将婴儿喂养分为 3 个阶段[5]:哺乳期,婴儿仅需流质;转乳期,引入固体食物,但母乳或市售婴儿配方奶,仍是婴儿热量与营养的主要来源;转变为成人饮食阶段,婴儿与其他家庭成员摄入相同的固体食物,从中获取绝大部分营养。

出生时,人类消化道适应于母乳喂养。肠道乳糖酶于妊娠 36 周时即出现,其活性在婴儿期达到高峰。相比年龄更大者,婴儿胰腺脂肪酶分泌低、胆汁盐储量少,导致脂肪吸收较少[6]。母乳为发育中的消化道提供了更容易吸收的营养物质。

母乳喂养

案例 103-4

问题 1：M.E.,出生后 1 日足月儿。M.E. 母亲将采用母乳喂养。从营养学意义上,阐述这对于 M.E. 的影响?

母乳是婴儿最为理想的食物,若母亲与婴儿都渴望母乳喂养,在 1 岁以内要鼓励坚持母乳喂养[7]。母乳产出分为 3 个阶段:在泌乳的最初 5 日为初乳,为黄色黏稠液体。初乳富含蛋白质、矿物质及其他物质(例如免疫球蛋白)。接下来的 5 日,产出过渡乳;最后阶段产出成熟乳。母乳的具体营养成分因人而异,但是成熟乳可提供充分的蛋白质、矿物质、热量,且不依赖于母亲的营养状态。通常,成熟乳可提供 70kcal/100ml 热量,其中脂肪供能占 50% 以上[8]。母乳中脂肪极易被吸收与消化[8]。另外 40% 的热量由碳水化合物供给,主要形式为乳糖,剩余的 10% 热量由蛋白质提供。酪蛋白与乳清蛋白是成熟母乳中的主要蛋白质,其中酪蛋白所占比重更大(酪蛋白:乳清蛋白 = 60:40)[9]。配方奶中酪蛋白:乳清蛋白比例更低,正是由于母乳的这些生物性质和高生物利用度,即使摄入蛋白量低于配方奶,母乳仍能满足生长需求[9]。

对于足月儿,母乳中铁含量不足,但是母乳喂养婴儿通常无需补铁[10]。母乳中维生素 D 的含量亦不足,与母亲自身条件并无关联。因此,纯母乳喂养时,M.E. 需补充 400IU 维生素 D[11]。

另外,母乳可为婴儿提供保护,以抵御多种感染性疾病,如中耳炎、腹泻、肺炎和支气管炎。进一步证据表明,母乳对非感染性疾病也可起到保护作用,如过敏、炎症性肠病、胰岛素依赖性糖尿病和婴儿猝死综合征[7,8]。母乳包含具有免疫活性的细胞成分与抗体,包括分泌型 IgA、T 与 B 淋巴细胞、巨噬细胞和中性粒细胞[7,8]。母乳中的脂肪酶与淀粉酶能够促进婴儿尚处于发育中的消化道吸收脂肪与糖。母乳中蛋白质能够转运微量元素,并促进其吸收[9]。低聚糖及糖肽能够促进消化道中乳杆菌定植,减少可能致病菌,如类杆菌、梭状芽孢菌、肠球菌和 G$^-$ 杆菌生长[8]。

案例 103-4,问题 2：母乳喂养可能导致的并发症是什么? 应给予 M.E. 母亲什么指导?

母乳喂养相关并发症很少,但是仍可能引发某些问题。"母乳性黄疸"为间接(非结合)高胆红素血症,可见于出生 1 周内的母乳喂养婴儿,通常于出生 4 周后缓解。尽管婴儿皮肤、巩膜、上颚变黄,通常情况下并不危险。但是,若胆红素过高,可能发生胆红素脑病,即核黄疸。黄疸患儿一般无需暂停母乳喂养。美国儿科学会推荐黄疸患儿每日至少接受哺乳 8~12 次[12]。母乳喂养有将母体感染传播给婴儿的风险。人类免疫缺陷病毒(HIV)及人 T 淋巴细胞病毒 1(HTLV-1)可经母乳传播,因此上述病毒感染为母乳喂养的禁忌证[7,8]。其他如单纯疱疹病毒,可因喂养过程中接触到活动性病损导致传播。同样,母亲服用的某些药物可在乳汁中检出。然而,仅少数药物(如抗肿瘤药物、放射性药物、麦角类生物碱、碘化物、阿托品、锂、环孢素、氯霉素和溴隐亭)是哺乳的绝对禁忌证[7,8]。

案例 103-4,问题 3：M.E. 的母亲患有偏头痛,自 M.E. 出生后疼痛频率增加。M.E. 母亲服用麦角类生物碱(ergot alkaloid)缓解头痛,并决定放弃母乳喂养,转而以婴儿配方奶进行喂养。如何制备配方奶? 其与母乳的区别是什么?

由于麦角类生物碱能够分泌进入母乳中,对婴儿具有毒性作用,建议改用其他药物,或停止母乳喂养,改用婴儿配方奶。婴儿配方奶的示例见表103-5。根据美国儿科学会指南,市售婴儿配方奶应能提供热量 0.71kcal/g;渗透度为 300~400mOsm/L;蛋白质含量最低为 1.8g/100kcal、最高不超过 4.5g/100kcal;脂肪含量为 3.3~6g/100kcal,提供 30%~54% 的热量。开始时应使用牛乳配方奶,但是,对于纯牛乳的不耐受使得人们对配方奶进行了一些调整。牛奶中主要蛋白质为酪蛋白,相比母乳中主要的乳清蛋白,较难被婴儿消化。因此,配方奶中酪蛋白低于牛奶,但仍高于母乳。牛乳配方奶中的酪蛋白还可通过加热变性使其更易于婴儿消化。另外,可用多种植物油替代牛奶中脂肪成分,使之更易于消化。最后,因为牛乳中的乳糖含量仅为母乳的 50%~70%,牛乳配方奶中的碳水化合物通过乳糖和蔗糖共同提供。豆奶配方奶与蛋白水解配方奶主要适用于不能耐受牛乳配方奶者。

表 103-5

婴儿配方奶

牛乳配方奶	豆奶配方奶,无乳糖配方奶	蛋白质水解奶粉,要素配方奶,早产儿奶粉
Enfamil 强化铁	Isomil	Alimentum
Similac 强化铁	Nursoy	Nutramigen
Gerber Good Start	ProSoBee	Pregestimil
	Alsoy	NeoCate
	Gerber Soy Plus	Neosure Advance
	Similac Sensitive	Enfamil Premature
		Similac Special Care

豆奶配方奶以大豆作为主要蛋白质来源[13]。大豆加热后,可提高部分营养素的生物利用度,并使蛋白质更易消化。尽管豆奶配方奶中含有蛋氨酸、锌、肉碱等营养素,但浓度相对较低。因此,豆奶配方奶中一般常规添加蛋氨酸。由于外源性补充已充足,不必添加锌与肉碱。豆奶配方奶以蔗糖或玉米糖糊精、或两者共同替代乳糖,作为碳水化合物的来源。另外,豆奶配方奶价格高于牛乳配方奶。美国儿科学会指南推荐,豆奶配方奶仅适用于下列患儿:原发性乳糖酶缺乏(半乳糖血症)患儿,肠道感染或其他病因所致继发性乳糖不耐受患儿,无法使用动物蛋白配方奶的素食家庭,可能发生牛奶蛋白过敏但尚无临床表现的患儿。不推荐早产儿、低体重儿长期使用豆奶配方奶。豆类配方奶可能有铝污染,与佝偻病发生相关。亦不推荐牛奶蛋白过敏者使用豆类配方奶,因为两种蛋白间可能存在交叉抗原性。另外,不推荐使用豆类配方奶作为肠痉挛的常规治疗。

要素配方,即蛋白水解配方奶,可作为牛奶蛋白过敏者

的另一选择。加热处理牛奶蛋白(如酪蛋白与乳清蛋白),并用酶水解,可增加水解蛋白的吸收度,同时强化制备过程中丢失的蛋白。与豆类配方奶相同,蛋白水解配方奶以蔗糖、木薯粉或玉米糊精替代乳糖作为碳水化合物的来源。蛋白水解配方奶的中链甘油三酯含量高,易于吸收。由于蛋白已深度水解,故此类奶粉是所有婴儿配方奶中致敏性最低的,适用于确诊牛奶蛋白过敏的患儿。但是,将已知致敏婴儿暴露于致敏源的做法,有悖伦理,故无法对奶粉替代的安全性开展前瞻性研究。所有儿童奶粉中,蛋白水解奶粉口味最差,且价格高[14]。

可供选用的婴儿奶粉有 3 种剂型:即食、粉状复原乳和浓缩型。即食型使用最为便利,但价格最高。粉状及浓缩型价格相对较低,但两者均需加入事先准备的沸水才能服用。出于经济原因,部分家长可能过度稀释奶粉,以供更长时间食用。这样的做法是不被提倡的,因为 1 岁以下婴儿摄取过多自由水,可能导致低钠血症并最终引起惊厥。同样,无论基于何种原因,婴儿饮食中摄取过多自由水,也可导致惊厥,不应提倡这种做法。奶粉质量问题屡见不鲜,可致产品召回[15]。医务工作者应跟进相关产品召回的最新消息。

摄入纯牛奶

案例 103-4,问题 4:M. E. 2 月龄时,检查显示红细胞比容(Hct)33%(正常:35%~45%)。询问其母亲后得知,出于经济原因考虑,M. E. 1 个月前停用配方奶,改用纯牛奶。上述两个事件之间有何种关联?应当如何进行治疗?

不推荐给 1 岁以内婴儿喂养商店直接购得的纯牛奶。与母乳不同,牛奶中铁含量低,且人体胃肠道吸收差。基于这个原因,大多数婴儿配方奶进行了铁强化。牛奶摄入与出生 140 日以内婴儿消化道失血相关[16]。当牛奶加热到比巴斯德消毒法更高的温度时,与配制配方奶一样,和牛奶有关的胃肠道出血就不再存在。因此,导致失血成分为热不稳定蛋白。另外,婴儿尚不成熟的肾脏无法清除过多牛奶溶质。此外,牛奶中不含对于视网膜发育十分关键的蛋白质牛磺酸。

应在饮食中补充铁剂以治疗 M. E. 的贫血。可以重新更换为强化铁婴儿配方奶、食用强化铁谷物、或服用硫酸亚铁药剂。严重贫血补铁剂量为 4~6mg/(kg·d),分次服用,并随访患儿血红蛋白与红细胞比容。

引入固体食物

案例 103-4,问题 5:M. E. 4 月龄时,其母亲询问添加"婴儿食物"的事宜。医生应当如何作答?

母乳或市售的配方奶可为 1 岁以内婴儿提供足够的营养。尽管过去常常给 4 月龄以内的婴儿添加固体食物,但由于此时婴儿尚不能吞咽液体以外的食物,现今不再提倡。当婴儿有较好的控制头、颈部运动的能力时(通常在 4~6

月龄时),可添加固体食物(最初为谷物,其次为水果与蔬菜),宜一次添加一种新食物,间隔一周时间,以评估是否存在食物过敏情况。

治疗性配方奶

案例 103-5

问题 1:L. B.,两周龄,新生儿疾病筛查证实为苯丙酮尿症(phenylketonuria,PKU)。讨论一下治疗性配方奶的制作方案以及先天性代谢性疾病饮食治疗。应当如何调整 L. B. 的饮食?

先天性代谢性缺陷为酶或其辅因子发生缺失或不足以满足代谢需要所致[17]。因此,代谢通路中,一种或多种代谢前体堆积于缺陷步骤前。代谢通路发生缺陷步骤之后,应正常产生的产物产量不足。

根据下列原则对代谢缺陷进行饮食治疗:
- 降低摄入无法代谢的前体复合物。
- 正常代谢通路被阻断,导致产物缺乏,予以补充。
- 添加底物,提供旁路途径,以清除堆积毒物。

治疗性配方奶的目的在于减少前体复合物的摄入或提供不足的代谢终产物。

苯丙氨酸无法羟化为酪氨酸,苯丙氨酸蓄积于血液将会导致精神发育迟滞。由于 L. B. 已诊断为 PKU,应将饮食调整为低量或无苯丙氨酸奶粉,并在无苯丙氨酸奶粉中添加酪氨酸,以治疗 PKU 患儿酪氨酸缺乏。当 L. B. 添加固体食物时,限制或避免摄入富含蛋白质的食物,如鸡蛋和大豆,遵循这一点十分重要。

其他婴儿期代谢缺陷包括半乳糖血症(galactosemia)(半乳糖无法代谢为果糖)、高胱氨酸尿症(homocystinuria)(蛋氨酸无法转化为半胱氨酸)、尿素循环障碍(urea cycle disorders)(氨解毒作用受损)和枫糖尿病(maple syrup urine disease)(支链氨基酸、亮氨酸、异亮氨酸、缬氨酸代谢受阻)。

上述代谢缺陷[17]可通过调整饮食进行治疗。半乳糖血症患儿,摄入碳水化合物不应当包括半乳糖及乳糖。高胱氨酸尿症患儿,仅可摄入少量蛋氨酸以满足基本需求,并应当补充半胱氨酸。尿素循环障碍患儿,仅可摄入必需氨基酸作为蛋白质来源,高能饮食可将氮最大限度地转化为非必需氨基酸,从而将产氨降至最低水平。枫糖尿病患儿,可少量摄入天然蛋白质,以满足支链氨基酸最低需求,补充除支链氨基酸以外蛋白质以满足摄入。

补充途径

若可行,应首选消化道进行营养支持。肠内营养有诸多益处:第一,将消化道黏膜作为营养吸收与循环的中间环节,可保证吸收功能处于稳态;第二,营养物质由消化道通过门脉循环最终进入系统循环,也有助于维持稳态;第三,缺乏肠内营养导致正常消化道菌群过度生长,并转移入血液,最终导致菌血症;第四,肠道黏膜多数能量的供应有赖于肠腔吸收功能。因此,给予少量的肠内喂养,即营养喂养

有助于维护消化道健康,并有利于进一步适时转为全肠内营养[18]。

正常经口喂养是最基本的方法,用于有进食意愿并且能够进食的患儿。患儿若消化道动力、结构、功能均正常,但因意识状态改变、吸吮吞咽功能不协调等其他情况导致经口摄入不足,可通过消化道营养管进行间断或连续营养输注。

营养推注更接近于正常状态,能够周期性地扩张胃部,有助胃液分泌与胃排空。采用管饲推注时,计算 24 小时所需热量,将所需配方奶或母乳总量平均分配,每隔 2、3、4 或 6 小时内输入。输入的频率取决于患儿年龄、胃容积、婴儿在喂养间期维持正常血糖的能力。通常低龄及早产儿喂养应更佳频繁。管饲推注不耐受的表现为腹泻、胃食管反流伴呕吐、或消化道动力减弱。蠕动能力减弱通常出现在喂养量大时,也称作胃潴留,直至下一次按时哺喂时,胃中仍有残留物。

若管饲推注失败,则可以恒定速率持续泵入胃内或十二指肠,进行喂养。早产儿及腹泻儿童对此方法耐受度更高。

消化道疾病患儿(表 103-6)或吸收不良者可能需要进行全肠外营养或补充性肠外营养。尽管肠外途径提供了所有所需营养素,同时进行少量肠内营养营养,能为肠道黏膜提供重要的营养物质[18]。因为可经外周静脉安全注入的营养有限,故外周静脉肠外营养仅限于短期使用(如 2 周)。若需要长期肠外营养,营养液浓度更高,需经中心静脉输入。

营养评估

案例 103-6

问题 1:T. C.,4 月龄男婴,精神萎靡。体检发现,腹部中度膨隆,黏膜干燥,余未见异常。其体重为 6.5kg(位于该年龄段第 50~75 百分位)。T. C. 2 月龄时的体重为 5.6kg(位于该年龄段第 75 百分位),身长为 57cm(位于该年龄段第 50 百分位)。据其母亲描述,T. C. 在过去 5~7 日内,每日水样泻 5~8 次。未更换婴儿配方奶。将其收住入院以评估腹泻及体重减轻,并进行液体及营养治疗。

初步纠正水电解质丢失后,营养评估结果如下:
体重:6.5kg(位于该年龄段第 50~75 百分位)
身高:62cm(第 50 百分位)
白蛋白:38g/L(正常值 40~53g/L)
前白蛋白:70g/L(正常值 200~500g/L)
你将对 T. C. 的营养状态作出怎样的评估?

生长情况评估是儿童健康保健的重点,尤其对于 1 岁以内婴儿。除宫内发育期外,生长最快时期为出生后第 1 年。正常生长的婴儿平均每日体重增长 30g。健康婴儿 1 岁时体重为出生时的 3 倍。

在开始营养支持前,应当先进行营养状态的评估;营养支持过程中应当定时再次评估。若患儿既往营养状况良好,目标为维持至可摄入正常饮食。若患儿既往存在营养

表 103-6

肠外营养支持适应证[a]

极度早产儿
呼吸道疾病
先天性消化道畸形
十二指肠闭锁
空肠闭锁
食管闭锁
气管食管瘘
幽门狭窄
先天性蹼
先天性巨结肠
肠旋转不良
肠扭转
腹壁缺陷
脐疝(内脏疝至脐带以外)
腹裂(腹壁缺陷,可发生于除脐带外任何部位)
先天性膈疝
坏死性小肠结肠炎
慢性腹泻
炎症性肠病
乳糜胸
假性梗阻
巨膀胱-小结肠症
腹部创伤累及内脏器官
肿瘤治疗不良反应
放射性结肠炎
恶心及呕吐
口炎、舌炎、食管炎
神经性厌食
囊性纤维化
慢性肾脏衰竭
肝脏衰竭
代谢缺陷

[a] 可能存在其他肠外营养适应证

不良,应当促进"追赶生长",并使血生化指标恢复到正常水平。五分之一的住院患儿有急性或慢性营养不良[19]。营养不良是社交技能及智力发育受损的危险因素[20]。

儿童营养状态的决定因素包括饮食史、体重、身高、血蛋白指标(如白蛋白、前白蛋白)。其他用于成人的指标,如24小时肌酐清除、24小时氮清除、氮平衡,因为儿童难以完成24小时尿样采集,且婴儿尿液中非尿素氮比例不定,故上述指标仅适用于大龄儿童。

亦可进行体格测量,评估 T.C. 营养状况。通过测量身高、体重、头围等,可以评估婴儿或儿童的营养状况。上述指标标准依据美国儿童而定,并编绘为生长曲线(growth curves)(http://www.cdc.gov/growthcharts)[3]。每一个患儿的身高、体重、头围值可与该特定年龄段的正常值进行比较。早产儿年龄增大后,可参照早产儿专用标准生长曲线。进行测定后与标准比较:年龄别体重、年龄别身高和身高别体重[3]。患儿体重低于同身高参照人群值的第5位百分位为急性营养不良。类似地,身高及体重低于同年龄参照人群值的第5百分位者为慢性营养不良。应当考虑到患儿父母的身高及体重,因为遗传是儿童最终身高重要的决定因素。另外,修订版生长曲线包含年龄别体质指数(body mass index,BMI),适用于两岁以上儿童。BMI 有助于识别肥胖及 2 型糖尿病风险,上述两个疾病近期已成为儿童中需关注的问题[3]。

多项生化指标检查有助于进行营养状态的评估。其中应用最广泛的是血清白蛋白水平。低血清白蛋白是反映蛋白质-热量营养不良的特异性指标,但其半衰期较长达20日[19],无法敏感地反映营养不良的发生与缓解。

前白蛋白也可作为反映营养状态的生化指标[19]。因其半衰期短,用于检测急性营养状态改变的敏感性更高,在摄入外源白蛋白时亦可进行测定[19]。

> **案例 103-6,问题 2:** 初步静脉补液,并禁食 48 小时后,T.C. 排便量大幅降低。这是否是婴儿慢性腹泻的特点?初期肠内营养应当如何进行?

停止肠内营养摄入,粪便量立刻降低,是慢性腹泻的典型表现。但是,肠道功能及适应性评估显示,肠内营养在下述方面优于静脉营养:促进组织学恢复、D-木糖吸收、蛋白质吸收和双糖酶活性[21]。事实上,在开始肠内营养之前,组织学及吸收功能不会改善[18]。因此,T.C. 应尽可能接受部分肠内营养。

初期肠内营养应使用无乳糖配方奶,如要素配方奶或豆奶配方奶。尽管任何豆奶配方奶都可使用,但 Isomil DF 中仍添加了纤维素,适用于婴儿腹泻。婴儿慢性腹泻可伴有小肠黏膜损伤、双糖酶活性下降[4]。碳水化合物的吸收取决于双糖、多糖消化为单糖的数量,上述过程由双糖酶介导在肠腔内进行。口服补充葡萄糖可以解决碳水化合物消化与吸收障碍。但由于葡萄糖具有渗透作用,可能加重腹泻,故不应给予大量葡萄糖口服。另外,葡萄糖吸收不完全可导致结肠细菌发酵,其终产物可能刺激结肠导致腹泻。

不同于碳水化合物,蛋白质极少导致腹泻。但慢性腹泻患儿（如 T.C.）伴有肠道黏膜损伤，吸收表面积减少，导致蛋白质吸收不良。可通过给予含二肽、三肽的蛋白质配方奶，以减轻蛋白质吸收不良，相比游离氨基酸，上述配方奶吸收效率更高。

将高渗配方奶稀释至半渗，可增加耐受性。若无碳水化合物吸收不良，且粪便量不大时，可逐渐将配方奶浓度升至等渗。可进行持续肠内营养以提高耐受性。若肠内营养后腹泻复发，则由静脉等量补充粪便中丢失的电解质。

案例 103-6，问题 3：怎样评估 T.C. 对于配方奶的耐受性以及肠道功能的恢复情况？

可进行粪便检查以评估吸收不良或配方奶不耐受，具体可测定粪便中还原糖及粪便 pH。乳糖为还原糖，粪便乳糖阳性表明碳水化合物吸收不良。吸收不良的碳水化合物经细菌发酵后，导致粪便 pH 下降，提示吸收不良。可口服 D-木糖 4~5 小时后采血测定吸收量，以进一步评估碳水化合物吸收能力。该检测能够早期判断预后，筛查出需长期治疗的患儿[21]。3 日内粪便脂肪含量超过摄入脂肪 5%，提示存在脂肪吸收不良。上述检测均可在门诊进行，以指导重新喂养过程。

腹泻缓解后，需建立标准婴儿配方奶喂养，包括肠内要素或豆奶配方奶。无论何时开始，应当逐步调整。用少量普通配方奶替代等量要素配方奶或豆奶配方奶，每日增加替代量，直至要素或豆奶配方奶完全停用。若已明确某种营养素不耐受，则应选用不含该成分的配方奶。例如，牛奶蛋白不耐受者可能需要豆奶配方奶或要素配方奶。

儿童肠外营养

肠外营养方案基本需求量如表 103-1 所示。应当根据患儿具体需求，结合指南个性化制定营养方案。合适的营养方案应当能够为特定患儿提供足量的营养，促进正常生长，且无毒副作用。尤其是进行性、异常营养丢失的患儿，需要更高剂量的营养素。营养处方个性化怎么强调都不为过。表 103-1 中所示的大部分营养需求，也可用于肠内营养途径。某些情况下，消化道黏膜不能完全吸收某种营养素，尤其是主要矿物质（钙、镁、铁）及微量元素，故需求量会相对较高。

适应证

任何婴儿或儿童，若无法摄入足够营养以维持正常生长，则需进行肠外营养。特定适应证如表 103-6 所示。

极低出生体重儿

极度早产或极低出生体重儿需要特殊的营养支持，原因有二：第一，妊娠晚期，胎儿生长迅速，并累积蛋白质、糖原、脂肪、矿物质[22]。若在妊娠晚期极早阶段出生，上述营养物质储备不足，故极早产儿必须比成熟儿更早接受营养支持。第二，极早产儿吸吮与吞咽反射协调性差、消化道动力差、吸收不完全。因此，需由经口胃管或鼻胃管进行肠内

营养，可能也需要进行肠外营养补充。肠外营养尤其是氨基酸补充，应在出生后尽早进行，以模拟宫内生长，并预防出生后几日出现分解代谢为主的状态。胎儿氨基酸持续供应，但早产后立即停止[23]。体重低于 1kg 婴儿，可在出生 24 小时以内，给予含氨基酸及葡萄糖的标准溶液。但由于发生高氨血症、尿毒症、代谢性酸中毒风险增高，一定程度上限制了出生后早期补充氨基酸的治疗。但是，也有若干研究显示早期补充氨基酸较为安全，能够保证正氮平衡，改善临床结局[24,25]。

呼吸窘迫

呼吸窘迫时由于呼吸频率高，呼吸与吞咽无法协调，无法经口摄入充足营养。低氧血症患儿或高危患儿，疾病急性期过度肠内喂养会增加肠道缺血可能性。上述情况通常于 3~5 日内缓解，但起病初期难以进行预计。营养喂养（1~5ml/h）通常用于维持消化道完整性。此类患儿营养支持初期，通过静脉补液提供葡萄糖作为热量来源。婴儿由此可维持内源性能量储备，这对于体内仅存有 3~4 日能量供给的极低体重儿十分重要[22]。若至少 3~5 日内无法开始肠内喂养，或治疗数日后，仍不能确定何时能开始肠内喂养，则应当尽早开始肠外营养。尽管可进行短期肠外营养（≤5 日），但由于从起始至逐渐增量至足量的过程中，营养供给的总量太低，故极短期的肠外营养治疗并不合适。外周静脉肠外营养治疗使用脂肪乳剂作为热量的主要来源，最多可供能约 290J/kg，且通过提供适当种类和数量的蛋白质，可达到体重适度增长，体内氮平衡的目标。

消化道畸形

消化道畸形患儿常因为不能及时进行肠内喂养，需要进行肠外营养。例如，消化道闭锁或狭窄可能导致管腔部分或完全梗阻。因此，根据梗阻部位的不同，液体或营养素通过可能减缓或受阻，导致呕吐发生。类似地，坏死性小肠结肠炎患儿肠道部分缺血坏死，肠内喂养极易造成肠穿孔[26]。此类患儿在全消化道功能完全恢复前，需要肠外营养治疗。

慢性肾衰竭及肝脏疾病

慢性肝肾疾病患儿需要调整饮食，以应对含氮废物排出能力受损及蛋白质代谢受损。通过减少蛋白摄入量并谨慎补充热量，能够最大程度降低肾衰竭患儿体内多余尿素，保证其正常生长。

案例 103-6，问题 4：出院后约 48 小时，T.C. 因腹胀、血便再次急诊就诊，诊断为胃肠炎后综合征。但 T.C. 无法接受肠道营养，需使用肠外营养治疗营养衰竭。请解释应当如何为 T.C. 制定肠外营养方案？其病情将对营养需求产生什么影响？

开始实施肠外营养时，应当分别处理营养液中的蛋白质（氨基酸）、葡萄糖（右旋葡萄糖）、脂肪（脂质或脂肪乳

剂)、液体、电解质、矿物质及维生素组分。另外,应当考虑肠外营养的输注途径,若通过外周静脉,必须限制葡萄糖、钾、钙的输注量。一般外周静脉可输入最大剂量为:12.5% 葡萄糖、40mmol/L 钾和 5mmol/L 钙。若放置中心静脉管,可提高上述营养素输注量。纠正任何现存紊乱情况后,可按每日维持量足量给予液体、电解质、矿物质、维生素。对肝肾功能正常的足月儿及儿童,在治疗初期,蛋白质每日供给应当足量,葡萄糖以及脂肪则从少量逐日增加至所需量。

T. C. 从初期治疗起即应每日接受足量蛋白质,为 2～3g/(kg·d)。若患儿蛋白质摄入量高于 4g/(kg·d),则可能发生氮质血症与酸中毒,但是推荐剂量下,上述并发症极少发生。静脉葡萄糖起始剂量为 5～8mg/(kg·min),即 7.2～11.5g/(kg·d)。除极低体重儿外,无论任何年龄与体型患儿,以正常维持输液速度输入 10% 葡萄糖作为初始治疗,均可耐受。由于 T. C. 受外周静脉置管限制,葡萄糖浓度应保持在 10%,按此浓度可供给 7.3mg/(kg·min)。若后续有必要使用中心静脉管,则葡萄糖浓度可以每日 5% 的速度增加至热量需求量。增量过程必须检测血糖与尿糖。若血糖达到或超过 8.3mmol/L,或尿糖超过"微量",应将肠外营养输注速度至少降低 25%,并增加补液补充所需的液体与电解质。或者可降低葡萄糖浓度,或同时输注胰岛素,以将血糖水平控制在 6.67～7.78mmol/L。

脂肪乳剂起始剂量为 1g/(kg·d),每日加量 0.5～1g/(kg·d),直至最高剂量 3g/(kg·d)。因脂肪在 24 小时内持续输注耐受性更好,故应以恒定速率输入每日脂肪量[27]。当增加脂肪剂量时,需隔日监测血甘油三酯水平。若空腹甘油三酯水平≤1.69mmol/L,则应当增加脂肪剂量。若患儿热量不足,则血甘油三酯水平可能因内源性脂肪动员而上升。若甘油三酯水平超过 1.69mmol/L,必须目测观察血样。血样清澈而甘油三酯水平轻度升高,提示可能存在内源性脂肪动员供能。相反,血样混浊或为脂血症样,提示患儿无法利用静脉输注的脂肪。在这种情况下,直至甘油三酯水平下降后,方可进一步增加脂肪剂量。

特殊情况及并发症

案例 103-7

问题 1: J. H.,孕 31 周早产男婴,4 日龄,出生体重为 1 950g,现体重为 2 000g。出生后第 1 日,他以经口胃管输注早产奶粉,输注量逐渐增加,并使用静脉补液。出生后第 4 日,J. H. 出现腹胀、血便。腹部半片提示肠壁间气肿,即肠壁之间有气体蓄积。遂予禁食,停止一切肠道喂养。上述结果表明什么? J. H. 营养治疗应当如何进行?

腹胀、血便、肠壁间积气通常是坏死性小肠结肠炎的特征[28]。该病具体病因尚不明确,更常见于早产儿。可见案例集群报道,肠道喂养开始前少见,故可能与肠内喂养增加过快有关[29]。由于 J. H. 需要接受抗生素治疗 10～14 日,并予禁食,有必要使用肠外营养。以该方案进行营养支持

需进行中心静脉置管。

长期营养支持的目标

案例 103-7,问题 2: 第 2 日,J. H. 因肠穿孔,切除了 2/3 远端空肠、1/3 回肠,并进行了空肠造瘘术。回盲瓣及结肠全部保留。同时在手术中放置中心静脉管。J. H. 进行肠外营养的目标是什么?

J. H. 将禁食较长时间。因此,其进行肠外营养的目标必须为促进正常生长、促进受损肠道及手术伤口愈合。因为 J. H. 是早产儿,很难预估他对于肠外营养的耐受性。极低体重儿能够耐受正常剂量的儿童氨基酸;但是,部分医生使用更低初始剂量[1.0g/(kg·d)],以 0.5g(kg·d)速度增量,直至达到目标剂量为 2～3g/(kg·d)。脂肪起始剂量为 0.5～1g/(kg·d),每日加量 0.5g/(kg·d),直至最高剂量 3g(kg·d)。葡萄糖起始剂量为 5～10g/(kg·d),每日加量 2～3g/(kg·d),至达到热卡目标剂量。电解质与矿物质的剂量应按照表 103-1 中指南确定后立即添加。

脂肪乳剂:并发症

案例 103-7,问题 3: 为 J. H. 制定脂肪补充方案时必须考虑哪些因素?

尽管 J. H. 仅通过输入葡萄糖及晶体氨基酸,即可获得足量热量,但其仍需脂肪以满足生理需要,并预防必需脂肪酸缺乏症(essential fatty acid deficiency,EFAD),此并发症常见于脂肪储备较少的极低体重儿。J. H. 总热卡需求的 5% 以上需由脂肪乳提供,以降低 EFAD 发生风险。理想状态下,其营养方案中约 40% 的热量来自脂肪,此与母乳相类似。

输注脂肪乳可导致氧气运输障碍及肺通气与灌注不匹配。此并发症常见于脂肪输注剂量≥4g/kg,且输注时间较短时(4 小时)。目前临床实际应用时,通过脂肪乳剂量由 0.5～1g/(kg·d)逐渐增至最高剂量 4g/(kg·d),可以降低肺部并发症风险,同时促进清除。

尚不明确静脉输注脂肪是否对脓毒症患儿有害。静脉输注脂肪乳可导致淋巴细胞与中性粒细胞死亡[30]。另一方面,静脉脂肪乳中亚油酸为花生四烯酸、前列腺素、血栓素、白介素及免疫调节细胞的前体。理论上而言,输注脂肪乳能够减轻菌血症。由于 J. H. 存在坏死性小肠结肠炎、肠穿孔、手术史,故易于发生脓毒症。因此,他应当在 24 小时内以恰当速率静脉输注脂肪。由于感染影响脂肪清除,应谨慎监测 J. H. 血甘油三酯水平。

游离脂肪酸可将胆红素从白蛋白结合位点置换出,故患儿存在发生核黄疸的风险[31]。因此在输注脂肪乳前,应当先行测定总胆红素与直接胆红素水平。若间接胆红素(总胆红素－直接胆红素)≤171μmol/L,且蛋白水平正常者,发生核黄疸风险低。间接胆红素通常在出生 1 周内达到最高值。在高间接胆红素血症危险期后,可按表 103-1 中推荐增加脂肪剂量。若以 1g/kg 快速输注脂肪乳,胆红

素可能从白蛋白结合位点置换出；但在 24 小时内输注同样剂量，上述风险小[31]。鉴于常规监测显示间接胆红素水平较低，且计划脂肪输注速率较慢，J. H. 应无发生核黄疸的风险。

脂肪由蛋卵磷脂乳化，因此对蛋过敏的患儿不应使用脂肪乳剂（如出现发热、寒战、荨麻疹、呼吸困难、支气管痉挛、胸痛）。

葡萄糖不耐受

案例 103-7，问题 4：由于 J. H. 为早产儿，肠外营养初始剂量为 5% 葡萄糖，氨基酸 2.5g/（kg·d），脂肪乳 0.5g/（kg·d）。根据维持液需求量为 120ml/kg，肠外营养容量应为 240ml（见表 103-1）。第 2 日，J. H. 输入 10% 葡萄糖，氨基酸 2.5g/（kg·d），脂肪 1g/（kg·d）。第 3 日，葡萄糖剂量增加至 15%，氨基酸剂量仍为 2.5g/（kg·d），脂肪乳剂量增至 1.5g/（kg·d）。第 4 日，葡萄糖剂量增加至 20%，氨基酸剂量仍为 2.5g/（kg·d），脂肪乳剂量增至 2g/（kg·d）。持续输入 8 小时后，尿液检查显示葡萄糖为 1%（正常值为无葡萄糖），血糖水平为 11.67mmol/L（正常值为 6.67mmol/L）。解释此现象及可能导致的问题。应当如何处理高血糖？

葡萄糖最高氧化速率［mg/（kg·min）］与年龄成反比，新生儿及幼儿时为 15~18mg/（kg·min），成人时则下降至 4~5mg/（kg·min）。足月新生儿及婴儿初始维持液（100ml/（kg·d））、葡萄糖 10g/（kg·d），等价于 10% 右旋葡萄糖，以每 24 小时 5g/kg（等价于 5% 右旋葡萄糖），增加剂量至约 25g/（kg·d）（等价于 25% 右旋葡萄糖）。早产儿处于新生儿期时，葡萄糖起始剂量更低，每日增量更小，通常为 2~3g/（kg·d）。葡萄糖耐受性变异程度高，对患儿应进行个体化治疗。

J. H. 治疗方案：20% 葡萄糖，10ml/h 速度输注，即为 16.7mg/（kg·min）。由于输入速度超出其承受能力，所以发生了高血糖及糖尿。患儿起初血糖水平正常，接受营养治疗后出现葡萄糖不耐受，应当进行评估是否存在其他原因，如感染、接受外源性糖皮质激素。高血糖及糖尿可导致血清高渗、渗透性利尿及脱水。无论何种病因，均需降低葡萄糖输注速度以治疗高血糖。若高血糖持续存在，则应继续降低肠外营养输注速度；若高血糖缓解，则可增加速度。

制定后续肠外营养治疗医嘱时，应少量增加葡萄糖剂量以增至每日所需热卡量。应继续频繁监测血糖与尿糖水平。肠外营养治疗患儿若出现严重葡萄糖不耐受，可通过胰岛素控制血糖。尽管胰岛素与肠外营养补液可相容，但胰岛素可被吸附于玻璃、聚氯乙烯、滤过器，导致胰岛素实际输入量减小[32]。患儿常需调整胰岛素剂量，从而无法将胰岛素加入肠外营养补液中。单独持续输入普通胰岛素［起始剂量：0.05~0.1U/（kg·h）］，以控制血糖，可避免浪费肠外营养补液[33]。若停用肠外营养，必须停止胰岛素使用，以免发生低血糖。

支气管肺发育不良及机械通气

案例 103-7，问题 5：J. H. 由于肺发育不成熟而依赖于呼吸机。其肺部疾病对于营养治疗产生什么影响？

出生 28 日以后，J. H. 仍依赖呼吸机，证实其患有支气管肺发育不良（bronchopulmonary dysplasia，BPD），一种婴儿期慢性肺部疾病。通常 BPD 特点为静息能量消耗与呼吸功增加，并伴有生长停滞[34][35]。因此 J. H. 热量需求高于预期。另外，J. H. 使用呼吸机可能影响热卡量补充。极高碳水化合物负荷与二氧化碳产生增加相关[36]。反过来，可致 J. H. 较难脱离呼吸机。如前所述，过快输入脂肪乳剂对于肺功能可造成不利影响。但是，J. H. 营养治疗方案中不能停用脂肪乳剂，而是应当降低输注速度，监测确保肺功能正常情况下，逐步增加剂量。

儿童用氨基酸制剂

案例 103-7，问题 6：为何 J. H. 适合使用儿童特殊氨基酸制剂而非标准成人制剂？

1 岁及以上患儿可较好耐受成人用氨基酸制剂（如 Aminosyn 与 Travasol）。婴儿可使用两款特制的儿童用氨基酸制剂（pediatric amino acid formulations，PAAF），TrophAmine 及 Aminosyn PF。由于婴儿摄入成人氨基酸制剂后出现血氨基酸水平异常，故研发了 PAAF 制剂。使用该制剂患儿的血浆氨基酸水平与母乳喂养者餐后两小时水平相似。理论上而言，处于生长期儿，正常水平的血浆氨基酸可促进蛋白质合成。

PAAF 与传统氨基酸制剂有诸多不同之处。第一，PAAF 中支链氨基酸含量较高（亮氨酸、异亮氨酸、缬氨酸），而甘氨酸、蛋氨酸、苯丙氨酸含量则较低。第二，PAAF 中必须氨基酸含量较高，非必需氨基酸种类更多。第三，PAAF 含有 3 种新生儿必需氨基酸：牛磺酸、酪氨酸（N-乙酰-L-酪氨酸）、半胱氨酸（添加 L-半胱氨酸 HCL）。成人制剂中上述氨基酸含量较低。新生儿肝功能尚不成熟，导致肝胱硫醚酶与苯丙氨酸羟化酶含量较低。若无这些酶的作用，新生儿无法将蛋氨酸充分转化为半胱氨酸、或将苯丙氨酸转化为酪氨酸、或由胱氨酸合成牛磺酸。上述氨基酸缺乏，对于新生儿健康会产生较大不利影响。例如，牛磺酸作用十分重要：参与视网膜发育、细胞膜的保护与稳定、神经传导、细胞容量调节与胆汁酸的结合。进行长期肠外营养时，牛磺酸可降低并预防相关胆汁淤积症的发生。

多名学者研究了 TrophAmine 对于足月及早产儿的临床、营养、生化效应[37][38]。使用该制剂，婴儿血氨基酸水平接近正常值。另外，与使用成人制剂相比，使用 TrophAmine 组体重增加显著、氮利用更佳。使用 TrophAmine 或 Aminosyn PF 七日后，两组患儿体重增长与氮潴留情况相当[39]。一项研究显示，部分极低体重婴儿发生代谢性酸中毒[37]。L-半胱氨酸是一种盐酸盐类，氯含量为 5.7mmol/

100mg，可能导致酸中毒。生产商的推荐剂量为 40mgL-半胱氨酸/1g 氨基酸，该剂量对于极低体重儿可能过高，但最适剂量尚不明确。

目前，早产儿使用 PAAF 可有效促进体重增长、维持氮平衡、保持氨基酸水平正常。由于 PAAF 能够降低肠外营养液总 pH，所以可提供更高剂量钙、磷。以恰当比例补充大量钙、磷，可降低代谢性骨病发生风险。需进一步研究以确定上述益处（如，改善氮潴留、增加体重、促进骨骼生长、减少胆汁淤积），以及确定极低体重儿 L-半胱氨酸最佳使用剂量。无论如何，根据上述益处以及目前临床经验，PAAF 已作为婴儿肠外营养的标准制剂使用。

肉碱

案例 103-7，问题 7：为什么 J. H. 需要补充肉碱？

肉碱在体内发挥诸多功能，主要将长链脂肪酸（long-chain fatty acids，LCFA）转运穿过线粒体膜后，进行 β 氧化提供功能。若肉碱缺乏，参与氧化的 LCFA 量减少，导致 LCFA 蓄积，酮体与三磷酸腺苷产生减少。这对于中枢神经系统、骨骼肌、心肌均有不利影响。早产儿肉碱缺乏可导致胃肠道反流、呼吸停止、心动过缓等疾病[40]。

肉碱对于成人而言非必需营养素，可从肉类及乳制品中获得；但对于新生儿及婴儿则是必须营养素，他们体内肉碱含量较低，且自身合成能力较弱。由于肉碱主要在妊娠晚期完成蓄积，故早产儿体内含量更低。母乳及多数牛奶配方奶中含有肉碱。部分豆奶配方奶在制造过程中，添加肉碱。但肠外营养并非常规添加肉碱。因此，完全肠外营养喂养婴儿，可能发生肉碱缺乏相关并发症[40]。

因为 J. H. 具有肉碱缺乏的两大危险因素（早产、完全肠外营养），且肉碱补充副作用较小，故应当给予相应补充。肉碱可有口服及静脉制剂。J. H. 推荐使用剂量为 10～20mg/（kg·d）。在肠外营养中直接加入肉碱，有助提高血清肉碱水平，并改善营养状态。

肠外营养相关性肝病

代谢性骨病（佝偻病）

案例 103-7，问题 8：在对 J. H. 进行胸片检查以评估脓毒症情况，放射科医生注意到 J. H. 有两根肋骨骨折，且骨骼矿化不良。最近一次实验室检查显示血钙为 2.32mmol/L（正常为 2.12～2.62mmol/L）；血磷为 1.16mmol/L（正常为 1.29～2.74mmol/L）；碱性磷酸酶为 674U/L（正常为 350U/L）。应做何诊断？为何 J. H. 接受营养治疗后患上了此病？

妊娠晚期，骨骼加速生长，并在 36 周时达到顶峰。早产儿因此需要更高剂量的钙、磷补充。但由于静脉通路限制，无法从外周输注较高浓度钙剂，可使患儿终末器官发生维生素 D 抵抗。因此，对于早产儿如 J. H.，发生代谢性骨病已属意料之中。

铝是一些静脉盐制剂（尤其钙盐）中的污染物，可使骨骼矿化受损[41]。低血磷、高碱性磷酸酶、骨骼未矿化及日常活动中出现骨折，均支持佝偻病诊断。

肠外营养所提供的钙、磷量大大低于婴儿在子宫内的蓄积量[42]。溶液 pH、温度、钙盐、钙与磷最终浓度，可能影响其在肠外营养溶液中的溶解度。酸性肠外营养液促进钙盐与磷盐的溶解。市售氨基酸制剂的 pH，PAAF 为 5.4；成人用制剂为 7。加入 pH 为 1.5 的 L-半胱氨酸，可提高溶液酸性。由于葡萄糖也属酸性，其含量越高，溶液酸性越强。值得注意的是，储藏温度越低，钙、磷溶解度越高。因此，肉眼无法观察到冷藏肠外营养溶液沉淀。一旦加热至室温、输注给发热或暖箱中患儿，钙、磷可发生沉淀。选取钙盐的种类也很重要，如氯化盐析出快、易沉淀；而葡糖酸盐与葡庚糖酸盐析出速度稍慢。

血磷浓度应每周检测数次，据此调整磷剂量以防止出现低磷血症症状。由于骨矿化的作用，血钙水平仍保持正常，故不能作为反映疾病活动性的指标。如 J. H. 确诊时，血钙水平正常。

案例 103-7，问题 9：出生后第 56 日，J. H. 出现轻微黄疸。实验室检查结果如下：

检查	年龄/d				
	22	29	36	43	50
天冬氨酸转氨酶（aminotransferase，AST）（正常值<40U/L）	14	17	15	20	25
丙氨酸转氨酶（aminotransferase，ALT）（正常值<28U/L）	6	7	10	10	11
碱性磷酸酶（正常值<350IU/L）	103	158	345	506	695
胆红素					
间接胆红素（正常值<1mg/dl）	0.9	0.9	0.8	0.8	0.9
直接胆红素（正常值<0.2mg/dl）	0.1	0.1	0.8	1.6	3

上述结果是否与肠外营养治疗有关？

肠外营养相关性肝病(parenteral nutrition-associated liver disease,PNALD)是长期肠外营养所致的严重肝脏损害,可以引起永久性肝损甚至是肝衰竭。过去几十年间,接受肠外营养治疗患儿中有一半报道存在肝脏损害[43],在极低出生体重儿中,如 J. H.,患病率更高达 50%。尽管至今这仍存在是个问题,基于目前对婴儿长期肠外营养治疗方法有了更好的理解,肝损发病率有所下降。J. H. 实验室检查的异常结果即为该并发症的典型表现。首发改变为直接胆红素升高(结合胆红素),最早可在开始肠外营养后两周出现。直接胆红素升高两周后或更长时间,可出现肝酶(AST、ALT)升高。碱性磷酸酶亦可升高,但非肝脏损害的特异性指标。碱性磷酸酶可由肝脏、消化道、骨骼产生。虽然目前 J. H. 实验室检查结果与 PNALD 表现相符,但是肠外营养制剂的多种组份也与胆汁淤积有关,所以可能存在其他病因[43]。胆汁淤积是一个排他性诊断,需排除其他病因,如病毒性肝炎。

J. H. 具有多项发生胆汁淤积的危险因素,其中长期胃肠道禁食最为重要[43]。胃肠道内进食后,分泌消化道激素,刺激胆汁分泌与胆囊收缩[43]。若无上述激素,可能导致胆汁淤积[43]。此外,J. H. 因早产而肝脏功能不成熟,与长期应用肠外营养均为危险因素。随着肠外营养应用时间延长,早产儿肝脏疾病发病率随之上升,静脉营养超过 30 日患儿中,25% 以上出现胆汁淤积表现[43]。外科患儿高胆红素血症发生率高于内科患儿,尤其是接受消化道手术者[43]。许多手术可能增高黄疸风险[43]。最后,J. H. 的感染同样增加了胆汁淤积发生风险[43]。

婴儿使用成人氨基酸制剂会增加胆汁淤积风险。一项研究表明,极低出生体重儿使用 TrophAmine 可降低胆汁淤积发病率至 23%,历史对照组为 30%~50%[44]。另一项研究比较了上述两种 PAAF,Aminosyn PF 组胆汁淤积发病率为 33%,TrophAmine 组为 13%[45]。J. H. 并不具有另一胆汁淤积危险因素——输注大量蛋白质或葡萄糖。因为氨基酸由肝脏细胞运输,故提供恰当种类及剂量的氨基酸,可将胆汁淤积发生风险降至最低。一项研究显示,相比低蛋白方案[2.3g/(kg·d)],高蛋白方案[3.6g/(kg·d)]与重症胆汁淤积早发、严重程度有关[46]。类似地,葡萄糖超负荷亦是肝脂肪变性的已知病因。因此,J. H. 需避免过度肠外营养治疗。

除肝脏损伤外,接受肠外营养治疗的婴儿及儿童中亦有发生胆囊结石的报道[43]。J. H. 在坏死性小肠结肠炎急性期接受了回肠切除术,使得其发生肝胆道并发症的风险增高。

案例 103-7,问题 10：针对目前出现胆汁淤积的情况,对于 J. H. 的营养方案应该如何调整?

第一,需考虑进行胃肠道喂养。即使低量营养喂养也有助于缓解症状,可在胆汁淤积患儿中尝试。第二,应当评估肠外营养中蛋白质与葡萄糖的剂量。胆汁淤积时,蛋白质、碳水化合物、脂肪需按恰当比例混合以提供热量。

尽管尚无临床试验评价患儿周期性停用肠外营养的效果,但仍应考虑实施。周期性肠外营养,即逐渐降低输注速度至停止肠外营养一段时间后,再重新开始并逐渐增加至目标速率,此法可缩短肝脏受肠外营养影响的总时间。对于极低出生体重儿,即使十分缓慢地降低输注速度,仍可出现低血糖,所以应当慎重进行。无论如何,均可尝试短时暂停肠外营养(如两小时)。

营养制剂中所提供的微量元素应予以检查。铜与锰均经肠肝循环,蓄积于肝脏导致疾病。锰具有肝脏毒性,应从 J. H. 的肠外营养制剂中去除。研究尚未表明是否需要去除铜、锰。若不恰当地去除铜,可能导致贫血、骨量减少、中性粒细胞减少。因此,应降低铜剂量,且监测血铜、血锰水平,以指导治疗。

近期研究表明,对于 PNALD 患儿,使用鱼油中提取的 ω-3 长链脂肪酸可逆转肝脏损伤,而豆油脂肪乳则无相应作用。鱼油富含二十碳五烯酸及二十二碳六烯酸,不影响胆汁流动,并能减少肝脏中脂肪蓄积。Omegaven,一种由鱼油组成的静脉输注脂肪乳液,目前仅用于同情给药治疗,尚未获得 FDA 批准[47]。利用鱼油口服制剂作为婴儿营养补充剂以逆转 PNALD 的相关研究正在进行中[48]。

药物治疗 PNALD 的作用有限。苯巴比妥(phenobarbital)无减轻或逆转 PNALD 的作用[49]。熊去氧胆酸(ursodiol)10~20mg/(kg·d)可成功治疗其他胆汁淤积性肝病,初步结果表明该药也可改善儿童 PNALD[50]。熊去氧胆酸是一种天然产生、无毒性的胆汁酸,可能作用机制为:置换及取代胆汁淤积中产生的内源性有毒胆汁酸盐。

抗生素甲硝唑(metronidazole)用于预防成人 PNALD 极具前景。甲硝唑可抑制肠道淤滞时消化道细菌过度生长。细菌可导致肝胆毒性胆汁酸(如石胆酸)产生增多。甲硝唑 25mg/(kg·d)已证实有效[51]。

案例 103-7,问题 11：若停止肠外营养,并在两周内开始肠道喂养,预计 J. H. 肝脏损伤的转归。若无法进行肠道喂养,会发生什么改变?

是否能够成功停止肠外营养较难预计。一般而言,小肠保留越长,成功率越高。另外,儿童短肠综合征相关研究显示,血清瓜氨酸水平可预计患儿停止肠外营养的成功概率。瓜氨酸是由小肠细胞产生的游离氨基酸。因此,在停止肠外营养前,需要测定 J. H. 血瓜氨酸水平[52]。

若发生胆汁淤积后,能够即刻停止肠外营养,则 J. H. 肝功能有较大希望能够恢复正常。肠外营养停止后两周内,黄疸消退,之后血生化指标恢复正常[43]。活检表明组织病理学改变恢复较慢。活检结果表明,临床及血清学指标恢复正常 40 周以后,仍存在胆汁淤积的病理学证据[43]。

若不能成功进行肠道喂养,则 J. H. 肝功能预后不佳。研究表明,接受肠外营养长达 90 日以上的婴儿,活检提示存在不可逆的肝脏损害[43]。因此,一旦 J. H. 可耐受营养方式转变,应当立即从肠外营养转为肠道喂养,益处显而易见。

(叶孜清 译,黄瑛、李智平 校,徐虹 审)

参考文献

1. Holliday MA, Segar WE. The maintenance need for water in parenteral fluid therapy. *Pediatrics*. 1957;19(5):823.

2. Greene HL et al. Guidelines for the use of vitamins, trace elements, calcium, magnesium, and phosphorus in infants and children receiving total parenteral nutrition: report of the Subcommittee on Pediatric Parenteral Nutrient Requirements from the Committee on Clinical Practice Issues of the American Society for Clinical Nutrition [published corrections appear in Am J Clin Nutr. 1989;49(6):1332; Am J Clin Nutr. 1989;50(3):560]. *Am J Clin Nutr*. 1988;48(5):1324.

3. US Centers for Disease Control and Prevention. 2000 CDC growth charts: United States. http://www.cdc.gov/nchs/data/series/sr_11/sr11_246.pdf. Accessed October 1, 2010.

4. King C et al. Centers for Disease Control and Prevention. Managing acute gastroenteritis among children oral rehydration, maintenance, and nutritional therapy. *MMWR Recomm Rep*. 2003;52(RR-16):1.

5. Gidding SS et al. American Heart Association. Dietary recommendations for children and adolescents: a guide for practitioners. *Pediatrics*. 2006;117(2):544.

6. Drozdowski LA et al. Ontogeny, growth and development of the small intestine: understanding pediatric gastroenterology. *World J Gastroenterol*. 2010;16(7):787.

7. Gartner LM et al. American Academy of Pediatrics Section on Breastfeeding. Breastfeeding and the use of human milk. *Pediatrics*. 2005;115(2):496.

8. Wessel JJ. Human milk. In: Corkins MR, ed. *The A.S.P.E.N. Pediatric Nutrition Support Core Curriculum*. Silver Spring, MD: American Society for Parenteral and Enteral Nutrition; 2010:120.

9. Helms RA et al. Protein digestion, absorption, and metabolism. In: Corkins MR, ed. *The A.S.P.E.N. Pediatric Nutrition Support Core Curriculum*. Silver Spring, MD: American Society for Parenteral and Enteral Nutrition; 2010:31.

10. Oski FA. Iron deficiency—facts and fallacies. *Pediatr Clin North Am*. 1985;32(2):493.

11. Wagner C, Greer FR; American Academy of Pediatrics Section on Breastfeeding; American Academy of Pediatrics Committee on Nutrition. Prevention of rickets and vitamin D deficiency in infants, children, and adolescents. *Pediatrics*. 2008;122(5):1142.

12. American Academy of Pediatrics Subcommittee on Hyperbilirubinemia. Management of hyperbilirubinemia in the newborn infant 35 or more weeks of gestation. *Pediatrics*. 2004;114(1):297.

13. Bhatia J, Greer F. American Academy of Pediatrics Committee on Nutrition. Use of soy protein-based formulas in infant feeding. *Pediatrics*. 2008;121(5):1062.

14. Greer F et al. American Academy of Pediatrics Committee on Nutrition; American Academy of Pediatrics Section on Allergy and Immunology. Effects of early nutritional interventions on the development of atopic disease in infants and children: the role of maternal dietary restriction, breastfeeding, timing of introduction of complementary foods, and hydrolyzed formulas. *Pediatrics*. 2008;121(1):183.

15. Centers for Disease Control and Prevention (CDC). Enterobacter sakazakii infections associated with the use of powdered infant formula—Tennessee 2001. *MMWR Morb Mortal Wkly Rep*. 2002;51(14):298.

16. Fomon SJ et al. Cow milk feeding in infancy: gastrointestinal blood loss and iron nutritional status. *J Pediatr*. 1981;98(4):540.

17. Low LC. Inborn errors of metabolism: clinical approach and management. *Hong Kong Med J*. 1996;2(3):274.

18. McClure RJ. Trophic feeding of the preterm infant. *Acta Paediatr Suppl*. 2001;90(436):19.

19. Mehta NM, Duggan CP. Nutritional deficiencies during critical illness. *Pediatr Clin North Am*. 2009;56(5):1143.

20. Yehuda S et al. Nutritional deficiencies in learning and cognition. *J Pediatr Gastroenterol Nutr*. 2006;43(Suppl 3):S22.

21. Hill R et al. An evaluation of D-xylose absorption measurements in children suspected of having small intestinal disease. *J Pediatr*. 1981;99(2):245.

22. Heird WC et al. Intravenous alimentation in pediatric patients. *J Pediatr*. 1972;80(3):351.

23. Thureen PJ et al. Protein balance in the first week of life in ventilated neonates receiving parenteral nutrition. *Am J Clin Nutr*. 1998;68(5):1128.

24. Hay WW Jr et al. Workshop summary: nutrition of the extremely low birth weight infant. *Pediatrics*. 1999;104(6):1360.

25. te Braake FW et al. Amino acid administration to premature infants directly after birth. *J Pediatr*. 2005;147(4):457.

26. Patole S. Strategies for prevention of feed intolerance in preterm neonates: a systematic review. *J Matern Fetal Neonatal Med*. 2005;18(1):67.

27. Kao LC et al. Triglycerides, free fatty acids, free fatty acids/albumin molar ratio and cholesterol levels in serum of neonates receiving long-term lipid infusions: controlled trial of continuous and intermittent regimens. *J Pediatr*. 1984;104(3):429.

28. Bell MJ et al. Neonatal necrotizing enterocolitis. Therapeutic decisions based upon clinical staging. *Ann Surg*. 1978;187(1):1.

29. Pietz J et al. Prevention of necrotizing enterocolitis in preterm infants: a 20-year experience. *Pediatrics*. 2007;119(1):e164.

30. Cury-Boaventura MF et al. Toxicity of soybean oil emulsion on human lymphocytes and neutrophils. *JPEN J Parenter Enteral Nutr*. 2006;30(2):115.

31. Andrew G et al. Lipid metabolism in the neonate: II. The effect of Intralipid in bilirubin binding in vitro and in vivo. *J Pediatr*. 1976;88(2):279.

32. Weber SS et al. Availability of insulin from parenteral nutrient solutions. *Am J Hosp Pharm*. 1977;34(4):353.

33. Sajbel TA et al. Use of separate insulin infusions with total parenteral nutrition. *JPEN J Parenter Enteral Nutr*. 1987;11(1):97.

34. Yeh TF et al. Metabolic rate and energy balance in infants with bronchopulmonary dysplasia. *J Pediatr*. 1989;114(3):448.

35. Kurzner SI et al. Growth failure in infants with bronchopulmonary dysplasia: nutrition and elevated resting metabolic expenditure. *Pediatrics*. 1988;81(3):379.

36. Covelli HD et al. Respiratory failure precipitated by high carbohydrate loads. *Ann Intern Med*. 1981;95(5):579.

37. Heird WC. Pediatric parenteral amino acid mixture in low birth weight infants. *Pediatrics*. 1988;81(1):41.

38. Helms RA et al. Comparison of a pediatric versus standard amino acid formulation in preterm neonates requiring parenteral nutrition. *J Pediatr*. 1987;110(3):466.

39. Adamkin D et al. Comparison of two neonatal intravenous amino acid formulations in preterm infants: a multicenter study. *J Perinatol*. 1991;11(4):375.

40. Crill CM et al. Carnitine: a conditionally essential nutrient in the neonatal population? *J Pediatr Pharm Pract*. 1999;4(3):127.

41. Poole RL et al. Aluminum content of parenteral nutrition in neonates measured versus calculated levels. *J Ped Gastroenterol Nutr*. 2010;50(2):208.

42. Ziegler EE et al. Body composition of the reference fetus. *Growth*. 1976;40(4):329.

43. Kelly DA. Intestinal failure-associated liver disease: what do we know today? *Gastroenterology*. 2006;130(2, Suppl 1):S70.

44. Mauer EC, Penn D. Incidence of cholestasis in low birth weight (LBW) neonates on TrophAmine [abstract]. *JPEN J Parenter Enteral Nutr*. 1991;15(1, Suppl):25S.

45. Wright K et al. Increased incidence of parenteral nutrition associated cholestasis with aminosyn PF compared to trophamine. *J Perinatol*. 2003;23(6):444.

46. Vileisis RA et al. Prospective controlled study of parenteral nutrition-associated cholestatic jaundice: effect of protein intake. *J Pediatr*. 1980;96(5):893.

47. Gura KM et al. Reversal of parenteral nutrition-associated liver disease in two infants with short-bowel syndrome using parenteral fish oil: implications for future management. *Pediatrics*. 2006;118(1):e197.

48. Tillman EM, et al. Enteral fish oil for treatment of parenteral nutrition-associated liver disease in six infants with short-bowel syndrome. *Pharmacotherapy*. 2011;31(5):503–509.

49. Gleghorn EE et al. Phenobarbital does not prevent total parenteral nutrition-associated cholestasis in non-infected neonates. *JPEN J Parenter Enteral Nutr*. 1986;10(3):282.

50. San Luis VA, Btaiche IF. Ursodiol in patients with parenteral nutrition-associated cholestasis. *Ann Pharmacother*. 2007;41(11):1867.

51. Günsar C et al. The biochemical and histopathological effects of ursodeoxycholic acid and metronidazole on total parenteral nutrition-associated hepatic dysfunction: an experimental study. *Hepatogastroenterology*. 2002;49(44):497.

52. Fitzgibbons S et al. Relationship between serum citrulline levels and progression to parenteral nutrition independence in children with short bowel syndrome. *J Pediatr Surg*. 2009;44(5):928.

104

第 104 章　儿童常见疾病

Chephra McKee，Brooke Gildon，and Bethany Ibach

核心原则

		章节案例
1	给儿童服药具有一定挑战性。口服药需使用注射器或是滴管进行定量，而非家用汤匙或杯子。若儿童不配合，无论采取何种给药途径，都需使用特殊技巧。	案例 104-1（问题 1）
2	尿布疹为轻微红色皮疹，皮肤发红程度常逐渐加重，并可累及至尿布区外。推荐初期使用保护剂，若皮炎病程超过 3 日且累及尿布区外，则应当加用局部抗真菌药。	案例 104-2（问题 1 和 2）
3	儿童发热可由常见病毒感染所致，但亦可为严重细菌感染所致，或导致高热惊厥等并发症。应准确评估并进行恰当处理。	案例 104-3（问题 1 和 2）
4	6 岁以下患儿咳嗽、感冒以支持性治疗为主，可给予鼻腔生理盐水、水化、雾化吸入。非处方药治疗效果不佳，且由于家长给药疏忽所致的药物过量，常导致严重不良后果。	案例 104-4（问题 1）
5	便秘定义为排便减少或排便困难，持续至少 2 周。功能性便秘最常见，可通过行为调整或药物治疗。	案例 104-5（问题 1）
6	胃肠炎通常为自限性疾病，但可能导致婴儿及儿童出现较严重的脱水。评判脱水程度十分重要，据此决定是否需要进行口服补液，或是入院接受静脉补液。	案例 104-6（问题 1~3）
7	胃食管反流是幼儿常见病。通常无需干预，但部分病例需要进行喂养调整及可能的药物治疗，包括抑酸剂或促动力药。	案例 104-7（问题 1 和 2）
8	中耳炎是中耳感染伴渗出，症状发展迅速，且有中耳炎症证据。治疗措施包括使用抗生素和留心观察，具体根据患儿年龄及疾病严重程度进行选择。尽管青霉素不敏感肺炎链球菌高发，仍选用阿莫西林（或阿莫西林/克拉维酸）治疗。	案例 104-8（问题 1~3）
9	急性咽炎可由呼吸道病毒或细菌所致，最常见为化脓性链球菌。细菌性咽炎治疗目标为缓解症状、预防风湿性心脏病。阿莫西林用于治疗细菌性咽炎。	案例 104-9（问题 1 和 2）

　　儿童占总人口 25% 以上，每位 5 岁以下儿童平均接受过 3 次处方药。根据 Slone 调查研究显示，1998—2007 年，56% 的 12 岁以下儿童在过去 1 周内至少服用过 1 种药物[1]。其中处方药仅占 20%，因此使用自购药物（如非处方药）的现象最为普遍。最常用的非处方药物为对乙酰氨基酚、伪麻黄碱、布洛芬、右美沙芬、抗组胺剂及铁剂。最常用的处方药为阿莫西林与沙丁胺醇。近年，血脂异常、高血压、2 型糖尿病、注意缺陷多动障碍等慢性病药物使用率上升，这表明慢性疾病管理在儿科用药中的重要性逐渐上升[2,3]。鉴于儿童药物使用普遍，医务工作者对于家庭、儿童进行正确使用非处方药及处方药的教育尤其关键。

儿童用药

案例 104-1

问题 1： M. B. ，16 月龄女婴，体重 9kg，诊断为耳部感染。她需要每 12 小时口服 5ml 阿莫西林（400mg/5ml）。应当推荐何种技巧以成功进行给药？

口服药

给予幼儿或婴儿口服药往往需要两位成人:一位温和地约束患儿;另一位准确、迅速地给药。若仅有一位成人,则可如图 104-1 所示,使用毯子或大毛巾包住患儿的手和脚。

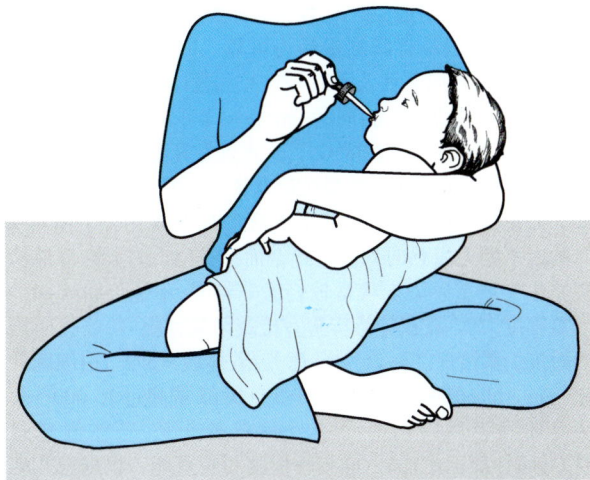

图 104-1　给予幼儿口服液体药物。①预先量好所需药物,并置于可及处。②将幼儿置于自己膝盖上,将幼儿一只手臂置于自己身后,用双腿夹住幼儿的双腿。通过非惯用手约束幼儿的另一只手臂。③将幼儿头部轻微后仰,轻压颊部以使其张口,惯用手将滴管或注射器对准牙龈后部与颊部中间处。每次注入少量药液(1~2ml),确保幼儿吞咽药物

液体制剂所附的计量工具,如注射器、滴管或量勺,可以提供所需剂量的最精确测量。使用口服给药器将 1~2ml 药液注入婴儿后咽部,是最容易给予液体药剂的方式。不应使用家用茶匙进行定量,由于茶匙大小各异,容量 3~8ml 不等。此外,还需考虑测量单位。为了减少失误并提高给药准确性,对于液体药品,建议处方和给药时将药量精确到毫升[4]。研究表明,在其他特殊给药工具中,家长使用量杯进行药物定量最为困难[5]。

某些情况下,碾碎药片或将胶囊内容物与少量(1~2茶匙)食物(如巧克力布丁、苹果酱、冰淇淋、果冻、巧克力糖浆)混合,也可用替代液体药剂。使药液口感更佳的方法包括:冷冻、加入调味剂,同时使用"奖励"(如冰棍、巧克力糖浆、服药后给予饮料),亦有帮助。尽管药物可以用少量(10~15ml)的液体(果汁、牛奶和配方奶粉)混合给予,但不得将其药量稀释入一整顿奶量中,亦不可将之后的药量一起加入以备后续给药。限制液量有助于给予足量药物,将药剂加入奶瓶后即刻给药,可将药物降解的可能性降至最低。将药物混入食物、乳制品前,应当考虑到两者的相互作用。大多数儿童 5~8 岁时可吞服药片。若患儿上学或是幼托班需要中午服药时,应再备一份药品给看护者,以防止药剂丢失。任何年龄患儿若能够配合服药,应当鼓励并表扬。可通过奖励及正性强化以取得大龄患儿的配合。

对于 M.B 使用阿莫西林,应当给予家长定量注射器,并示范如何定量 5ml。若 M.B. 不配合服药,可能需对其进行约束,每次给予 1ml 或 2ml 药物。在给 M.B. 服药后,家长应当立即给予一些可口的食物。

耳、鼻和眼滴液

婴儿与幼儿耳、眼、鼻部给药方式与成人不同。进行耳部滴药时,应将婴儿与幼儿耳廓向下、向外牵拉,将年长儿耳廓向上向后方牵拉,以拉直耳道。进行鼻、眼部滴药时,应使婴儿及幼儿头部低于身体其他部位,借重力以分散药剂。可使患儿躺于床上,肩部探出床缘。眼部滴药时,常需约束患儿。眼部滴药时(图 104-2),必须注意防止婴儿突然活动而伤及眼部。将持滴眼液的手置于婴儿额头部位,当婴儿头部移动时,可跟随一起移动,则能够降低损伤眼部的可能性。

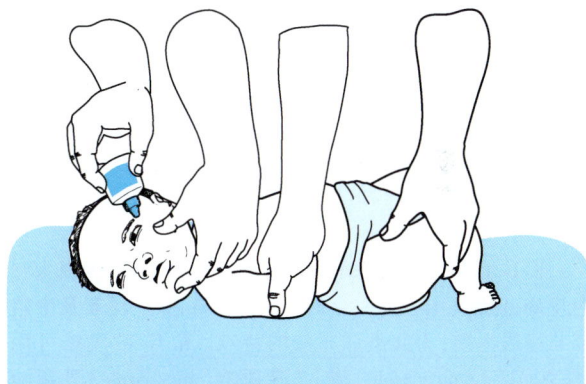

图 104-2　给予幼儿滴眼液。①将患儿置于平整处。在第二位成人的协助下,约束或包裹住患儿。②固定患儿头部,轻轻分开眼睑,给药时将持药瓶的手置于患儿头部,以减少患儿头部突然移动时眼部受伤的可能性。按照要求给药

在进行眼、鼻、耳部滴药时,为将患儿恐惧感降至最低,并取得配合,应尽可能用简洁易懂的语言向患儿解释所需进行的操作。即使贮存于室温条件下,药液滴入耳部或鼻部也会感觉冰凉。故在滴药前几分钟,最好先用手将药液捂热。

在为 M.B. 进行耳部滴药前,她应当躺下,患侧耳部向上。应将其耳廓向下、向外牵拉,将药液滴入耳道,保持该姿势至少 1 分钟。

婴儿护理

尿布疹

病因

尿布皮炎是儿科常见病,35%的婴儿随时都可发生。尽管其发生机制尚不明确,但若干因素(如化学刺激、摩擦、细菌)与尿布区皮肤炎症相关。尿布皮炎尤其与皮肤湿度

及 pH 密切相关,而湿度相关性更强。皮肤湿度过大会增加对低分子化合物的渗透性,并加剧了摩擦的影响[6]。塑料外衬的布制尿布或带塑料内衬的一次性纸尿裤降低通气,增高尿布区湿度,应避免使用[7]。布制或一次性尿布中残余化学品或洗衣剂,以及肥皂、药物、润肤露等直接接触婴儿皮肤的物品,都有可能导致尿布疹发生。

临床表现

尿布皮炎的 4 个临床表现为:
1. 肛周轻度、鳞屑状皮疹。
2. 红疹边缘清晰且融合。
3. 尿布区可见溃疡。
4. 皮疹为融合红斑,伴卫星灶及水疱脓疱,皮损累及生殖器。

治疗

案例 104-2

问题 1:K. G. ,3 月龄婴儿,出现严重尿布疹,病程 4 日。炎症及触痛限于尿布区,红肿区周围可见脓疱样卫星灶。自 K. G. 出生后,母亲仅为其使用布制尿布,并未更换肥皂或改变使用尿布习惯。K. G. 出现尿布疹的原因是什么? 怎样治疗较恰当?

K. G. 的尿布疹考虑是念珠菌感染所致,主要表现为红色皮疹,伴脓疱样卫星灶。病程超过 3 日,且广泛累及生殖器与腹股沟褶,为此类尿布疹的特点。K. G. 的皮疹可用 1% 克霉唑(clotrimazole)或 2% 咪康唑(miconazole)乳膏治疗,每日患处涂抹 4 次直至皮疹消退。亦可使用制霉菌素(nystatin)软膏(100 000U/g),但由于念珠菌属对制霉菌素耐药性上升,其效果不如咪唑类抗真菌药。

案例 104-2,问题 2:你建议 K. G. 母亲怎样处理尿布疹,预防复发?

清水轻柔清洗尿布区以去除粪便与尿液,并提高更换尿布频率,有助于缓解尿布疹。若使用含酒精的尿布湿巾擦拭,可能导致刺痛,进一步刺激患处,因此直至皮疹痊愈前,应当避免使用。每次更换尿布后,可使用含氧化锌或凡士林(如 Desitin)的保护剂,以阻断刺激并保持干燥。粉状保护剂(如玉米粉、滑石粉)能够降低尿布引起的摩擦,但使用时应当小心,因为婴儿可能吸入粉剂颗粒,导致化学性肺炎[8]。使用时应将粉剂置于尿布上,或靠近身体使用,远离婴儿面部。其他适合 K. G. 的治疗与预防措施包括:
1. 尿布湿后尽快更换或日间至少 2~4 小时更换 1 次。
2. 保持尿布区清洁(如每晚沐浴直至皮疹缓解)。
3. 夜间使用强吸水性纸尿裤。
4. 尽可能经常将尿布区暴露于空气中。
5. 在更换新尿布前,充分干燥尿布区。
6. 在每次更换尿布后,使用氧化锌或凡士林等保护剂。

7. 若使用棉制尿布,于尿布桶及水中清洗时应加入抑菌剂,或使用专业尿布清洗服务以确保尿布无菌。
8. 若皮炎严重,可使用低效局部糖皮质激素,如 0.5%~1% 氢化可的松,每日 2 次,不超过 2 周[7]。

发热

正常体温在一天中会发生变化,午后或傍晚时最高。体温可经直肠、口腔、腋下、颞部(前额)和耳窝测量。3 月以下婴儿,体温经直肠测量最为可靠。因为年幼儿无法含紧体温计,3 月以下婴儿不应经口腔测量体温。

尽管参考值各不相同,发热(fever)可定义为腋温超过 37.5℃、核心温度超过 38℃[9]。直肠及耳温比口腔温度高 0.3°~0.6℃,腋温比口腔温度低 0.3~0.6℃。

儿童发热时,可能无其他疾病的症状或体征。所有 2 月龄以下婴儿发热时均需进行全面检查(如血培养、尿液检查),由于严重感染症状常较轻微非特异,不能反映疾病的严重程度[10]。故在等待实验室检查结果回报时,往往应当开始抗生素治疗。3~36 月龄患儿,若体温≥39℃,白细胞计数(white blood cell,WBC)低于 5 000/μl 或超过 15 000/μl,菌血症发生风险增高[10]。任何年龄儿童,若体温超过 41℃,除怀疑菌血症外,应当怀疑脑膜炎可能。根据患儿情况,考虑进行血培养、腰椎穿刺、尿液检查、胸片等检查以确定感染病因。免疫功能低下患儿伴发热,或发热患儿伴有功能性、解剖性无脾,发生脓毒症或爆发性感染风险增高(如肺炎链球菌、沙门菌、大肠杆菌),应当即刻进行抗生素治疗[11]。

热性惊厥

案例 104-3

问题 1:R. B. ,12 月龄男婴,体重 10kg。昨日情况良好,直到其母亲下午触摸到 R. B 时,感觉他身体发烫。过去 24 小时内,R. B 持续发热,且易激惹、活动减少。15 分钟前测量直肠温度为 39℃。由于家中其他两个孩子曾发生过热性惊厥,其母亲担心 R. B. 体温持续升高,使其有发生热性惊厥的风险。R. B. 母亲的担忧是否有依据?

6 月龄~5 岁患儿,若体温超过 38℃,热性惊厥(febrile seizures)发生率约为 2%~4%[12]。该病的病因与发病机制未明确,尚无证据表明体温上升速度与之相关[13]。遗传易感性也是发病因素之一,家族史阳性的家庭成员热性惊厥发生率较高[12]。主要包括两种类型:简单热性惊厥与复杂热性惊厥。简单热性惊厥持续时间不超过 15 分钟,无局灶性发作。复杂热性惊厥持续时间更长,反复发作,且伴有局灶症状。典型热性惊厥发生于发热初起的 24 小时内[12,13]。尽管 R. B. 处于热性惊厥好发年龄,但其发热病程已超过 24 小时,故发生热性惊厥可能性较低。

治疗

案例 104-3,问题 2:应当如何治疗 R. B. 发热?

对乙酰氨基酚(acetaminophen)是儿童最为常用的退热剂。口服或直肠使用的常规剂量,每剂 10~15mg/kg,按需每 4~6 小时使用 1 次,直至剂量为 75mg/(kg·d)[14]。布洛芬(ibuprofen)口服剂量为每剂 5~10mg/kg,按需每 6~8 小时服用 1 次,直至剂量为 40mg/(kg·d)。作为退热剂,布洛芬与对乙酰氨基酚同样有效,且安全性相似[15]。尽管儿童使用布洛芬有发生肾衰竭报道,但对于脱水、有潜在心血管或肾脏疾病、使用其他肾毒性药物的儿童和 6 月以内的婴儿,肾脏损害的发生风险较高[15]。

对乙酰氨基酚 100~150mg,按需每 4~6 小时给药 1 次,或是布洛芬 50~100mg,按需每 6~8 小时服用 1 次,能有效降低 R.B. 体温。对乙酰氨基酚是儿童一线用药。若使用茶匙量取对乙酰氨基酚婴儿滴剂(80mg/0.8ml)而非给予液体剂型(160mg/5ml),或用常规强效片(325mg)代替了儿童咀嚼片(80mg 和 160mg),可能导致药物剂量错误。2011 年,消费者医疗用品联盟(由知名非处方药生产商与经销商组成)自愿将对乙酰氨基酚剂型统一为 160mg/5ml,以降低用错剂量的风险。此外,2017 年,制造商开始过渡到只生产单一剂量的儿童对乙酰氨基酚咀嚼片(160mg)。但医生仍应询问家长自备对乙酰氨基酚的剂型,现用药中是否含有对乙酰氨基酚,以判断累积剂量是否在推荐范围内。近期数据表明,针对 R.B. 情况,使用布洛芬退热可能更加有效,故应优先使用[16]。有两种液体剂型可供选用(婴儿滴剂,40mg/ml;儿童用悬浊液,100mg/5ml)及咀嚼片(100mg)。短期按推荐剂量使用布洛芬退热,不良反应很少。部分证据显示,联合使用对乙酰氨基酚(每 4~6 小时 1 次)与布洛芬(每 6~8 小时 1 次),可更有效缩短疾病初起 24 小时内发热病程[16]。但联合用药可能导致用药错误[15],且近期研究数据提示联合用药可能增加急性肾脏损伤的发生风险[17]。因阿司匹林可导致 Reye 综合征,当儿童或青少年因水痘、胃肠炎、呼吸道病毒性感染而发热时,不推荐使用[18,19]。

咳嗽与感冒

儿童中另一常见诊断为上呼吸道病毒感染或普通感冒。学龄前儿童一般每年感冒 6~8 次[20]。儿童常见感冒症状为咽痛、鼻塞、流涕、喷嚏、咳嗽和烦躁。

临床表现与治疗

案例 104-4

问题 1:J.K.,3 月龄婴儿,体重 5.3kg,昨日起出现鼻塞、流涕、咳嗽。无发热,食欲好,昨夜睡眠不佳。J.K. 母亲致电了儿科医生,医生说可能是由于病毒感染导致了感冒。J.K. 母亲想要知道应该使用哪些药物用于控制感冒症状。

若空气干燥时,冷雾加湿器能够使室内空气湿度升高,减小对上呼吸道的刺激。对于 6 月龄以下婴儿,如 J.K.,用生理盐水滴鼻后用球形吸鼻器抽吸,有助于清理鼻腔。在喂养前进行尤其重要。考虑到 J.K. 年龄与可能的不良反应,不应为其开具减充血药物。若 J.K. 年龄足够大,需局部使用减充血剂时,应使用去氧肾上腺素(phenylephrine),而非羟甲唑啉(oxymetazoline)及赛洛唑啉(xylometazoline),因为去氧肾上腺素用于 6 岁以下儿童,毒性作用更小(如镇静、惊厥、失眠、昏迷)[21,22]。不推荐 J.K. 使用抗组胺药、镇咳药、愈创甘油醚,因为尚无证据支持上述药物的效果,且用于该年龄段患儿,常见不慎过量使用。抗组胺药对普通感冒引起的流涕无效,不推荐使用。若患儿咳嗽伴咳痰,则使用镇咳药无效且不推荐。愈创甘油醚等祛痰剂同样无效,且证据尚不支持维生素 C、锌剂、紫锥菊提取物用于治疗或预防儿童感冒。

缓解上呼吸道症状的非处方药有数百种,每年在美国可售出超过 10 亿单位药物[23]。但是,此类咳嗽与感冒药用于儿童的安全性与有效性有待考证[24]。据美国疾病预防控制中心(Centers for Disease Control and Prevention,CDC)报道,2004—2005 年有 1 519 名 2 岁以下儿童因过量使用咳嗽与感冒药或其他相关原因,就医于急诊。另外,美国食品药品管理局(Food and Drug Administration,FDA)报道,1969—2006 年 9 月 13 日,54 名儿童死亡与减充血剂使用相关[如伪麻黄碱(pseudoephedrine)、去氧肾上腺素、麻黄碱(ephedrine)];69 例死亡与抗组胺剂相关[如苯海拉明(diphenhydramine)、溴苯那敏(brompheniramine)、氯苯那敏(chlorpheniramine)]。多数死亡病例发生在 2 岁以下儿童及部分因药物过量而致死的儿童病例,原因是因疏忽而同时使用了多种成分相同的药物。

2008 年,FDA 发布一项公共卫生咨询建议:非处方类的咳嗽和感冒药不适用于 2 岁以下儿童[25]。同年,消费者医疗用品联盟宣布多家生厂商将自愿修改说明书,不推荐 4 岁以下患儿使用感冒药[26]。由于感冒药毒性与相关死亡病例报道,CDC 建议除非有医嘱,否则家长应避免给 2 岁以下儿童使用此类药物[24]。若医生认为大龄儿童需使用感冒药,则应选用含单一成分非处方药,以减小不良反应,及避免使用多种含相同成分的药物。值得注意的是家长经常误解非处方药的说明,可能导致患儿服用错误剂量药物[27]。医务工作者应当予以重视,指导家长给予患儿正确剂量的药物。J.K. 的对症治疗措施包括,室内使用冷雾加湿、喂养前以生理盐水滴鼻后用球形吸鼻器抽吸。

便秘

便秘(constipation)定义为:排便延迟或困难,持续至少 2 周[28,29]。便秘占每年儿科就诊量的 3%,胃肠专科就诊的 25%[30]。新生儿期以后出现便秘,通常为特发性或功能性。可能原因为:低纤维饮食、排便时间少或无规律、因某次排便疼痛继而恐惧排便。其他引起便秘原因包括:解剖性(肛裂)、神经源性(先天性巨结肠)、低张性(脑瘫)、内分泌性(囊性纤维化、甲状腺功能低下)等[30]。药物使用,如阿片类、抑酸剂、抗惊厥药等,亦可引发便秘。正确处理便秘十分重要,因其可能影响生长发育,同时可致胃肠道不适,从而影响生活质量[30]。另外,儿童期便秘可能延续至成人期[31]。

临床表现与治疗

案例 104-5

问题 1：R.J.，2 岁男性患儿，体重 15kg，腹痛 4 周。他平均每周排便 1 次，每次都因疼痛而哭闹。R.J. 摄入正常成人食物，每日喝两杯全脂牛奶。详细询问病史及体格检查后，医生诊断为功能性便秘。应当推荐何种措施以缓解及预防 R.J. 便秘？

在开始维持治疗前，首先应当排出积便。尽管尚无对照研究比较口服或直肠用药的效果，但目前更倾向于低侵入地的口服使用矿物油(mineral oil)、聚乙二醇(polyethylene glycol)、比沙可啶(bisacodyl)，相比直肠给药(使用磷酸钠灌肠、矿物油灌肠、婴儿用甘油栓、大龄儿童用比沙可啶栓)，口服给药依从性更强[30]。积便排出后，应联合行为治疗、饮食调整、药物治疗，以保证正常排便，防止便秘再次发生。饮食调整包括摄入足量液体与纤维。牛奶对于便秘的影响尚不明确，一些研究表明两者并无关联[30]，但是近期研究显示两者间可能存在免疫介导相关的因果关联[31,32]。适量使用药物，如聚乙二醇 3350、矿物油、乳果糖(lactulose)、木糖醇(sorbitol)等，滴定使用以确保患儿每日排 1~2 次软便，必要时可间断使用刺激性缓泻药。尽管尚无推荐何种维持用药最佳，近期研究显示聚乙二醇效果最优，儿童使用耐受度最佳[33-37]。便秘治疗推荐药物及剂量见表 104-1。R.J. 初始治疗应包括：暂缓或限制牛奶摄入，排便训练，服用聚乙二醇 0.5~1.5g/(kg·d)(7.5~15g)。实际使用时，可每日将半包至 1 包药物(17g)溶于 113~226g 水或其他溶液中。

呕吐与腹泻

呕吐与腹泻是儿童患儿两大常见主诉，多数为自限性病程，但亦可导致严重并发症，如脱水、代谢紊乱甚至死亡。婴儿及幼儿尤其易发生严重并发症。

表 104-1

便秘药物治疗[28,29]

药物	初始剂量	注释
渗透性药物		
聚乙二醇 3350	0.2~0.8g/(kg·d)	初始剂量为 0.5g/kg，调整剂量以保证疗效，每日不超过 17g
乳果糖	1~2g/(kg·d)，分 1 次或 2 次服用	1.5~3ml/(kg·d)，不超过 60ml/d
木糖醇	1~3ml/(kg·d)，每日 1 次或 2 次	价格低于乳果糖
麦芽糖提取物	每日 2~10ml 混于 240ml 牛奶或果汁	可用于奶瓶喂养的婴儿
氢氧化镁	400mg/5ml 剂型，1~3ml/(kg·d)	婴儿有发生高镁血症的风险
磷酸灌肠剂	≥2 岁：6ml/kg，最多可至 135ml	肾脏衰竭或先天性巨结肠患儿常见电解质紊乱；避免用于 2 岁以下患儿
润滑剂		
矿物油	>1 岁：解除嵌塞，每岁 15~30ml，每日最多使用 240ml	若冰冻后，耐受更佳；避免用于 1 岁以下患儿。误吸可致类脂性肺炎
	维持治疗：1~3ml/(kg·d)	每日最大剂量：90ml/d
刺激性泻药		
番泻叶	2~6 岁：2.5~5mg/d	不推荐长期使用
	6~12 岁：7.5~10mg/d	
	>12 岁：15~20mg/d	
比沙可啶	3~10 岁：5mg/d	不推荐长期使用
	>10 岁：5~10mg/d	
甘油栓剂	2~5 岁：每次使用 1 支儿童栓剂	2 岁以下患儿优先使用的刺激性缓泻药
	≥6 岁：每次使用 1 支成人栓剂	

呕吐的发病机制与表现

呕吐(vomiting)定义为口鼻内强力排出胃内容物,非强力排出情况为反流。新生儿喂食后,尤其是打嗝时,常见少量母乳或配方奶反流。多数患儿反流症状在 1~2 岁时缓解,极少造成问题[38]。若患儿反流但生长正常,无需进行详尽检查。新生儿呕吐的其他原因包括:幽门狭窄、胃食管反流、喂养过量、食物不耐受及消化道梗阻。新生儿期后出现呕吐的最常见原因是感染。婴儿及儿童呕吐也可能由中枢系统疾病(如颅内肿瘤)、代谢性疾病(如尿素循环障碍)、炎症性肠病及溃疡所致。引起大龄婴儿或儿童呕吐的原因既有病毒性胃肠炎,也可能是严重疾病,如肠道梗阻或头部外伤,需尽快就医[39]。药物或毒物中毒亦可导致急性呕吐。青少年可因偏头痛、怀孕、心理障碍(如贪食症)导致呕吐。

腹泻的发病机制与表现

腹泻时排便频率、量、粪便含水量均高于正常排便。腹泻是发展中国家 5 岁以下儿童死亡的主要原因。在美国,每年有 100 万~200 万患儿因胃肠炎就诊,住院数达 20 万,每年死亡人数约 300 例[40]。

婴儿及儿童急性腹泻,骤然起病,病程持续数天,常由病毒感染所致(其他原因所致感染性腹泻详见第 69 章)。若病程超过 2 周,则为慢性腹泻。吸收不良、炎症疾病、感染、肠道菌群改变、牛奶或蛋白不耐受、药物等均可导致慢性腹泻[41]。

诸多原因引起婴儿和儿童腹泻的发病率和继发死亡率都很高。由于幼儿肠道急性净失水量高于成人,极易发生脱水。原因可能是儿童肠道尚处发育中,转运系统效率较低。另外,儿童体液占体重百分比高于成人,故发生体液转移时,儿童更易受影响。体液占早产儿体重百分比为 80%,占足月儿为 70%,占成人为 60%。发生水电解质紊乱时,婴儿肾脏代偿能力比成人更弱[42]。

病毒性胃肠炎

案例 104-6

问题 1:J. R.,15 月龄男性患儿,体重 10kg,今日上午排稀便 1 次,伴呕吐,无发热。询问病史后,你发现 J. R. 幼托班上许多孩子亦出现呕吐、腹泻、低热。应当如何治疗 J. R. 呕吐?

儿童急性呕吐不推荐常规将止吐剂,由于其可能掩盖症状,从而延误疾病的诊治。另外,止吐剂[如甲氧氯普胺(metoclopramide)、异丙嗪(promethazine)、曲美苄胺(trimethobenzamide)、茶苯海明(dimenhydrinate)]的安全性及疗效并不明确[43]。尤其注意的是,异丙嗪因其可能导致致命性呼吸抑制,禁用于 2 岁以下患儿。昂丹司琼(ondansetron)确实能减轻呕吐、增加经口摄入量、降低需静脉补液的需要,但是否将其用于急性胃肠炎治疗有待商榷,因其效果可

能不持久,且目前无明确证据表明该药能够降低入院率[44-46]。

针对儿童出现胃肠炎或呕吐,应当指导家长识别需要就医的严重症状及体征。若出现以下情况时:中毒表现、异常行为、耳部感染体征、腹痛腹胀、呕吐物或粪便呈黑色或红色、疑似摄入毒物或头部创伤时,应当联系家庭医生。6 月龄以下患儿若持续呕吐或大量腹泻、伴慢性疾病史或早产史,需就医进行检查。病毒性胃肠炎时呕吐可伴有发热,新生儿发热必须就医,同时大龄婴儿及儿童持续发热或热型改变,亦需就诊。

与医务人员沟通时,家长最好能告知孩子的液体入量、呕吐及排尿频率与尿量。可通过下述方法估计呕吐量:10cm 左右宽呕吐物约合一茶匙量;20cm 左右宽呕吐物约合四分之一茶杯容量。

胃肠炎伴随呕吐通常在 24~48 小时内缓解。婴儿尤其易发生水电解质紊乱,因此补充水电解质十分关键。

J. R. 处于胃肠炎病程早期,应当摄入足量液体以预防脱水。即使 J. R. 仍在呕吐,依然可以给予少量口服补液。例如,可每 5~10 分钟给予 5~10ml 口服补液,若耐受可逐渐增加补液量。在 2~4 小时内补充液体损失量(一般为 50~100ml/kg)。每次腹泻排便,需额外给予 10ml/kg(150ml)口服电解质溶液。若腹泻或呕吐再次发生,每次腹泻补充 10ml/kg 口服补液盐(oral rehydration solution,ORS);每次呕吐补充 2ml/kg ORS[46]。看护时应当持续监测 J. R. 的临床状况。若腹泻量超过 10ml/(kg·h),口服补液可能不能补足所需量,需要再次联系医生。仅当患儿出现顽固呕吐、意识丧失、肠道梗阻或休克时,暂停 ORS。多数婴儿都能耐受少量多次口服补液。脱水纠正后,呕吐频率通常会降低。补液完成后,应开始给予 ORS 以外其他液体,以及适合患儿年龄的饮食[46]。患儿可耐受时即应给予母乳或配方奶喂养。

评价脱水

案例 104-6,问题 2:病程第 2 日,J. R. 出现低热,且腹泻次数与粪便含水量均增多。如何评判 J. R. 腹泻的严重程度?

评判脱水的严重程度及是否需要入院治疗,需考虑下列问题:

1. 患儿是否出现下述严重脱水的症状与体征:眼窝严重凹陷、黏膜干燥、毛细血管再充盈时间显著延长、四肢冰冷呈斑驳状、哭闹时无眼泪、少尿或无尿、脉搏微弱、精神萎靡、经口摄入量少、深大呼吸、惊厥或癫痫史、发热不伴出汗、或烦渴?

2. 腹泻量仍较大[>10ml/(kg·h)]? 是否存在肠道梗阻可能性?

3. 是否存在由于监测不力或家长无力照顾患儿,导致脱水发生的风险? 应当注意询问患儿腹泻次数与粪便的性状。

估计脱水的程度对评估腹泻患儿十分重要:体重减轻是一个很好的评判标准。有 3%~9% 的体重减少为轻-中度

脱水、超过9%则为重度脱水[43]（详见第103章，儿童体重减少10%或以上的脱水时，静脉补液相关内容）。

口服补液

案例104-6,问题3：儿科医生对 J. R. 进行了检查，医生认为 J. R. 脱水程度并不严重，无需住院治疗。门诊应当如何处理 J. R. 水电解质紊乱？

J. R. 的治疗目的应为预防脱水发生，适量补液以恢复电解质平衡。轻至中度腹泻，不伴脱水常可在家中治疗，按年龄继续恰当喂养。粪便中体液丢失可通过含葡萄糖 ORS 进行补充。葡萄糖可提供热量，并增加小肠对于水、盐的吸收，该吸收机制在许多毒素相关腹泻中依然正常。先前医生会指导家长自制糖盐溶液，但是由于制备过程中经常发生错误，可能加重水电解质紊乱。目前有市售葡萄-电解质溶液（如 Pedialyte），能够促进葡萄糖与钠的吸收，可用于婴幼儿。含糖饮料或果汁含钠量低，不能够补充腹泻丢失量，不建议使用。加入无糖调味剂（如 Kool-Aid, Crystal Lite）等，能够改善补液与维持液口感。

世界卫生组织（WHO）先前推广的口服补液溶液（WHO 配方），含钠（90mmol/L）、钾（20mmol/L）、碳酸氢盐（30mmol/L）、氯（80mmol/L）、2% 葡萄糖，广泛用于第三世界急性腹泻的治疗。WHO 配方含钠量高，用于腹泻补液成功率达 90%。尽管市售 ORS 含钠量低于 WHO 配方，但两者效果相当，亦可用于霍乱引起的大量失钠病例。另外，非霍乱胃肠炎患儿选用低钠配方进行补液，呕吐次数与粪便量减少、静脉补液需求降低。故 WHO 于 2002 年推出了

一款新的口服补液配方，含钠 75mmol/L、总渗透压为 245mOsm/L[43,45]。口服补液盐中加入了葡萄糖，以促进葡萄糖耦联钠转运，但是若葡萄糖浓度超过 3%，葡萄糖耦联钠转运系统达到饱和。此时钠的吸收受影响，且额外的葡萄糖在肠腔内成为渗透性溶质。常用 ORS 电解质成分见表 104-2。假定 J. R. 液体缺失量为 50~100ml/kg，他应当在 4 小时内服用 500~1 000ml ORS。另外，如果 J. R. 再次腹泻或呕吐，则每次腹泻应当额外补液 100ml，每次呕吐补充 20ml。若腹泻持续，口服补充不足以维持平衡，或出现严重脱水的症状或体征，J. R. 应再次就医。

恢复经口喂养

以前，在病毒性胃肠炎病程中，由于吸收不良，通常延迟喂养。但吸收不良是自限性的过程，大量的碳水化合物、蛋白质、脂肪仍然能被吸收。恢复正常饮食并不会影响轻度腹泻，相反有助疾病好转[46]。应当鼓励家长进行适龄喂养，避免给予单糖，因其可增加渗透负荷，加重腹泻。腹泻期间继续经口喂养，能够防止蛋白质与能量缺乏，保护并修复肠道黏膜，促进刷状缘双糖酶恢复，有助于缩短病程及改善营养状态[45,46]。病毒性胃肠炎可伴有乳糖不耐受，但多数轻度腹泻患儿可耐受全奶、动物配方奶及母乳。若病程中患儿出现乳糖不耐受，可换用无乳糖配方奶 2~6 周，直至消化道乳糖酶产生恢复正常。腹泻期间推荐使用特定饮食[如 BRAT（bananas, rice, applesauce, toast, 香蕉、大米、苹果泥、吐司）]。这些饮食通常有用，但营养含量相对低于正常饮食，不能提供足量的脂肪与蛋白质[45,46]。一旦 J. R. 补液完全后，他应当恢复正常饮食。但是，家长应当避免给予果汁或其他含有单糖的食物，以免加重腹泻。

表 104-2

口服电解质溶液[43]

溶液	成分			
	钠/mmol·L^{-1}	钾/mmol·L^{-1}	碳水化合物/mmol·L^{-1}	渗透压
补液治疗				
Rehydralyte	75	20	140	305
WHO 配方（1975）	90	20	111	311
WHO 配方（2002）	75	20	75	245
维持补液				
Enfalyte	50	25	167	200
Pedialyte	45	20	139	250
家庭治疗				
苹果汁	0.4	44	667	730
佳得乐	20	3	255	330
姜味汽水	3	1	500	540
鸡汤	250	8		500
可乐	1.6		622	730

WHO,世界卫生组织

药物治疗

由于急性腹泻多为自限性,故药物治疗作用较小。出现下列情况时,推荐使用抗生素:怀疑菌血症、免疫抑制、对某种抗生素敏感的持续肠道感染、微生物检查确认为志贺氏菌、弯曲杆菌、霍乱弧菌、艰难梭菌、特定大肠杆菌菌株感染时[46,47]。一般不推荐婴儿或儿童使用止泻药,由于其对急性腹泻效果甚微,导致诸多不良反应,易使口服补液被忽视[45,46]。尤其在患儿表现为高热、毒血症、黏液血便时,应避免使用影响肠道动力的药物,如洛哌丁胺(loperamide),其可能使细菌感染进一步恶化。水杨酸铋剂(bismuth subsalicylate)具有抗分泌与抗菌效果,但未经临床证实有效,故不推荐[45]。吸附剂,如白陶土与硅镁土,能够吸收细菌毒素和水分,使粪便形成从而减轻腹泻症状,但无证据支持上述药物有效性,故不推荐使用[45]。WHO推荐补充锌剂(10~20mg,10~14日),用于预防与治疗发展中国家儿童腹泻。但是对于锌剂作用机制、最佳使用方法、不同人群中的效果目前尚不明确[43,48]。

益生菌(probiotics),即包含乳杆菌、双歧杆菌、酵母菌、链球菌等活菌制品,能促进肠道菌群平衡、减小致病菌作用。这类微生物通过多种机制发挥有益作用,包括产生抗菌化学物质、与肠道病原菌竞争、抑制病原菌黏附作用、改变毒素或毒素受体、上调白介素介导T细胞反应[48,49]。在感染性胃肠炎病程早期使用益生菌最为有效。关于乳杆菌研究最为详尽,且临床试验均显示其效果最佳。不同菌株的效果与菌株种类、剂量、使用时间相关,通常需使用10^6~10^9CFU或以上[45,48]。益生菌生产并不由FDA管辖,故每剂产品所含菌落数为生产时而非到期时的数量,且标签可能与实际菌株不符。因为有报道显示,免疫抑制患儿使用益生菌后出现全身感染,故不推荐此类患儿使用[43]。乳杆菌对于轮状病毒腹泻效果显著,虽然J.R.并非该病,但给予J.R.乳杆菌治疗5日,也可取得一定疗效。

胃食管反流

胃食管反流(gastroesophageal reflux,GER)是一种常见病,约50%~67%的婴儿在出生后4个月内反复出现呕吐与反流[50]。多数婴儿反流是由于食管下括约肌(lower esophageal sphincter,LES)一过性松弛。婴儿易反流的原因亦包括:体位原因(如坐于汽车安全座位中或处于仰卧位)、摄入液体超过胃容积、早产儿胃肠道蠕动较弱[51]。婴儿及幼儿亦可由于某些疾病导致反流(如神经系统疾病、食管裂孔疝、肥厚性幽门狭窄、牛奶蛋白过敏等)[52]。80%的婴儿反流是良性的,并且在18个月时缓解[53],大龄患儿病程则与成人类似。若不经治疗,胃食管反流可能导致食管狭窄、消化道出血、误吸胃内容物导致慢性呼吸道疾病。有关胃食管反流病与哮喘或幽门螺杆菌之间关系研究,未得出一致结果[54-57]。

临床表现

婴儿胃食管反流常发生呕吐与反流,且其他症状常非特异[如生长发育迟缓(failure to thrive,FTT)、反复肺炎、窒息、吞咽困难、反应性气道疾病、明显危及生命事件(apparent life-threatening events,ALTE)、呕血、贫血][58,59]。若健康患儿功能性胃食管反流,表现为反复呕吐,无需行全面检查。临床诊断同时除外其他引起呕吐原因后,可开始经验性药物治疗[58]。若婴儿及儿童伴有其他症状(如,生长发育迟缓、易激惹、明显危及生命事件、呼吸困难),则需进一步进行检查[53]。

治疗

由于婴儿单纯胃食管反流通常可自愈,治疗应着重于缓解症状、维持正常生长[53]。治疗目标是减轻症状、促进食管炎愈合、防止病理性胃食管反流者发生并发症,避免手术治疗[53]。若婴儿或幼儿因神经系统疾病(如,脑瘫)导致胃食管反流,则一般难以自行缓解,常需积极抗反流治疗与手术治疗。

体位及饮食治疗

> **案例 104-7**
>
> **问题1**:S.B.,3月龄男婴,体重6kg,母乳喂养。每次喂养后,出现反流,病程持续2周。儿科医生注意到,S.B.自1个月前就诊至今,体重未增加。初步诊断为:胃食管反流所致的生长迟缓,并将S.B.转诊至儿科胃肠专科医生处。对于S.B.,应当如何进行初期治疗?

由于S.B.并无危及生命并发症,可进行保守治疗[58,59]。首先应当观察监护人的喂养方式,以排除过度喂养或不恰当方式所致反流。有时牛奶蛋白过敏患儿临床表现类似,可尝试更换豆奶配方奶或低敏配方奶[58]。无证据表明调整婴儿体位或使用牛奶增稠剂具有有效性,但可尝试使用[60,61]。日间保持S.B.上抬60°坐姿,夜间上抬30°,可促进食管酸清除,并减小进食后反流。可尝试少食多餐及牛奶增稠剂(美国最常见的增稠剂为米粉),但增稠后的配方奶可能导致喂养时咳嗽。单纯饮食干预,并在进餐时及1小时后,保持婴儿处于直立体位可成功治疗轻微胃食管反流[59]。尽管睡眠时采用俯卧位可降低反流发生,但1岁以内患儿因此出现婴儿猝死综合征风险(sudden infant death syndrome,SIDS)增高,弊大于利,故不予采用[58]。大龄患儿或青少年可遵循成人饮食指南(如避免摄入咖啡因、巧克力、辛辣食品)。

药物治疗

对于婴儿单纯胃食管反流,药物效果未经证实[58]。若婴儿或儿童表现有非特异性症状或并发症,如病例中S.B.的情况,即使证实无食管炎,也需给予抑酸剂或促动力剂[58]。若存在食管炎,推荐使用抑酸剂以促进黏膜愈合。但是,仅上述药物并不能够解决病因[58]。适用于婴儿胃食管反流的口服药物见表104-3[59,62-73]。

表 104-3

婴儿胃食管反流口服药物[58,59,62-71]

药物	作用机制	口服剂量
抑酸剂		
抗酸药（氢氧化铝或氢氧化镁）	中和胃酸	0.5~1.0ml/（kg·剂），喂养前及喂养后服用（最高剂量，15ml/剂）
质子泵抑制剂		
奥美拉唑	抑制胃 H^+-K^+ ATP 酶，减少胃酸分泌	体重 5~10kg:5mg/d 10~20kg:10mg/d >20kg:20mg/d 可选剂量:1mg/kg,qd 或 bid
埃索美拉唑		1~11 岁:10mg/d [>1mg/（kg·d）或治疗>8 周未经评估] ≥12 岁:20mg/d
兰索拉唑		≥3 月龄婴儿:7.5mg bid 或 15mg qd 1~11 岁:每日 15mg（<30kg）~30mg（>30kg） ≥12 岁:15mg/d
泮托拉唑		<5 岁:1.2mg/（kg·d），qd >5 岁:20 或 40mg,qd
H_2 受体拮抗剂		
西咪替丁	阻断 H_2 受体，减少泌酸	30~40mg/（kg·d），qid
法莫替丁		1mg/（kg·d），bid
尼扎替丁		10mg/（kg·d），bid
雷尼替丁		5~10mg/（kg·d），bid 或 tid
促动力剂		
氯贝胆碱	胆碱能药物,刺激胃肠道蠕动;升高 LES 压力;加快胃排空;增高结肠动力;加快胃排空;升高 LES 压力;食管清除增加	0.1~0.2mg/（kg·剂），qid 喂养前 30~60 分钟及睡前服用
甲氧氯普胺	多巴胺拮抗剂	0.1~0.2mg/（kg·剂），qid,喂养前 30 分钟及睡前服用
红霉素	胃动素激动剂,可刺激平滑肌收缩	3mg/（kg·剂），qid;最大剂量:10mg/kg 或 250mg
表面活性剂		
硫糖铝	形成糊剂,黏附于受损食管黏膜	40~80mg/（kg·d），qid

Bid,每日 2 次;LES,食管下段括约肌;qd,每日 1 次;qid,每日 4 次;tid,每日 3 次

抑酸剂

抗酸药

通常不推荐长期使用抗酸药治疗婴幼儿胃食管反流，因为婴儿使用含铝抗酸药，铝蓄积可致骨量减少及神经毒性[58,62,72]。另外，尚缺乏婴儿使用其他类型抗酸药的资料。但是，大龄患儿及成人使用抗酸药，能短时缓解症状。

质子泵抑制剂

质子泵抑制剂（proton-pump inhibitors，PPIs）在治疗婴幼儿、成人胃食管反流中，缓解症状、促严重食管炎愈合，效果优于 H_2 受体拮抗剂（histamine-2 receptor antagonists，H_2RA）[58,73,74]。由于质子泵抑制剂能够同时控制基础泌酸、进食后泌酸，故其药效强。儿童使用 PPI 不良反应与成人报道类似[64,75]。尽管对长期使用 PPI 存有担忧，但使用

该药长达 11 年者未见严重不良反应[76]。由于儿童代谢快、生物利用度低，每千克体重需更高剂量，以达到与成人相近的抑酸效果；尤其对于食管糜烂，调整剂量以取得疗效十分重要[60,77]。尽管多数医生处方为每日服用 1 次 PPI，但是每日分多次服用能够预防酸突破，更能够促进黏膜愈合[73]。奥美拉唑（omeprazole）、兰索拉唑（lansoprazole）、埃索美拉唑（esomeprazole）均有缓释胶囊剂型，可分开、打开、撒于软食上供服用。奥美拉唑和埃索美拉唑也可用作口服混悬剂的颗粒剂。奥美拉唑和兰索拉唑的悬浮液配方可临时调配，稳定性良好。近期，埃索美拉唑已获批应用于 1~11 岁儿童胃食管反流病，并已经过全面评估与研究[74,78,79]。

H₂ 受体拮抗剂

H₂ 受体拮抗剂能够降低组胺刺激所致的酸分泌，但对于组胺以外化学物质或其他刺激剂介导的酸分泌，抑制效果有限。针对婴儿及儿童的随机对照试验显示，H₂ 受体拮抗剂可缓解症状，促进食管组织愈合[65,66]。H₂ 受体拮抗剂酸抑制活性的耐受时间相对较短（<30 日），使 H₂ 受体拮抗剂不得长期应用于治疗食管炎[67,68]。多数 H₂ 受体拮抗剂均有液体制剂，雷尼替丁（ranitidine）亦有泡腾片剂型。

促动力剂

甲氧氯普胺（metoclopramide）是一种多巴胺拮抗剂，具有胆碱能与 5-羟色胺作用，可加速胃排空，升高 LES 压力，促进食管清除，加快小肠通过，但是甲氧氯普胺对于儿童胃食管反流呕吐与食管 pH 的作用尚不明确[69,70]。另外，甲氧氯普胺有显著的中枢神经系统副作用（如烦躁不安、嗜睡、锥体外系反应），近期研究发现在 1 岁以下患者中，出现锥体外系症状风险很高，要警惕使用。此外，罕见男性乳房发育及溢乳报道[59]。红霉素（erythromycin）能增加平滑肌收缩从而增加消化道动力，具有促胃动素作用。若儿童胃食管反流，单用抑酸治疗效果不佳，可使用红霉素作为促动力剂[80]。但红霉素可能诱发婴儿肥厚性幽门狭窄、心律失常、细菌耐药性改变，限制其应用于胃食管反流。研究表明，胆碱能受体激动剂氯贝胆碱（bethanechol）可减轻胃食管反流婴儿的呕吐症状[40,58,81]。但因其可导致支气管痉挛、刺激胃酸分泌，故使用受限。现无市售可供婴儿服用的氯贝胆碱剂型，故需要临时配置。巴氯芬（baclofen）具有 γ-氨基丁酸（γ-aminobutyric acid，GABA）激动剂作用，可降低 LES 一过性松弛作用，待进一步研究后，有望用于治疗胃食管反流[82]。通常单用促动力剂对于治疗胃食管反流作用十分有限。

表面活性剂

硫糖铝（sucralfate）与西咪替丁（cimetidine）治疗食管炎效果相当[83]。但是，由于硫糖铝为含铝药品，存在不良反应，故较少用于治疗婴儿胃食管反流。

> **案例 104-7，问题 2：** 进行体位调整及饮食干预 4 周后，S. B. 呕吐仍持续，且体重仍无增加。胃肠专科医生进行体格检查，发现双侧哮鸣音，内镜排除食管炎。下一步应当如何进行治疗？

对 S. B. 可使用抑酸剂治疗。儿童胃食管反流伴并发症的抑酸剂治疗可采用上阶梯疗法：初期使用 H₂ 受体拮抗剂，若无好转，使用 PPI 治疗。亦可采用下阶梯疗法：首先选用 PPI，后用 H₂ 受体拮抗剂进行维持治疗。但是，更倾向于初期使用 PPI 治疗[58,59]，建议 S. B. 每日服用奥美拉唑 5mg 进行治疗。药物颗粒可溶于 10ml 水中，配成混悬剂口服。

抑酸治疗缓解儿童胃食管反流症状的效果，不如其促食管炎愈合作用显著。但是，抑酸治疗对于控制症状发挥着十分重要的作用，尤其对于呼吸道症状[58]。治疗应当持续至少 3~4 月，最佳治疗期尚不明确。若 S. B. 在 18 个月~2 岁时，仍需药物控制胃食管反流症状，则应当考虑手术治疗。因为在这个年龄段，胃食管反流自行缓解可能性很小[84]。若药物治疗失败，或出现食管狭窄、窒息、反复呼吸道疾病，则应早期进行手术治疗[58]。

儿童常见感染

急性中耳炎

急性中耳炎（acute otitis media，AOM）是儿童使用抗菌药最为常见的原因，每次需花费 350 美元，每年总计 30 亿美元[86]。急性中耳炎最常见于 3 月龄~3 岁患儿，最高发年龄为 6~9 月龄。多数患儿 1 岁之前，至少患过 1 次中耳炎[86]。冬季中耳炎发病率最高，常与病毒性上呼吸道感染同时发生。已确认急性中耳炎的危险因素包括：2 岁以下、病原定植史、中耳炎病史、幼托机构照看、让婴儿自行躺着喝奶、腭裂、免疫抑制和唐氏综合征。其他因素如被动吸烟、奶瓶喂养、安慰奶嘴使用及种族，是否增高急性中耳炎风险尚不明确[87,88]。

上呼吸道感染所致的间断性或腭裂所致的永久性咽鼓管功能障碍，是急性中耳炎发生的重要因素。咽鼓管功能发生障碍时，中耳压力无法达到平衡状态。因此鼻咽部内容物，包括细菌可能被吸引至中耳。婴儿及幼儿咽鼓管更短平，故更易发生感染[87]。中耳压力改变可能增加血管通透性，导致渗出。病毒感染可促进细菌从鼻咽部转移并黏附于中耳处[87]。

肺炎链球菌、未分型流感嗜血杆菌、卡他莫拉菌，在童年早期即可定植于鼻咽部，是引起急性中耳炎最常见的病原[87]。上述病原分别引起 28%~54%、32%~59% 及高达 63% 的急性中耳炎病例。七价肺炎球菌结合疫苗（pneumococcal conjugate vaccine，PCV7）能够降低急性中耳炎总体发病率、复发率、鼓室置管的需求[85-87]。然而，随着 PCV7 血清型引起的急性中耳炎发病率下降，由非 PCV7 血清型、流感嗜血杆菌和卡他莫拉菌引起的急性中耳炎发病率上升[85,86,90,91]。十三价肺炎球菌结合疫苗（PCV13）基于这些研究结果而开发，在 2010 年获批，取代 PCV7。新型 PCV13 覆盖 6 种血清型，这 6 种血清型的细菌占非 PCV7 覆盖菌株所致侵袭性感染的 60% 以上。该疫苗通过减少肺炎球菌新血清型的鼻咽定植，增强对急性中耳炎的保护作用[92,93]。总体而言，研究表明 PCV13 可降低包括 AOM 在内的儿童肺炎球菌疾病发病率[93]。

案例 104-8

问题 1：C.D.，7 月龄男婴，体重 8kg，36 小时前出现咳嗽、耳痛、流涕、易激惹、无法安抚，现在体温 39.1℃。体格检查显示：双侧鼓膜膨隆、深黄、不透明。该患儿生后首次出现上述症状，近期未服用抗生素。C.D. 的何种症状、体征与急性中耳炎相符，应如何诊断急性中耳炎？

通常，如此病例，上呼吸道感染先于中耳炎发生。病毒感染可导致分泌性中耳炎（otitis media with effusion，OME），仅导致暂时性听力轻微丧失。若发生急性中耳炎，可出现更多症状与体征。症状包括：耳痛（婴儿会牵拉或摩擦耳部）、发热、激惹、耳部渗液[89]。但除了耳漏，其余症状为非特异性，可见于无急性中耳炎患儿。故单凭症状，无法做出准确诊断。需直视中耳进行检查，方可明确诊断。

2013 年，美国儿科学会（American Academy of Pediatrics，AAP）发布急性中耳炎诊治指南，明确急性中耳炎诊断需包括：鼓膜轻度膨隆和近期发生的耳痛（<48 小时）或鼓膜严重充血[89]。应进行充气式耳镜检查以明确中耳渗出。中耳渗液与急性中耳炎的鉴别：两者均有鼓膜隆起表现，但急性中耳炎中耳液体为深黄色或红色[87,89]。也可使用其他诊断工具：鼓室压图通过声波测量鼓膜阻抗；进行反射检查时，鼓膜吸收声波，若中耳有渗液，则声波反射多于正常状态，有助于诊断[87]。C.D. 表现为发热、激惹，伴中耳渗液、鼓膜隆起呈深黄色，支持急性中耳炎诊断。

案例 104-8，问题 2：怎样治疗 C.D. 中耳炎？

2013 年 AAP 推荐中指出，根据患儿年龄、诊断明确程度、疾病严重程度，对急性中耳炎患儿进行观察或抗生素治疗[89]。通常，所有 6 月龄及以下婴儿均应接受抗生素治疗。6 月龄至 2 岁患儿若单耳发病，症状不严重，无耳漏时，可先观察；2 岁以上患儿，即使明确诊断但疾病不严重，无耳漏时，亦可先进行观察[90]。所有伴耳漏的急性中耳炎或症状严重（例如 48 小时内体温>39℃）的患儿均需接受抗生素治疗[89]。

C.D. 体温高于 39℃，症状严重，诊断为双侧急性中耳炎，需进行抗生素治疗。尽管肺炎球菌青霉素耐药率高，对于大多数过去 1 个月内未使用过阿莫西林的儿童，初期治疗依然选择阿莫西林 80~90mg/（kg·d）[89]。阿莫西林对于敏感与中度耐药肺炎球菌仍然有效，其价格低廉、口味佳，抗菌谱窄[86]。对于最近 1 个月接受过阿莫西林治疗，并发化脓性膜炎或者急性中耳炎反复发作伴阿莫西林治疗无效的患儿，应给予阿莫西林/克拉维酸[89]。非 I 型青霉素过敏患儿，可口服头孢菌素类，包括头孢地尼、头孢呋辛、头孢泊肟；I 型青霉素过敏患儿可选用大环内酯类，如阿奇霉素、克拉霉素。

无论采取何种治疗措施（观察、阿莫西林、阿莫西林/克拉维酸），需在 48~72 小时内评估疗效。治疗有效的表现为：患儿体温下降，激惹程度减轻，可恢复正常活动（如饮食与睡眠）。若观察无效，推荐进行阿莫西林或阿莫西林/克拉维酸治疗。若 C.D. 接受阿莫西林或阿莫西林/克拉维酸治疗无效，推荐使用头孢曲松（ceftriaxone）400mg（50mg/kg），肌内注射 1~3 日。

案例 104-8，问题 3：如何处理 C.D. 耳痛？

耳痛是急性中耳炎的特点，无论是否使用抗生素治疗，均应进行处理。对乙酰氨基酚 120mg（15mg/kg）或布洛芬 80mg（10mg/kg），可有效缓解症状，属耳痛治疗一线用药[89]。家庭治疗，如进行热敷或冷敷亦有帮助[89]。例如，将毛巾浸入温水中，取出并拧干，敷于耳处以缓解症状，每次 15 分钟，每日数次。

急性咽炎

急性咽炎最常见于 5~15 岁儿童，3 岁以下者少见。典型病因为病毒，但细菌，如 A 群链球菌（group A streptococci，GAS，*Streptococcus pyogenes*）、C 群及 G 群链球菌、淋病奈瑟菌、肺炎支原体、肺炎衣原体，也可导致儿童咽炎[94]。应重视 GAS 感染的诊治，因不予治疗可能导致风湿热，可发展为永久性心脏疾病。

案例 104-9

问题 1：P.J.，6 岁男性患儿，体重 23.4kg，就诊于儿科医生处，主诉发热、咽痛、头痛。母亲称 P.J. 在 12 小时前开始诉咽痛。今晨测口温为 38.9℃，未服药，否认药物过敏史。体格检查示扁桃体及咽部红肿、颈前淋巴结肿大。P.J. 症状提示为 GAS 还是病毒性咽炎？

GAS 扁桃体咽炎的相关表现为：骤然起病、咽痛、发热、头痛、腹痛、恶心、呕吐、扁桃体咽部水肿、颈前淋巴结肿大、软腭瘀点、猩红热样皮疹[94]。支持病毒性咽炎诊断的症状包括：流涕、咳嗽、结膜炎、病毒性皮疹[94]。P.J. 的症状不支持病毒性咽炎，更符合 GAS 咽炎表现，需要进一步检查以明确诊断。

诊断

因临床表现及体格检查均不能明确 GAS 咽炎诊断，需要进一步检查以明确是否需要抗生素治疗。推荐进行快速抗原检测，若结果阳性，应开始治疗。若结果阴性，应进行咽拭子培养，若培养提示 GAS 生长，应当进行治疗。起病 9 日以内开始治疗，能够有效预防风湿热[94]。

案例 104-9，问题 2：P.J. 进行了 GAS 快速抗原试验，结果阳性。此时应当开始什么治疗？

治疗

GAS 咽炎首选青霉素治疗。可选用口服青霉素、口服阿莫西林、肌注苄星青霉素。阿莫西林悬浊液口味比青霉素更佳,且每日只需服用 1 次。青霉素只需肌注 1 次,可用于依从性差的患儿。若患儿对青霉素存在 I 型超敏反应,则可使用阿奇霉素、克拉霉素、克林霉素。若患儿青霉素过敏非 I 型超敏反应,可考虑使用一代头孢菌素。相关药物与剂量见表 104-4[94,95]。尽管 GAS 青霉素耐药少见报道,但仍有部分患儿治疗效果不佳,换用头孢菌素效果更好。上述情况常见于 GAS 携带者,以及患有其他细菌所致感染者。在使用第一剂抗生素 24 小时后,患儿已不具有传染力[95]。

P. J. 应当每 24 小时服用阿莫西林(400mg/5ml),

12. 5ml(1 000mg),服用 10 日。可按需服用对乙酰氨基酚(160mg/5ml),10ml,每 6 小时服用 1 次,或布洛芬(100mg/5ml),10ml,每 6 小时服用 1 次,以缓解疼痛。

若有风湿热病史,即心脏、关节、大脑、皮肤广泛性炎症者,应当长期服用抗生素预以防其他链球菌相关并发症。推荐药物及剂量总结见表 104-5[95,96]。急性心脏炎及残留心脏疾病者应当持续用药 10 年,或用至 40 岁,选择两者中时间更久者[95]。有心脏炎但无残留心脏病者,应持续治疗 10 年或至 21 岁[95]。风湿热患儿不伴心脏炎者,应治疗 5 年或至 21 岁[95]。

表 104-4

治疗链球菌咽炎与预防风湿热的药物[94,95]

药物	剂量	使用周期
阿莫西林	50mg/kg,每日 1 次或 25mg/kg,每日 2 次(最高剂量 1g/d)	10 日
青霉素 VK	≤27kg:250mg,每日 2 次或 3 次 >27kg 和青少年:500mg,每日 2 次或 3 次;或 250mg,每日 4 次	10 日
苄星青霉素 G	≤27kg:600 000 单位 IM >27kg:1 200 000 单位 IM	1 次
青霉素过敏者		
头孢氨苄	20mg/kg(可至 500mg),每日 2 次	10 日
头孢羟氨苄(cefadroxil)	30mg/kg(可至 1g),每日 1 次	10 日
克林霉素	7mg/kg,每日 3 次(最高剂量 300mg/剂)	10 日
阿奇霉素	12mg/kg,每日 1 次(最高剂量 500mg)	5 日
克拉霉素	7. 5mg/kg,每日 2 次(最高剂量 250mg/剂)	10 日

IM,肌内注射

表 104-5

预防风湿热复发的药物[95,96]

药物	剂量	频率
苄星青霉素 G	≤27kg:600 000 单位 IM >27kg:1 200 000 单位 IM	每 4 周 1 次
青霉素 V	250mg 口服	每日 2 次
磺胺嘧啶(sulfadiazine)	≤27kg:0. 5g 口服 >27kg:1g 口服	每日 1 次
若对上述药物过敏		
红霉素[96]	250mg 口服	每日 2 次

IM,肌内注射

(叶孜清 译,黄瑛、李智平 校,徐虹 审)

参考文献

1. Vernacchio L et al. Medication use among children <12 years of age in the United States: results from the Slone Survey. *Pediatrics*. 2009;124:446.

2. Cox ER et al. Trends in prevalence of chronic medication use in children: 2002–2005. *Pediatrics*. 2009;122:e1053.

3. Liberman JN et al. Prevalence of antihypertensive, antidiabetic, and dyslipidemic prescription medication use among children and adolescents. *Arch Pediatr Adolesc Med*. 2009;163:357.

4. American Academy of Pediatrics Committee on Drugs. Metric units and the preferred dosing of orally administered liquid medications. *Pediatrics*. 2015;135:784.

5. Yin HS et al. Parents' medication administration errors: role of dosing instruments and health literacy. *Arch Pediatr Adolesc Med*. 2010;164:181.

6. Adam R. Skin care of the diaper area. *Pediatr Dermatol*. 2008;25:427.

7. Nield LS, Kamat D. Prevention, diagnosis, and management of diaper dermatitis. *Clin Pediatr (Phila)*. 2007;46:480.

8. Hagemeier NE. Diaper dermatitis and prickly heat. In: Berardi RR et al., eds. *Handbook of Nonprescription Drugs*. 16th ed. Washington, DC: American Pharmacists Association; 2009:675.

9. Wang D et al. Complementary, holistic, and integrative medicine: fever. *Pediatr Rev*. 2009;30:75.

10. Ishimine P. The evolving approach to the young child who has fever and no obvious source. *Emerg Med Clin North Am*. 2007;25:1087.

11. Black S. Acute fever without a focus (Chapter 227). In: Rudolph CD et al., eds. *Rudolph's Pediatrics*. 22 ed. New York, NY: McGraw-Hill; 2011.

12. Warden CR et al. Evaluation and management of febrile seizures in the out-of-hospital and emergency department settings. *Ann Emerg Med*. 2003;41:215.

13. Sadleir LG, Scheffer IE. Febrile seizures. *BMJ*. 2007;334:307.

14. Lexicomp Online, Pediatric and Neonatal Lexi-Drugs Online, Hudson, OH: Lexi-Comp; June 5, 2015.

15. Sullivan JE et al. Clinical report—fever and antipyretic use in children. *Pediatrics*. 2011;127:580–587. doi: 10.1542/peds.2010-3852.

16. Hay AD et al. Paracetamol plus ibuprofen for the treatment of fever in children (PITCH): randomised controlled trial [published correction appears in BMJ. 2009;339:b3295]. *BMJ*. 2008;337:a1302.

17. Yue Z et al. Association between an excess risk of acute kidney injury and concomitant use of ibuprofen and acetaminophen in children, retrospective analysis of a spontaneous reporting system. *Eur J Clin Pharmacol*. 2014;70:479.

18. Delay ED et al. Reye's syndrome in the United States from 1981 through 1997. *N Engl J Med*. 1999;340:1377.

19. Schrör K. Aspirin and Reye syndrome: a review of the evidence. *Paediatr Drugs*. 2007;9:195.

20. Turner RB, Hayden GF. The Common Cold (Chapter 371). In: Kliegman RM et al., eds. *Nelson Textbook of Pediatrics*. 19 ed. Philadelphia, PA: Saunders Elsevier; 2011.

21. Soderman P et al. CNS reactions to nose drops in small children. *Lancet*. 1984;1:573.

22. Dunn C et al. Coma in a neonate following single intranasal dose of xylometazoline. *Eur J Pediatr*. 1993;152:541.

23. OTC sales in volume. Consumer Healthcare Products Association website. http://www.chpa.org/SalesVolume.aspx. Accessed June 11, 2015.

24. Centers for Disease Control and Prevention (CDC). Infant deaths associated with cough and cold medications—two states, 2005. *MMWR Morb Mortal Wkly Rep*. 2007;56:1.

25. US Food and Drug Administration. Public Health Advisory: FDA Recommends that over-the-counter (OTC) cough and cold products not be used for infants and children under 2 years of age. http://www.fda.gov/drugs/drugsafety/postmarketdrugsafetyinformationforpatientsandproviders/ucm051137.htm. Updated August 19, 2013. Accessed June 7, 2015.

26. Consumer Healthcare Products Association. Voluntary codes and guidelines of the Consumer Healthcare Products Industry. Program on OTC oral pediatric cough and cold medicines. http://www.chpa.org/VolCodesGuidelines.aspx. Accessed June 7, 2015.

27. Lokker N et al. Parental misinterpretations of over-the-counter pediatric cough and cold medication labels. *Pediatrics*. 2009;123:1464.

28. Constipation Guideline Committee of the North American Society for Pediatric Gastroenterology, Hepatology and Nutrition. Evaluation and treatment of constipation in children: recommendations of the North American Society for Pediatric Gastroenterology, Hepatology and Nutrition. *J Pediatr Gastroenterol Nutr*. 2006;43:e1.

29. Tabbers MM et al. Evaluation and treatment of functional constipation in infants and children: evidence-based recommendations from ESPGHAN and NASPGHAN. *J Pediatr Gastroenterol Nutr*. 2014;58:258.

30. Walia R et al. Recent advances in chronic constipation. *Curr Opin Pediatr*. 2009;21:661.

31. Bongers ME et al. Long-term prognosis for childhood constipation: clinical outcomes in adulthood. *Pediatrics*. 2010;126:e156.

32. Irastorza I et al. Cow's-milk-free diet as a therapeutic option in childhood constipation. *J Pediatr Gastroenterol Nutr*. 2010;51:171.

33. Loening-Baucke V, Pashankar DS. A randomized, prospective, comparison study of polyethylene glycol 3350 without electrolytes and milk of magnesia for children with constipation and fecal incontinence. *Pediatrics*. 2006;118:528.

34. Candy D, Belsey J. Macrogol (polyethylene glycol) laxatives in children with functional constipation and faecal impaction: a systematic review. *Arch Dis Child*. 2009;94:156.

35. Pijpers MA et al. Currently recommended treatments of childhood constipation are not evidence based: a systematic literature review on the effect of laxative treatment and dietary measures [published correction appears in Arch Dis Child. 2009;94:649]. *Arch Dis Child*. 2009;94:117.

36. Chung S et al. Polyethylene glycol 3350 without electrolytes for treatment of childhood constipation. *Can Fam Physician*. 2009;55:481.

37. Rahman Z et al. Clinical inquiries. What treatments work best for constipation in children? *J Fam Pract*. 2009;58:329.

38. Khan S et al. Gastroesophageal reflux disease (GERD). In: Kliegman RM et al., eds. *Nelson Textbook of Pediatrics*. 19th ed. Philadelphia, PA: WB Saunders; 2011:1266.

39. Sreedharan R et al. Major symptoms and signs of digestive tract disorders. In: Kliegman RM et al., eds. *Nelson Textbook of Pediatrics*. 19th ed. Philadelphia, PA: WB Saunders; 2011:1240.

40. Elliott EJ. Acute gastroenteritis in children. *BMJ*. 2007;334:35.

41. Guarino A et al. Chronic diarrhea. In: Kliegman RM et al., eds. *Nelson Textbook of Pediatrics*. 19th ed. Philadelphia, PA: WB Saunders; 2011:1339.

42. Blackburn P. Dehydration and fluid replacement. In: Reisdorf EJ et al., eds. *Pediatric Emergency Medicine*. Philadelphia, PA: WB Saunders; 1993:108.

43. King CK et al. Managing acute gastroenteritis among children: oral rehydration, maintenance, and nutritional therapy. *MMWR Recomm Rep*. 2003;52(RR-16):1.

44. Freedman SB et al. Oral ondansetron for gastroenteritis in a pediatric emergency department. *N Engl J Med*. 2006;354:1698.

45. Guarino A et al. European Society for Paediatric Gastroenterology, Hepatology, and Nutrition/European Society for Paediatric Infectious Diseases evidence-based guidelines for the management of acute gastroenteritis in children in Europe. *J Pediatr Gastroenterol Nutr*. 2008;46(Suppl 2):S81.

46. Colletti JE et al. The management of children with gastroenteritis and dehydration in the emergency department. *J Emerg Med*. 2010;38:686.

47. Phavochitr N, Catto-Smith A. Acute gastroenteritis in children: what role for antibacterials? *Paediatr Drugs*. 2003;5:279.

48. Chen CC et al. Probiotics have clinical, microbiologic, and immunologic efficacy in acute infectious diarrhea. *Pediatr Infect Dis J*. 2010;29:135.

49. Salvatore S et al. Probiotics and zinc in acute infectious gastroenteritis in children: are they effective? *Nutrition*. 2007;23:498.

50. Nelson SP et al. Prevalence of symptoms of gastroesophageal reflux during infancy: a pediatric practice-based survey. Pediatric Practice Research Group. *Arch Pediatr Adolesc Med*. 1997;151:569.

51. DeMeester TR et al. Biology of gastroesophageal reflux disease: pathophysiology relating to medical and surgical treatment. *Ann Rev Med*. 1999;50:469.

52. Vandenplas Y. Gastroesophageal reflux: medical treatment. *J Pediatr Gastroenterol Nutr*. 2005;41(Suppl 1):S41.

53. Tighe MP et al. Current pharmacological management of gastro-esophageal reflux in children: an evidence-based systematic review. *Paediatr Drugs*. 2009;11:185.

54. Molle LD et al. Nocturnal reflux in children and adolescents with persistent asthma and gastroesophageal reflux. *J Asthma*. 2009;46:347.

55. Thakkar K et al. Gastroesophageal reflux and asthma in children: a systematic review. *Pediatrics*. 2010;125:e925.

56. Moon A et al. Positive association between Helicobacter pylori and gastroesophageal reflux disease in children. *J Pediatr Gastroenterol Nutr*. 2009;49:283.

57. Emiroglu HH et al. Is there a relationship between Helicobacter pylori infection and erosive reflux disease in children? *Acta Paediatr*. 2010;99:121.

58. Vandenplas Y et al. Pediatric gastroesophageal reflux clinical practice guidelines: joint recommendations of the North American Society for Pediatric Gastroenterology, Hepatology, and Nutrition (NASPGHAN) and the

European Society for Pediatric Gastroenterology, Hepatology, and Nutrition (ESPGHAN). *J Pediatr Gastroenterol Nutr.* 2009;49:498.

59. Lightdale JR, Gremse DA; Section on gastroenterology, hepatology, and nutrition. Gastroesophageal reflux: management guidance for the pediatrician. *Pediatrics.* 2013:131;e1684.

60. Omari T. Gastro-oesophageal reflux disease in infants and children: new insights, developments, and old chestnuts. *J Pediatr Gastroenterol Nutr.* 2005;41(Suppl 1):S21.

61. Craig WR et al. Metoclopramide, thickened feedings, and positioning for gastro-oesophageal reflux in children under two years. *Cochrane Database Syst Rev.* 2004;(4):CD003502.

62. Tsou VM et al. Elevated plasma aluminum levels in normal infants receiving antacids containing aluminum. *Pediatrics.* 1991;87:148.

63. Woodard-Knight L et al. Aluminum absorption and antacid therapy in infancy. *J Paediatr Child Health.* 1992;28:257.

64. Gilger MA et al. Safety and tolerability of esomeprazole in children with gastroesophageal reflux disease. *J Pediatr Gastroenterol Nutr.* 2008;46:524.

65. Cucchiara S et al. Cimetidine treatment of reflux esophagitis in children: an Italian multicentric study. *J Pediatr Gastroenterol Nutr.* 1989;8:150.

66. Simeone D et al. Treatment of childhood peptic esophagitis: a double-blind placebo controlled trial of nizatidine. *J Pediatr Gastroenterol Nutr.* 1997;25:51.

67. Hyman PE et al. Tolerance to intravenous ranitidine. *J Pediatr.* 1987;110:794.

68. Nwokolo CU et al. Tolerance during 29 days of conventional dosing with cimetidine, nizatidine, famotidine, or ranitidine. *Aliment Pharmacol Ther.* 1990;4(Suppl 1):29.

69. Bellissant E et al. The triangular test to assess the efficacy of metoclopramide in gastroesophageal reflux. *Clin Pharmacol Ther.* 1997;61:377.

70. Putnam PE et al. Tardive dyskinesia associated with use of metoclopramide in a child. *J Pediatr.* 1992;121:983.

71. Taketomo CK et al. *Pediatric and Neonatal Dosage Handbook: A Universal Resource for Clinicians Treating Pediatric and Neonatal Patients.* 21st ed. Hudson, OH: Lexi-Comp; 2014.

72. Robinson RF et al. Metabolic bone disease after chronic antacid administration in an infant. *Ann Pharmacother.* 2004;38:265.

73. Gibbons TE, Gold BD. The use of proton pump inhibitors in children: a comprehensive review. *Paediatr Drugs.* 2003;5:25.

74. Tolia V et al. Esomeprazole for the treatment of erosive esophagitis in children: an international, multicenter, randomized, parallel-group, double-blind (for dose) study. *BMC Pediatr.* 2010;10:41.

75. Hassall E et al. Omeprazole for treatment of chronic erosive esophagitis in children: a multicenter study of efficacy, safety, tolerability and dose requirements. International Pediatric Omeprazole Study Group. *J Pediatr.* 2000;137:800.

76. Hassall E et al. Characteristics of children receiving proton pump inhibitors continuously for up to 11 years duration. *J Pediatr.* 2007;150:262.

77. Litalien C et al. Pharmacokinetics of proton pump inhibitors in children. *Clin Pharmacokinet.* 2005;44:441.

78. Omari T et al. Pharmacodynamics and systemic exposure of esomeprazole in preterm infants and term neonates with gastroesophageal reflux disease. *J Pediatr.* 2009;155:222.

79. Croxtall JD et al. Esomeprazole in gastroesophageal reflux disease in children and adolescents. *Paediatr Drugs.* 2008;10:199.

80. Chicella MF et al. Prokinetic drug therapy in children: a review of current options. *Ann Pharmacother.* 2005;39:706.

81. Euler AR. Use of bethanechol for the treatment of gastroesophageal reflux. *J Pediatr.* 1980;96:321.

82. Wise J, Conklin JL. Gastroesophageal reflux disease and baclofen: is there a light at the end of the tunnel? *Curr Gastroenterol Rep.* 2004;6:213.

83. Argüelles-Martín F et al. Sucralfate versus cimetidine in the treatment of reflux esophagitis in children. *Am J Med.* 1989;86(6A):73.

84. Nelson SP et al. One-year follow-up of symptoms of gastroesophageal reflux during infancy. Pediatric Practice Research Group. *Pediatrics.* 1998;102:E67.

85. Coker TR et al. Diagnosis, microbial epidemiology, and antibiotic treatment of acute otitis media in children. *JAMA.* 2010;304:2161.

86. Greenberg D et al. Acute otitis media in children: association with day care centers—antibacterial resistance, treatment, and prevention. *Paediatr Drugs.* 2008;10:75.

87. Gould JM, Matz PS. Otitis media. *Pediatr Rev.* 2010;31:102.

88. Pelton SI, Leibovitz E. Recent advances in otitis media. *Pediatr Infect Dis J.* 2009;28(10, Suppl):S133.

89. American Academy of Pediatrics Subcommittee on Management of Acute Otitis Media. The diagnosis and management of acute otitis media. *Pediatrics.* 2013;131:e964.

90. Farrell DJ et al. Increased antimicrobial resistance among nonvaccine serotypes of Streptococcus pneumoniae in the pediatric population after the introduction of 7-valent pneumococcal vaccine in the United States. *Pediatr Infect Dis J.* 2007;26:123.

91. McEllistrem MC et al. Acute otitis media due to penicillin nonsusceptible Streptococcus pneumoniae before and after the introduction of the pneumococcal conjugate vaccine. *Clin Infect Dis.* 2005;40:1738.

92. Cohen R et al. Impact of 13-valent pneumococcal conjugate vaccine on pneumococcal nasopharyngeal carriage in children with acute otitis media. *Pediatr Infect Dis J.* 2012;31:297–301.

93. Moore MR et al. Effect of use of 13-valent pneumococcal conjugate vaccine in children on invasive pneumococcal disease in children and adults in the USA: analysis of multisite, population-based surveillance. *Lancet Infect Dis.* 2015;15:301–309.

94. Shulman ST et al. Clinical practice guideline for the diagnosis and management of group A Streptococcal pharyngitis: 2012 update by the Infectious Diseases Society of America. *Clin Infect Dis.* 2012;55:e86–e102.

95. Gerber MA et al. Prevention of rheumatic fever and diagnosis and treatment of acute streptococcal pharyngitis: a scientific statement from the American Heart Association Rheumatic Fever, Endocarditis, and Kawasaki Disease Committee of the Council on Cardiovascular Disease in the Young, the Interdisciplinary Council on Functional Genomics and Translational Biology, and the Interdisciplinary Council on Quality of Care and Outcomes Research: endorsed by the American Academy of Pediatrics. *Circulation.* 2009;119:1541.

96. Dajani A et al. Treatment of acute streptococcal pharyngitis and prevention of rheumatic fever: a statement for health professionals. Committee on Rheumatic Fever, Endocarditis, and Kawasaki Disease of the Council on Cardiovascular Disease in the Young, the American Heart Association. *Pediatrics.* 1995;96(4, pt 1):758.

105 第105章 新生儿治疗

Donna M. Kraus，Jennifer T. Pham，and Kirsten H. Ohler

核心原则

		章节案例

呼吸窘迫综合征

① 呼吸窘迫综合征（respiratory distress syndrome，RDS）是造成早产儿高患病率和病死率的主要原因，是由于肺表面活性物质缺乏所致；主要临床表现为肺不张、低氧血症、肺顺应性下降、小气道上皮细胞损伤及肺水肿。

案例105-1（问题1）

② Beractant、calfactant、poractant alfa 及 lucinactant 是外源性的肺表面活性物质，已被应用于预防和治疗早产儿的 RDS。这些药物已被证实可以改善氧合作用和肺顺应性，同时还明显减少对氧气和机械通气的需要。

案例105-1（问题2~6）

支气管肺发育不良

① 支气管肺发育不良（bronchopulmonary dysplasia，BPD）是婴儿中最常见的慢性肺部疾病，主要是由肺发育不成熟、肺表面活性物质缺乏、氧中毒、气压伤和炎症引起的，其特点是呼吸表浅急促、肋间和肋骨下凹陷，及呼气性喘鸣音。

案例105-2（问题1）

② BPD 患儿的医学处理包括氧疗、机械通气和包括利尿剂、支气管扩张剂和皮质类固醇在内的药物干预。

案例105-2（问题2和3）

③ BPD 患儿发生心肺问题的风险更高，包括肺炎、肺动脉高压、左心室肥大及神经和发育异常。

案例105-2（问题4和5）

动脉导管未闭

① 早产儿有更高的动脉导管未闭（patent ductus arteriosus，PDA）风险，这是一种严重的心血管疾病，可能会表现为心动过速、脉压增大、洪脉和收缩期杂音等。PDA 的并发症包括肺水肿和心力衰竭。患有 PDA 的新生儿发生 BPD、脑室内出血、坏死性小肠结肠炎的风险更高。

案例105-3（问题1~3）

② PDA 的治疗管理包括液体管理、纠正贫血、处理低氧血症和酸中毒。药物治疗则使用前列腺素抑制剂（吲哚美辛或布洛芬）来闭合 PDA。

案例105-3（问题4~10）

坏死性小肠结肠炎

① 坏死性小肠结肠炎（necrotizing enterocolitis，NEC）是新生儿中最常见的非呼吸系统致死性疾病，主要临床表现有腹胀、血便、代谢性酸中毒和肠穿孔。

案例105-4（问题1）

② NEC 的治疗包括肠外营养、静脉使用抗生素及肠切除。一些干预措施可减少 NEC 的发生率，包括微量喂养、母乳喂养、使用益生菌以及采用严格限制的喂养操作方式。

案例105-4（问题2~6）

新生儿败血症和脑膜炎

① 细菌性败血症可分为早发型（由母亲生殖道的微生物引起）或晚发型败血症（院内病原体引起）。临床表现无特异性，体征亦不明显，尤其是早产儿。

案例105-5（问题1）

② 对败血症和脑膜炎均需经验性选择使用静脉抗生素，药物选择依据主要为新生儿 ICU 分离出的病原体、抗生素耐药性和潜在的新生儿风险因素

案例105-5（问题2）

先天性感染

1. 先天性感染包括单纯疱疹病毒、梅毒和巨细胞病毒,可能导致胎儿的死亡、先天异常、严重的中枢神经系统后遗症、宫内发育迟缓或早产;如果怀疑先天性感染,需立即进行恰当的诊断性检查和治疗。   案例105-6(问题1)

早产儿呼吸暂停

1. 早产儿呼吸暂停的药物治疗包括甲基黄嘌呤,特别是咖啡因和茶碱,通过中枢和周围作用减少呼吸暂停发作次数。   案例105-7(问题1)

2. 咖啡因治疗呼吸暂停的优点可能比茶碱更多一些,包括更宽泛的治疗指数,更少的不良反应,延长半衰期,每日1次给药,无需常规监测血药浓度。   案例105-7(问题2和3)

新生儿癫痫

1. 新生儿癫痫发作是一种在神经发育过程中严重威胁生命的常见的临床表现。最初的治疗重点应针对特异性病因(如低血糖、低钙血症、感染),可能并不包括抗癫痫药物。   案例105-8(问题1~3)

2. 常用于治疗新生儿癫痫的抗癫痫药物有苯巴比妥、苯妥英和劳拉西泮。   案例105-8(问题4和5)

新生儿治疗学

新生儿合理的药物治疗依赖于那些影响新生儿药物分布和药理作用的因素,包括对生理上的未成熟和发育上的相对成熟做出正确评价。近年由于医学迅速发展,在降低新生儿死亡率、增加早产儿和低出生体重儿存活率方面已取得了长足的进步。对于临床医师,更需面对新生儿、特别是超低出生体重儿(extremely low-birth-weight,ELBW)药物治疗的巨大挑战。随着出生后最初数月的迅速生长发育,婴儿体液分布、体重、体表面积甚至生理学、药物代谢动力学参数均发生迅速变化,其变化速度远超出其他任何时期。虽然新生儿用药知识不断增加,但由于缺乏设计周密的药动学和药效学的研究,限制了许多药物在新生儿的临床应用。这在超低出生体重儿(如体重<750g)表现尤为突出。了解常见新生儿术语非常重要,因为每个新生儿都要按照出生体重、胎龄和宫内生长状况被评估和分类[1],这些因素影响患者的转归和预后,常见新生儿术语列于表105-1。药动学参数、药效学和推荐剂量常常与这些术语相关[2]。在本书第102章,已对重要的新生儿药代动力学知识进行综述分析。本章将重点描述常见新生儿疾病药物治疗的安全性及有效性分析。

新生儿呼吸窘迫综合征

呼吸窘迫综合征(respiratory distress syndrome,RDS)是造成早产儿高发病率和死亡率的主要原因[3]。主要临床表现为伴肺不张的呼吸衰竭、低氧血症、肺顺应性下降、小气道上皮细胞损伤,以及肺水肿。发生RDS的主要原因是肺表面活性物质缺乏。肺表面活性物质可以降低肺泡气液表面的张力,防止肺泡萎陷。肺表面活性物质还可以促进肺液清除,防止肺水肿,维持肺泡稳定。出生时,伴随残余肺液的清除,肺血流增加,促使宫内胎儿循环向宫外成人循环过渡[4]。

在胎儿30~32周时,内源性糖皮质激素开始刺激肺表面活性物质的合成和分泌[4]。但直到34~36周,肺表面活性物质才会大量生成,维持正常的肺功能[4,5]。因此,RDS发病率和严重程度随胎龄的增加而降低。RDS在30~31周早产儿发病率不到25%~30%,在22~24周早产儿发病率则高达95%~98%[3]。

缺乏足够的肺表面活性物质,肺泡表面张力增加,以致肺泡萎陷(肺不张),导致气体交换障碍(如低氧血症、高碳酸血症)。肺顺应性降低导致肺充气时所需吸气压力增加。但新生儿胸廓顺应性差,很难产生足够的吸气负压使肺泡扩张,增加了呼吸做功,导致通气血流比值失衡(V/Q失衡)[3,4]。

肺部缺少表面活性物质会导致循环衰竭和细支气管扩张,从而导致支气管上皮细胞损伤和坏死,上皮细胞损伤后,液体和蛋白从血管内渗漏到肺泡和肺间质引起肺水肿。坏死的上皮细胞碎片和蛋白质随后形成纤维样的透明膜[3]。肺透明膜形成以及肺水肿进一步阻碍气体交换。

RDS引起氧合和通气障碍,导致呼吸功增加,可能需要正压机械通气。RDS并发症可能与机械通气相关,包括肺气压伤[如气胸、肺间质气肿(pulmonary interstitial emphysema,PIE)]、脑室内出血(intraventricular hemorrhage,IVH)、动脉导管未闭(patent ductus arteriosus,PDA)、早产儿视网膜病(retinopathy of prematurity,ROP)、慢性肺病或支气管肺发育不良(bronchopulmonary dysplasia,BPD)[3]。

表 105-1

常见新生儿术语[1,2]

名称	定义
胎龄（gestational age，GA）	根据日期：从母亲末次月经第 1 日起至胎儿出生的孕周 根据检查：根据生理和神经肌肉检查来评估妊娠成熟度；从受精开始至胎儿出生的孕周
出生后年龄（postnatal age，PNA）	出生后按时间顺序计算的年龄
受孕后年龄（postmenstrual age，PMA）	胎龄加出生后年龄。受孕后年龄（而非受精后年龄）是临床经常使用的名称。因胎龄是根据母亲末次月经计算得到，而受精的确切日期通常无法得知，故受孕后年龄比受精后年龄更准确
受精后年龄（postconceptional age，PCA）	从受精开始计算的年龄。除非受精日期明确（如采用辅助生殖技术），一般不采用该年龄计算方式。在老的文献中使用该名称描述胎龄和生后年龄的总和。因此，采用该定义时，需理解其所指的含义
纠正年龄	受孕后年龄减去 40 周；如果是足月新生儿（胎龄足 40 周）则为出生后年龄
新生儿	足月儿从娩出开始到生后 28 日。有专家认为，早产儿如生后大于 28 日，但受孕后年龄小于或等于 42～46 周，也为新生儿。
早产儿	出生时胎龄<37 周
足月儿	出生时胎龄 37 周 0 日～41 周 6 日（平均 40 周）
过期产儿	出生时胎龄≥42 周
超低出生体重儿（extremely low birth weight，ELBW）	出生体重<1kg
极低出生体重儿（very low birth weight，VLBW）	出生体重<1.5kg
低出生体重儿（low birth weight，LBW）	出生体重<2.5kg
小于胎龄儿（small for gestational age，SGA）	出生体重低于相应胎龄体重的第 10 百分位
适于胎龄儿（appropriate for gestational age，AGA）	出生体重在相应胎龄体重的第 10～90 百分位之间
大于胎龄儿（large for gestational age，LGA）	出生体重大于相应胎龄体重的第 90 百分位

临床表现

案例 105-1

问题 1：L. D.，男婴，出生体重 680g，孕 25 周时因母亲胎盘早剥紧急剖宫产分娩。母亲 38 岁，孕 6 产 5，合并妊娠期糖尿病。Apgar 评分 1 分钟 3 分，5 分钟 5 分，10 分钟 8 分。出生后 30 分钟，L. D. 出现发绀、呻吟、鼻翼扇动等呼吸费力表现。心率 160 次/min，呼吸 65 次/min。经鼻塞间断正压通气（nasal intermittent positive-pressure ventilation，NIPPV）吸入 60% 氧气时动脉血气（arterial blood gas，ABG）结果如下：

pH：7.25

$PaCO_2$：41mmHg

PaO_2：71mmHg

碱缺失：8

立刻气管插管，正压机械通气。脐动脉置管监测动脉血气，脐静脉置管建立中心静脉通路。胸部 X 线提示 RDS。静脉给予氨苄西林每次 100mg/kg，每 12 小时 1 次，庆大霉素每次 5mg/kg，每 48 小时 1 次，待除外败血症。什么是 Apgar 评分？L. D. 存在哪些发生 RDS 的高危因素？哪些症状和实验室检查符合 RDS？

Apgar 评分是新生儿出生后立即检查其身体状况的标准评估方法，包括 5 项临床体征：心率、呼吸、肌张力、皮肤颜色、对刺激的反应。每项体征为 0～2 分，满分 10 分。评分 7～10 分者为正常新生儿，评分 0～3 分者需立刻复苏。Apgar 评分通常在出生后 1 分钟及 5 分钟评估，如果低于 7 分则每 5 分钟需重复评估直至总分达 7 分。L. D. 的 Apgar 评分 1 分钟和 5 分钟分别为 3 分和 5 分，提示存在出生窒息，其原因可能为母亲胎盘早剥。发生 RDS 的危险因素为早产、男性、围生期窒息、剖宫产以及母亲妊娠期糖尿病史。其他危险因素包括双胎第二产和母亲-胎儿出血[3]。L. D. 符合 RDS 的临床表现及实验室检查包括呼吸急促、发绀、三凹征、呻吟、鼻翼扇动、低氧血症、高碳酸血症及混合性酸中毒[3]。典型的临床表通常发生在出生后 6 小时内。

呼吸急促通常是呼吸窘迫的最初表现，用于代偿通气不足、高碳酸血症和酸中毒。吸凹征，指吸气时利用肋间肌、肋下肌、胸骨上或胸骨肌等呼吸辅助肌，从而出现肋骨间、肋骨下、胸骨下窝等处凹陷，是机体增加呼吸做功以维持有效通气的表现。鼻翼扇动用以减少吸气时的气道阻力，增加氧合。呻吟是在声门部分关闭时进行有力呼气发出的声音，用以延长呼气时间，达到最大化氧合。呻吟样呼气，亦可增加胸腔内压，从而稳定肺泡，防止肺不张。发生发绀、低氧血症、高碳酸血症、混合性酸中毒均为氧合及通气不良的结果，与 RDS 表现一致[3]。

治疗

案例 105-1,问题 2：针对 L. D. 的通气不良表现如何治疗？

L. D. 在针对 RDS 治疗之前,首先需排除其他引起呼吸窘迫的原因。例如,感染(尤其是 B 族溶血性链球菌败血症或肺炎)常表现为呼吸窘迫。由于临床很难鉴别 RDS 与感染,所有重度 RDS 新生儿在除外感染前均需接受抗生素治疗。因此,对 L. D. 开始经验性抗生素治疗,并全面评估发生败血症的可能。

应尽早给予 L. D. 气管内滴注外源性肺表面活性物质。无创通气支持如 NIPPV 或经鼻持续气道正压通气(continuous positive airway pressure,CPAP)与气管插管机械通气相比,产生的气压伤、容量伤及气道损害较轻[3]。然而,一些超低出生体重儿由于持续的 RDS 症状,可能需要气管插管机械通气。因 L. D. 不能耐受 NIPPV,需要气管插管机械通气,因此需立刻接受气管内肺表面活性物质治疗。人类肺表面活性物质由 II 型肺泡上皮细胞合成并分泌。主要成分为:磷脂占 80%,中性脂肪占 8%,蛋白质占 12%[5]。二棕榈酰磷脂酰胆碱(dipalmitoylphosphatidylcholine,DPPC),亦称为棕榈胆磷或卵磷脂,是肺表面活性物质的主要活性成分,缓慢吸附在肺泡的气液平面。其他磷脂(如磷脂酰胆碱、磷脂酰甘油)和 4 种表面活性物质脱辅基蛋白质(SP-A、SP-B、SP-C 和 SP-D)可提高弥散能力和表面吸附性[5]。肺泡表面活性物质的吸附和弥散能力是决定肺泡表面张力的重要因素。SP-A 和 SP-D 在免疫调节及增强宿主抵抗力方面亦发挥一定的作用。SP-A 亦有助于调节肺泡表面活性物质的再吸收和新陈代谢[5]。SP-B 和 SP-C 是最重要的两种脱辅基蛋白质,在促进肺表面活性物质的吸附和弥散并形成磷脂层起到重要作用[5]。通常认为 SP-B 是肺表面活性物质发挥作用最主要的脱辅基蛋白质。

天然表面活性物质从牛或猪的肺磷脂或肺灌洗液提取。半天然的表面活性物质是在牛或猪的肺磷脂提取物中再加入磷脂或其他的成分[8]。目前在美国常用于临床的商品有 4 种:beractant(Survanta)、calfactant(Infasurf)、poractanttalfa(Curosurf)和 lucinactant(Sufaxin)。美国食品药品管理局(Food and Drug Administration,FDA)批准 beractant、calfactant 和 lucinactant 用于预防 RDS 的发生,而 beractant、calfactant 和 poractanttalfa 用于 RDS 的治疗(即抢救性治疗)。动物来源的肺泡表面活性物质含有不同成分的 SP-B、SP-C、脂类和磷脂。Lucinactant 是一种新的合成型肺泡表面活性物质,不仅含有磷脂,还含有高浓度的西那普泰(KL4),西那普泰是一种合成多肽,可模拟人 SP-B 的功能(不同产品的比较见表 105-2)[6-9]。

案例 105-1,问题 3：给予 L. D. 外源性表面活性物质后会产生什么效果？

给予 L. D. 肺表面活性物质后氧合作用和肺顺应性迅速明显改善,同时还明显减少对氧气和机械通气的需要。肺顺应性的增加和吸气时所需压力的下降可以明显减少气胸和间质性肺气肿的发生。不管出生体重和胎龄如何,经过肺表面活性物质治疗后,新生儿存活率增加 40%,由于 RDS 导致病死率降低了 20%[10]。肺表面活性物质并不能减少 RDS 的其他严重合并症,如严重 BPD、IVH、NEC、ROP 及 PDA 的发生[11]。

案例 105-1,问题 4：给予 L. D. 哪种表面活性物质并且在什么时候应用最合适？

药品选择

临床实验对 3 种天然的肺表面活性物质(poractant alfa 和 beractant 比较;calfactant 和 beractant 比较;poractant alfa 和 calfactant 比较)进行比较,接受 poractant alfa 和 calfactant 治疗的新生儿与接受 beractant 治疗相比,可更快降低氧气和平均气道压(mean airway pressures,MAP)的需求。此外,首次使用 200mg/kg 的 poractant alfa 治疗组,在受孕后年龄(PMA)36 周时死亡率较低。机械通气总时间、需氧时间、BPD 发生率和其他的次要结局无显著差异[12,13]。目前为止只有一项临床试验比较了 3 种天然的肺表面活性物质治疗 RDS 效果。总之,气胸、PIE 发生率、死亡率、BPD 或死亡联合结局在 3 种肺表面活性物质之间无显著差异[14]。

这些临床研究显示,与合成的肺表面活性物质(lucinactant)相比,使用天然肺表面活性物质(beractant 或 poractant alfa)治疗的新生儿在出生 24 小时的 RDS 发生率无显著差异;然而有一项研究报道,beractant 治疗组在生后 14 日因 RDS 导致的死亡和 NEC 的发生率显著增加[15]。此外,死亡率、BPD、IVH、PDA 和 ROP 的发生率在使用合成的肺表面活性物质组和天然的肺表面活性物质组之间无显著差异[15,16]。

对接受不同的表面活性物质(beractant 与 poractant alfa 比较,lucinactant 和 beractant 或 poractant alfa 比较)治疗 RDS 的婴儿分别在纠正年龄 1 岁和 18～24 个月进行远期神经发育评估,发现不同的表面活性物质治疗组之间无显著差异[17,18]。

对不同的天然肺表面活性物质治疗 RDS 的成本-效益进行比较,poractant alfa 治疗组能显著节约成本,poractant alfa 治疗组患儿与 beractant 治疗组相比,需要再次使用该药治疗的人数明显减少[12,13]。最近一项药物经济学研究,对两项多中心研究中早产儿再次气管插管接受 lucinactant、beractant 或 poractant alfa 治疗产生的费用进行分析。结果显示,lucinactant 治疗组中再次气管插管的发生率明显低于其他组[19]。然而,值得注意的是,其中一个研究比较了 lucinactant 和考福西利棕榈酸酯,而后者在美国已不再可用。另外,第二项研究在达到入组目标前终止。因此,这些局限可能会影响呼吸效果以及与再次气管插管机械通气相关的医疗费用。

与 beractant 治疗组相比,poractant alfa 治疗组因 RDS 导致的死亡或 PMA 36 周时死亡均显著降低[12,15]。

表 105-2

目前市场上表面活性剂产品的比较[6-9]

药品	Calfactant (Infasurf)	Poractant alfa (Curosurf)	Beractant (Survanta)	Lucinactant (Surfaxin)
类型和来源	天然肺表面活性物质,小牛灌洗液	天然肺表面活性物质,切碎猪肺提取物	半合成肺表面活性物质,切碎牛肺提取物	合成肺表面活性物质,蛋白类似物
磷脂	天然 DPPC 混合磷脂	天然 DPPC 混合磷脂	天然和补充 DPPC 混合磷脂	合成 DPPC 混合磷脂
蛋白质	小牛 SP-B 和 SP-C	猪 SP-B 和 SP-C	牛 SP-B 和 SP-C	西那普泰(KL4)
适应证	预防和抢救治疗	抢救治疗	预防和抢救治疗	预防性治疗
预防应用指征	胎龄<29 周 RDS 高危早产儿	尚未证实	出生体重<1 250g 或临床有肺表面活性物质缺乏的证据	RDS 高危早产儿
推荐剂量	3ml/kg(磷脂 105mg/kg)	起始剂量:2.5ml/kg(磷脂 200mg/kg),重复剂量:1.25ml/kg(磷脂 100mg/kg)	4ml/kg(磷脂 100mg/kg)	5.8ml/kg(磷脂 175mg/kg)
预防的推荐用法	出生后尽快首次给药,最好在 30 分钟之内给予;如还需气管插管,每隔 12h 重复给药 1 次,最多给药 3 次	尚未证实	出生后尽快首次给药,最好在 15 分钟之内给予;如果还需气管插管,并需要吸入氧浓度≥0.3,PaO₂≤80mmHg,可在最早 6h 后重复给药,最多给药 4 次	出生后尽快首次给药;最短间隔 6h 可重复给药,生后 48h 内最多给药 4 次
抢救治疗指针	出生后 72h 内证实有 RDS 并且需要气管插管	需要气管插管的 RDS	需要气管插管的 RDS	尚未证实
抢救治疗推荐用法	RDS 确诊后尽快首次给药,如还需要气管插管,每隔 12h 重复给药 1 次,最多 3 次	RDS 确诊后尽快首次给药,如还需气管插管,每隔 12h 重复给药 1 次,最多 3 次	RDS 确诊后尽快首次给药,最好生后 8h 内;如还需要气管插管,并需 FiO₂≥0.3,PaO₂≤80mmHg,可在 6h 内重复给药,最多 4 次	尚未证实
推荐的使用方法	经连接呼吸机的气管插管旁导管,分 2 次给药,滴入时改变体位	间断断开呼吸机,通过 5F 导管分 2 次给药,滴入时改变体位	间断断开呼吸机,通过 5F 导管分 4 次给药,滴入时改变体位	经连接呼吸机的气管插管旁导管,分 4 次给药,滴入时改变体位;
特殊说明	必要时轻轻摇晃药瓶,有利于药液混匀;勿加温至室温,勿摇晃	使用前加温至室温,勿摇晃	使用前加温至室温,勿摇晃	使用前,干燥缸体加热器设定温度 44℃预热小瓶 15 分钟;加温后剧烈摇动小瓶直至混合均匀、自由流动的悬浮液。使用前产品温度需≤37℃
稳定性	如已升温至室温,≤24h,未开封,未使用的药可放回冰箱保存一次;单次使用剂型中无防腐剂,未使用的部分要丢弃	如已升温至室温,≤24h,未开封,未使用的药可放回冰箱保存一次;单次使用剂型中无防腐剂,未使用的部分要丢弃	如已升温至室温,≤24h,未开封,未使用的药可放回冰箱保存一次;单次使用剂型中无防腐剂,未使用的部分要丢弃	如加温后未立即使用,可在室温下避光保存至 2h;加温后不要放回冰箱;未用完或加温后 2h 使用的药品要丢弃
每瓶单价	$ 455.00(3ml),$ 805.33(6ml)ᵃ	$ 445.15(1.5ml),$ 877.78(3ml)ᵃ	$ 459.60(4ml),$ 813.46(8ml)ᵃ	$ 1 032.00(8.5ml)ᵃ

ᵃ 平均批发价格出自《2015 红皮书》(2015 Red Book)。

DPPC,二棕榈酰磷脂酰胆碱;FiO₂,吸入氧浓度;PaO₂,氧分压;RDS,呼吸窘迫综合征并且，成本-效益分析亦显示 poractant alfa 治疗组能显著节约成本。BPD 发病率及其他次要指标在天然和半合成肺表面活性物质之间无明显差别。这些研究结果显示，应用天然肺表面活性物质治疗 RDS 产生较好效果，poractant alfa 是用于 L. D. 治疗 RDS 的最佳选择。

基于上述研究结论，4 种肺表面活性物质治疗 RDS，在短期（如气漏、机械通气或氧疗时间）和远期（如死亡率、BPD 发病率和其他次要结局）结局中无显著差异。首选使用 200mg/kg 的 poractant alfa 治疗，可能会较快停氧，较快下调平均气道压，可降低胎龄 36 周时死亡率，治疗费用较低。

使用时机和方法

肺表面活性物质可作为预防性使用（生后 10~30 分钟内应用）或者抢救性治疗（生后 12 小时内确诊 RDS 患儿应用）。早期治疗是指生后 2 小时内应用；晚期治疗是指生后 2 小时以后应用肺表面活性物质治疗。理论上，应在新生儿第一次呼吸前或正压机械通气之前首次应用肺表面活性物质[10]。这样可以避免 RDS 早期的肺损伤，这种肺损伤会影响肺表面活性物质的分布、生物利用度及有效性。但是，对于没有发生 RDS 患儿，这种方案将增加医疗的费用，因为会对他们进行不必要的气管插管和治疗。而且，产房使用肺表面活性物质会干扰对新生儿的复苏和稳定工作[10]。

与抢救性治疗相比，预防性应用表面活性物质被证实可以减少 RDS 的发病率和严重程度，减少新生儿死亡率、气胸、PIE 发生率[11]。然而，预防性应用表面活性物质治疗的研究都是在常规使用 CPAP 治疗 RDS 之前进行的。在常规应用 CPAP 治疗 RDS 的研究中，首选 CPAP 治疗 RDS 组的死亡率和 BPD 的发生率均显著低于不使用 CPAP 而预防性应用表面活性物质治疗组[11]。相比之下，如果不考虑常规应用 CPAP 治疗时，将早期和晚期抢救性应用表面活性物质治疗效果进行比较，早期治疗组的死亡率、气漏发生率、BPD 发生率及 BPD 或死亡联合不良结局发生率均显著低于晚期治疗组[11]。因此，推荐首选 CPAP 治疗 RDS，对 RDS 症状持续不能缓解的患儿早期选择性应用肺表面活性物质治疗。

应该由有资质的临床医生使用肺表面活性物质，用药时需要护士和呼吸治疗师在场[14]。根据不同的产品，使用时可通过 5F 导管插入气管插管（endotracheal tube, ETT）内，暂时断开呼吸机给药，也可以利用与气管插管旁相连的侧孔给药（见表 105-2）。不同的给药方式产生的临床效果没有显著差异[11]。还有几种可避免机械通气的肺表面活性物质给药方式。对于需要肺表面活性物质的患儿采用 INSURE 技术（INtubate-SURfactant-Extubate），指短暂气管插管—使用表面活性物质—拔管到鼻塞 CPAP 支持，可以减少使用有创机械通气及随后发生 BPD 的风险[11]。

在 RDS 病程早期应用表面活性物质可以发挥更好的疗效，因此，需要很好地判断哪些患儿可能会发生 RDS。然而，临床很难预测哪些患儿可能会发生 RDS。总之，一旦出现 RDS 的临床表现，还是应尽早使用肺表面活性物质治疗。出生后就接受 CPAP 支持，选择性使用肺表面活性物质治疗，要优于肺表面活性物质预防性治疗。早期应用表

面活性物质治疗可以避免疾病的进展和表面活性物质效力降低的可能性。因此，对于严重 RDS 需机械通气的 30 周以下早产儿，需尽早考虑表面活性物质治疗。L. D. 的临床表现、实验室检查以及胸片结果均符合 RDS，因此，在生后 1 小时内应该给予 L. D. 一剂 2.5ml/kg（200mg/kg 磷脂）poractant alfa，随后尽早拔除气管插管，使用 CPAP 支持。

案例 105-1，问题 5：使用 poractant alfa 1 小时内，L. D. 氧合明显改善，吸入氧浓度从 60% 下降到 40%。10 小时后，动脉血气结果如下：

pH：7.30
$PaCO_2$：45mmHg
PaO_2：50mmHg
碱缺失：2
氧饱和度 90%，呼吸机参数：FiO_2，0.4；间歇机械通气（intermittent mechanical ventilation, IMV），30 次/min；PIP，18；呼吸末正压通气（positive end-expiratory pressure, PEEP），+5
需要再给 L. D. 一次 poractant alfa 吗？

由于一次给药效果是短暂的，因此常常需要重复给药。患儿对于肺表面活性物质治疗的反应是不同的，特别早产儿或需要吸入高浓度氧气和正压通气者[3]。无反应的原因包括：肺表面活性物质被漏入肺泡间隙中的蛋白所抑制；一些炎症因子使肺表面活性物质失效（如氧自由基、蛋白酶）；某些疾病可以降低肺表面活性物质的功效（如肺水肿）或影响肺表面活性物质向肺泡的扩散（如肺不张）[3]。对肺表面活性物质的反应程度还随着出生后日龄的增加而降低[10]。

虽然临床实验研究提示，重复应用肺表面活性物质的指征各不相关，但持续的呼吸衰竭是重复应用的主要临床指征。实际工作中，大部分患儿仅需要一次肺表面活性物质治疗，可能得益于新生儿和围产儿救治技术提高，以及产前广泛使用糖皮质激素。但也有患儿需要使用一次以上表面活性物质治疗，包括产前未使用糖皮质激素的新生儿或超早产儿（<26 周）。因为 L. D. 仍然需要机械通气，并需要很高的吸气压力和吸入氧浓度（>30%）来维持动脉血氧分压 ≥50mmHg 及氧饱和度达到 90%，所以，还需要给予 L. D. 第二剂 poractant alfa。

案例 105-1，问题 6：查房时，住院医师问你早产儿应用肺表面活性物质治疗的并发症有哪些。向你的医学团队描述应用肺表面活性物质治疗的不良反应和发生频率。

应用肺表面活性物质治疗，最常见的不良反应与给药方法有关[11]。给药时，L. D. 可能出现心动过缓和氧饱和度下降，可能继发于迷走神经兴奋和气道阻塞[6-9]。发生这些不良反应时通常需要暂时中断给药并增加通气支持。

肺表面活性物质治疗的新生儿发生肺出血的概率为 6%，通常在给药 72 小时内发生[3]。但最近的研究并没有

第 105 章 新生儿治疗

得出一致的结论。因此,肺表面活性物质治疗和肺出血的相关性还没有定论[3]。况且,肺表面活性物质治疗的益处要远远大于它增加肺出血的潜在风险。

支气管肺发育不良

案例 105-2

问题 1: J. T. ,女婴,出生后 12 周,体重 2kg,出生胎龄 25 周。

病史包括 RDS、败血症和肺炎,5 周的肠外营养史。J. T. 还经历了多次的拔管失败,现在仍需要 FiO₂ 0.5 的机械通气。目前她的生命体征如下:

呼吸(RR):60 次/min
心率(HR):150 次/min
血压(BP):80/55mmHg
氧饱和度:90%

查体:肋间和肋骨下凹陷,呼吸表浅,呼气性喘鸣。胸部 X 线可见到双侧弥漫性模糊阴影,伴有肺过度通气、局灶性肺气肿、肺不张和不规则的纤维条索状改变。J. T. 正在接受早产儿配方奶肠道喂养,80kcal/100ml(1cal = 4.18J),每 3 小时给予 40ml。基于上述情况,可以诊断支气管肺发育不良(BPD)。BPD 发病机制是什么? J. T. 有哪些发生 BPD 的高危因素? J. T. 有哪些 BPD 的临床表现和实验室依据?

BPD(又称为慢性肺病)是婴儿期慢性肺部疾病中最常见的形式。该类疾病发生于患 RDS 需给氧和正压通气的新生儿或有其他原发肺功能障碍的新生儿。美国国立儿童健康与人类发育研究所(National Institute of Child Health and Human Development)根据 BPD 的严重程度进行分类定义[21]。出生胎龄<32 周早产儿,在 PMA 36 周或出院时进行 BPD 的评估。轻度 BPD 是指生后 28 日仍依赖氧气,但在 PMA 36 周前离氧或出院;中度 BPD 是指生后 28 日仍依赖氧气,并且在 PMA 36 周或出院时吸入氧浓度低于 30%;重度 BPD 是指生后 28 日仍依赖氧气,并且 PMA 36 周或出院时吸入氧浓度高于 30% 或需要正压机械通气。对于出生胎龄 32 周或以上的新生儿,BPD 评估时间为生后 56 日,而不是 PMA 36 周,其他分度标准相同[21]。BPD 是婴幼儿患病和死亡的重要原因。美国每年大约有 10 000~15 000 例 BPD 新增病例[21]。BPD 的发病率与出生胎龄和体重呈反比。出生胎龄 23 周的早产儿,BPD 发病率为 73%,而出生胎龄 28 周的早产儿中 BPD 发病率为 23%[21]。同样,出生胎龄 23 周的早产儿重度 BPD 的发病率为 56%,而 28 周早产儿中重度 BPD 的发病率为 8%[21]。尽管在 1993 年到 2006 年间,BPD 总的发病率下降,但住院时间却显著增加。可能的原因为 BPD 定义的改变和/或 CPAP 的使用[22]。

发病机制和临床表现

BPD 病因是多因素的。肺发育不成熟、肺表面活性物质缺乏、氧中毒、气压伤/容量伤和炎症反应都起了重要作

用。特别是胎龄小于 26 周早产儿,由于肺未成熟,患 BPD 的危险性更高[21]。肺表面活性物质缺乏、肺实质和胸廓发育的不成熟,都有助于 BPD 的发生。氧气治疗导致氧自由基释放,也直接与 BPD 的发病机制有关。长期暴露在高浓度氧气中可产生氧自由基,引起组织损伤、肺泡-毛细血管渗出、肺不张导致气体交换减少及肺水肿[21,23,24]。这会导致 BPD 患儿慢性肺纤维化改变。足月新生儿,肺含有抗氧化酶,可以保护肺不被氧自由基损伤,但在早产儿,抗氧化酶的浓度低下甚至缺乏。因此,早产儿比足月儿更容易发生 BPD。

继发于正压机械通气的气压伤也是 BPD 发病机制的一个主要因素,与氧中毒无关[21,23]。气压伤是由于在机械通气中终末气道的过度膨胀造成的。这导致了上皮细胞的损伤和毛细血管对含有蛋白质液体渗透能力的增加。肺部损伤的严重程度与使用的正压峰值大小有关。容量损伤也是造成 BPD 发病机制的一个因素,是由于高潮气量通气和过度膨胀造成的。容量损伤可能归咎于与肺顺应性相比异常高的吸气峰压。医源性的氧中毒和气压伤/容量伤,对未成熟肺均有损害,若持续一段时间,可使肺损伤更为严重。

肺部炎性过程可由氧中毒、气压伤/容量损伤或其他损伤而激活。这可刺激和激活白细胞(如中性粒细胞、巨噬细胞),引起炎性介质、弹性蛋白酶、胶原酶的进一步释放[24]。弹性蛋白酶和胶原酶水平的提高可以损害肺的弹性蛋白和胶原支架作用。α1 蛋白酶抑制因子,主要抑制弹性蛋白酶的活性,氧自由基可使其失活。因此,弹性蛋白酶水平的提高和 α1 蛋白酶抑制因子活性降低相结合,可以增加肺损害和导致 BPD 的发生。

发生 BPD 的患儿,还可能有细胞因子水平的升高,如血小板活性因子(platelet-activating factor,PAF)、白三烯、肿瘤坏死因子(tumor necrosis factor,TNF)和纤维结合素[24]。这些因素和被激活的白细胞一起造成严重肺损伤和毛细血管内皮完整性的破坏,毛细血管渗漏。此外,在早期,BPD 婴儿气管吸出物样本中发现纤维结合素水平增高,表明这种婴儿极易发生肺纤维化[24]。

感染和营养缺乏也在 BPD 的发病机制中起了重要作用。绒毛膜羊膜炎的存在增加 BPD 的发病风险,尽管最近的研究没有这样的报道。病原体如解脲脲原体、衣原体或巨细胞病毒(cytomegalovirus,CMV)可导致慢性感染,进而引起 BPD[21,23,24]。最近,一项 meta 分析显示,解脲脲原体定植与 BPD 的发生直接相关,不依赖于胎龄[25]。营养物质如维生素 A(视黄醇)或微量元素如锌、铜和硒(抗氧化酶结构中的必要成分)的缺乏,也在 BPD 的发病机制中发挥了重要作用。

J. T. 有发生 BPD 的最主要的两个高危因素,低出生体重和低出生胎龄,J. T. 发生 BPD 的高危因素还包括机械通气、氧中毒、液量过多[160ml/(kg·d)]。其他发生 BPD 的高危因素还包括男性、白种人和持续存在的 PDA[21,24]。

BPD 主要表现为呼吸表浅急促、肋间和肋骨下凹陷,及呼气性喘鸣音,正如 J. T. 所表现的那样。其他症状和体征包括湿啰音、干啰音、咳嗽、气道阻塞、气道高反应性、黏液分泌增加、低氧血症和高碳酸血症[24]。胸部 X 线表现为

BPD 特征性改变,包括局灶性气肿、肺不张、伴有肺过度通气的双侧弥漫性模糊影(间质增生)和不规则纤维条索。长期机械通气的 BPD 患儿还可能出现黏液栓形成,合并败血症或肺炎。严重 BPD 患儿最终会出现心血管并发症如肺动脉高压、肺心病、高血压和左心室肥厚。除了慢性呼吸和心血管并发症,BPD 的患儿还有明显的生长、营养和神经发育方面的问题[21,24]。

治疗

案例 105-2,问题 2:在对 J. T. 发生 BPD 的治疗时,应使用哪些非药物疗法和药物治疗?

BPD 患儿的医学处理包括氧疗、机械通气、限制液量、营养支持和多种药物干预。经机械通气提供氧气、CPAP 或经鼻导管使氧饱和度维持在 90%~95%,防止低氧血症[23,24]。液体量应限制在 120~130ml/(kg·d),防止充血性心力衰竭和肺水肿。由于 BPD 患儿在能量消耗方面会增加 25%,因此,在限制液体摄入的同时应使用高热量配方奶(如 80 或 90kcal/100ml)以增加热量供给[23,26]。如果不提供高热量,患儿持续处于分解代谢的状态,这将使他们更易发展为重度 BPD(能量不足可增加氧中毒的毒性作用和气压伤)。营养支持的目标是确保体重增加每日达到 10~30g,通常需要供给热量 140~160kcal/(kg·d)[26]。如果患儿不能耐受肠道喂养,需使用胃肠外营养替代,直到胃肠道功能发育成熟。因为 J. T. 目前为 68kcal/100ml 配方奶喂养,需将其改为高热量配方(即 80 或 90kcal/100ml)以帮助其达到理想体重增加的目的。她的液体应限制在 120~130ml/(kg·d)。

药物治疗

BPD 的治疗由多药联合组成,包括利尿剂、支气管扩张剂和皮质类固醇[2,27-32]。尽管药物治疗有一定效果,但没有哪种药物可以逆转 BPD 患儿的肺损伤。它们主要是用来减轻临床症状和改善肺功能。

利尿剂

BPD 患儿由于心源性和非心源性因素特别易患肺水肿。左心功能不全可加重已存在的右心功能不全。肺泡-毛细血管单位的破坏可引起肺血管通透性增加,进而造成肺间质液体量增加。尽管在治疗 BPD 中的明确机制尚不清楚,但利尿剂可以减少肺间质水肿[24,27]。利尿剂还可以降低肺血管阻力,改善气体交换,进而减少了对氧的需求。最常用的利尿剂包括呋塞米、噻嗪类和螺内酯。呋塞米因其较强的利尿作用常常作为首选的利尿剂。同时,呋塞米还增加淋巴流动和血浆胶体压,从而减轻肺间质水肿。BPD 患儿在应用呋塞米一段时间后可能出现耐受,原因可能为细胞外液容量减少,肾小管出现代偿导致对水、钠的重吸收增加。BPD 患儿应用呋塞米后可能出现严重不良反应,包括低氯血症、低钾血症和低钠血症。此外,也可能发生容量减少、高钙血症、肾钙质沉着、骨钙减少和耳毒性[24,29]。过多的液体丢失或低氯血症可引起代谢性碱中毒和更严重的

呼吸性酸中毒。通过隔日用呋塞米疗法或喷雾型呋塞米可以降低这些副作用[27]。这两种方法不会导致电解质紊乱,并且可以明显增加肺顺应性和降低肺阻力[29]。

噻嗪类利尿剂(如氢氯噻嗪)与保钾利尿剂(如螺内酯)合用也可以通过增加利尿来改善肺功能和降低对氧的需求[27]。虽然作用强度较呋塞米为弱,但这两种利尿剂合用可以降低祥利尿剂或噻嗪类利尿剂引起的低钾血症的发生率。噻嗪类利尿剂与螺内酯合用常见的副作用包括低钠血症、高钾或低钾血症、高钙血症、高尿酸血症、高血糖、氮质血症和低镁血症[2]。总之,尽管治疗 BPD 的长期疗效以及潜在的不良反应尚不十分清楚,利尿剂仍然被用于 BPD 的治疗,用以减轻肺水肿以及减少 BPD 患儿对呼吸机的依赖。

一般如果需长期治疗,为避免副作用,患儿治疗初始可以用呋塞米,然后改为联合应用利尿剂(螺内酯/氢氯噻嗪)。开始应用呋塞米治疗的适应证为:①生后 1 周早期 BPD,依赖机械通气的婴儿;②临床稳定的 BPD 患儿因液体过量而症状明显加重;③慢性 BPD 患儿临床症状无改善;④需要增加液体入量以提供足够热量[26]。因为 J. T. 患有慢性 BPD,且无改善(即她还不能脱离呼吸机),应使用呋塞米 2mg/kg 口服,每 12 小时 1 次。在使用呋塞米治疗时,应监测 J. T. 是否有电解质紊乱。

案例 105-2,问题 3:呋塞米治疗 1 周后,J. T. 还不能脱离呼吸机,还需要较高的通气支持。还有哪些治疗方法可用于治疗 J. T. 的 BPD?

吸入支气管扩张剂

新生儿 BPD 早期通常有气道高反应性和平滑肌肥大。由于继发缺氧,气道阻力增加,使 BPD 患儿支气管收缩的危险性更高。因此,对这些患儿应用支气管扩张剂是有效的。β_2 受体激动剂,如沙丁胺醇,由于松弛支气管平滑肌,可短时间(维持 4 小时)改善肺顺应性和肺阻力[17,33]。但是,吸入支气管扩张剂不是对所有 BPD 患儿都有效。晚期 BPD 患儿可能有严重的肺损伤和纤维化改变。仅有一半的晚期 BPD 可能对沙丁胺醇治疗有效,表现出肺阻力的降低[34]。此外,随着治疗时间的延长,对支气管扩张剂的耐药性也增加[27]。因此,支气管扩张剂的使用应该留给那些对其有明确治疗反应的患儿。尽管吸入支气管扩张剂已经广泛用于早产儿 BPD 的治疗,但仍需进一步的研究来评价它的疗效和安全性。尽管缺乏 β_2 受体激动剂治疗的长期临床效果评估,但在 BPD 早产儿中,仍普遍使用 β_2 受体激动剂。需要进一步研究评估长期吸入支气管扩张剂治疗的有效性和安全性。

BPD 患儿吸入抗胆碱能支气管扩张剂,如异丙托溴铵能在短时间内(大约 4 小时)改善肺功能[27]。吸入性抗胆碱能支气管扩张剂松弛支气管平滑肌,减少了黏液分泌,通常用于沙丁胺醇吸入剂治疗失败或不能耐受的患儿,或与沙丁胺醇联和用于单用沙丁胺醇症状无改善的患儿[27]。两者联用比单用任何一种药物更有效[27]。由于异丙托溴铵很少被吸收,所以副作用很小。

吸入支气管扩张剂的一个重要问题是给药方式和药物的传递情况。可经喷雾或超声雾化或经定量吸入器(metered-dose inhaler, MDI)给予[27]。对应用MDI的呼吸机依赖患儿,MDI可经一个连接器与呼吸机和ETT相连。MDI还可以经气囊与ETT相连。对没有机械通气的婴儿,MDI可经过一个储雾器和面罩来使用。

与MDI比较,经超声雾化吸入支气管扩张剂有几个缺点:药物的损失或无效传送,以及对吸入的混合气体的冷化。对新生儿的一些研究发现,带有储雾器的MDI能更有效的传送吸入的支气管扩张剂,更有效的改善氧合和通气,且治疗所需的药物剂量小,治疗时间短[35,36]。对于新生儿,将3种给药方式进行比较,经超声雾化或MDI给药,比喷雾式雾化剂有效[29]。除此之外,药物定量吸入器比雾化机器更经济。因此,大多数患儿适于应用带有储雾器装置的药物定量吸入器。

皮质类固醇

皮质类固醇,特别是地塞米松,已经被广泛应用于BPD的预防和治疗。皮质类固醇的作用机制包括:①减少多形核粒细胞向肺的移动;②减轻肺的炎性反应;③抑制前列腺素、白三烯、肿瘤坏死因子(TNF)和白介素(IL)的合成;④减少弹性蛋白的生成;⑤刺激肺表面活性物质的合成;⑥减少血管渗透性和肺水肿;⑦增强β肾上腺素受体的活性;⑧减少肺纤维连接蛋白(它能减少肺间质纤维化的危险);⑨刺激血清视黄醇浓度的增加[2,26]。

全身应用地塞米松与一些严重的短期副作用有关,包括高血糖、高血压、肥厚性心肌病、消化道出血、肠穿孔、垂体-肾上腺抑制、骨骼脱钙、体重不增和增加感染的危险[2,24]。严重的远期不良反应如脑瘫和神经发育落后已经证实与早产儿全身应用皮质类固醇有关[23,24,27]。

早期应用地塞米松(生后1周以内)和晚期应用地塞米松(生后1周以后)均可显著降低BPD的发生率,还可以减少PNA 28日和PMA 36周时死亡或发生BPD的联合发生率[37,38]。晚期应用地塞米松(生后1周以后)治疗BPD,出生28日死亡率更低。然而,早期应用地塞米松的早产儿发生脑瘫的风险以及死亡或者脑瘫联合发生率明显上升[38]。尽管这些研究都没有重点评估远期神经系统不良预后,但由于早期应用地塞米松带来的危害远远超出其带来的益处,因此目前不推荐早期应用地塞米松[38]。晚期应用地塞米松治疗也需严格用于不能撤离机械通气的BPD患儿,并且用最小剂量和最短的疗程[37]。最近有一些临床研究对应用地塞米松相关的远期神经系统不良预后进行评估,结果显示,小剂量地塞米松[0.15mg/(kg·d)]相对安全,且不增加脑瘫的风险,而大剂量地塞米松[0.5mg/(kg·d)]明显增加脑瘫的发生率。

有一些研究指出,应用氢化可的松治疗早产儿BPD比地塞米松安全。然而,meta分析并没有发现氢化可的松治疗可以影响早产儿无BPD生存率和死亡率[23,27,40]。而且,其中纳入人数最多的一项meta分析发现氢化可的松治疗组自发性消化道穿孔的发生率较高,导致其中的3项临床研究提前终止[23,27,39,40]。消化道穿孔的发病率增高可能与

同时应用吲哚美辛治疗动脉导管未闭相关。与大剂量应用地塞米松治疗的临床研究结果相反,氢化可的松治疗组与安慰剂组或未治疗组在2~8岁时的远期神经系统不良预后(如脑瘫、神经发育落后等)发病率相似[39,40]。大多数临床研究中氢化可的松的治疗量为1mg/(kg·d),该剂量比应用地塞米松治疗的剂量小。大多数临床研究中,地塞米松治疗的剂量为0.2~0.5mg/(kg·d),等同于氢化可的松的剂量5~15mg/(kg·d)。但是,目前所有的临床研究实验都是在生后1周内应用氢化可的松治疗。尚缺少生后1周以后应用氢化可的松治疗确诊的呼吸机依赖BPD的临床研究数据。

基于上述临床研究的结果,美国儿科学会(American Academy of Pediatrics, AAP)不推荐使用大剂量地塞米松[≥0.5mg/(kg·d)][39]。由于缺乏有力证据,亦不推荐使用小剂量地塞米松[<0.2mg/(kg·d)]或大剂量氢化可的松[3~6mg/(kg·d)]预防或治疗BPD。生后2周内早期应用小剂量氢化可的松[1mg/(kg·d)]治疗可能对一些特定人群有效。在使用类固醇激素治疗BPD前,临床医生必须权衡激素治疗的利与弊,并且治疗仅针对那些发生BPD的高危风险的极低出生体重儿,如出生1~2周后仍依赖呼吸机的早产儿。患儿的父母需充分了解全身应用皮质类固醇可能出现的短期和远期不良反应[39]。尽管不推荐常规使用全身类固醇激素,一些临床医生仍会考虑短期应用低剂量地塞米松帮助患儿脱离机械通气。这一做法可能来自于一份meta回归分析研究结论的支持,该研究表明出生后类固醇激素治疗对死亡或脑瘫的影响受到BPD影响而改变[24]。对于发生BPD的低危(<35%)早产儿,出生后使用类固醇激素显著增加死亡或脑瘫的发生率。而对于发生BPD的高危(>65%)早产儿,出生后使用类固醇激素则显著降低死亡或脑瘫的发生率。总之,对于BPD的预测发生率超过50%的早产儿,使用类固醇激素的危害要低于发生BPD的低危早产儿[24]。因此,虽然J.T.已经13周大了,仍可以考虑使用地塞米松治疗,0.2mg/(kg·d)(分2次),逐渐减量,总疗程5~7日。治疗期间,需要密切监测J.T.有无发生高血糖、高血压、消化道出血、肠穿孔等不良反应。

吸入性类固醇如二丙酸倍氯米松、氟尼缩松、地塞米松、氟替卡松、布地奈德,已经用来于BPD的预防和治疗[30,41]。与安慰剂组进行比较,接受吸入类固醇激素治疗的患儿,死亡率、BPD的发生率、死亡率或BPD的总体结局、机械通气和需氧时间并没有下降,但是需要应用全身类固醇激素的可能性降低[30,41]。与全身性应用类固醇激素治疗相比较,接受吸入类固醇激素治疗的患儿在死亡率和BPD的发病率无显著差异[31,32]。早期接受吸入类固醇激素预防BPD的患儿,其呼吸机的应用时间及需氧时间较长。但是这些研究都没有评估吸入类固醇激素产生的远期神经系统不良预后。在BPD患儿中,吸入性类固醇的副作用要比全身性类固醇少见。这些副作用包括轻微的肾上腺皮质功能抑制、支气管痉挛、舌体肥大和口腔念珠菌病[30-32,41]。吸入类固醇激素可能会抑制垂体-肾上腺轴,但是仍有争议。抑制作用可能与选用的吸入类固醇激素类

型、剂量及其他引起的抑制的因素(如早产)相关[33]。每次吸入类固醇激素后,应该清洗婴儿的口腔,从而减少鹅口疮等并发症。与吸入支气管扩张剂一样,这些药物的使用方法也是一个问题。婴儿实际吸入的量随不同的给药方法而产生很大的差异。在常规推荐使用前,对于吸入类固醇激素治疗的最佳剂量、疗程、给药途径、开始治疗的时间、最适剂型,以及包括神经运动发育在内的远期不良反应还需要进行深入研究。

长期后遗症

案例 105-2,问题 4:5 个月已经过去,J. T. 现在已经纠正年龄 4.5 个月,体重 5kg,准备出院。在过去的几个月中,J. T. 对机械通气的需求逐渐减少,最终脱离呼吸机。但是,她仍然需要鼻导管供给浓度为 30%,流量为 0.25L/min 的氧气,从而维持氧饱和度为 90%~95%。预期 J. T. 面临的长期 BPD 的并发症是什么?

患有 BPD 的婴儿肺储备功能差,因此容易发生呼吸系统疾病。BPD 使 J. T. 容易发生下呼吸道感染,并且在生后第 1 年,可能因为细支气管炎和肺炎反复住院治疗。大约 50% 的 BPD 患儿早期会因为呼吸系统疾病住院治疗[21]。呼吸道合胞病毒是呼吸窘迫和复发性肺不张的常见病因。随着时间推移,患有 BPD 的早产幸存儿因为肺脏的成熟,肺功能有了很大改善。但是,很多人持续有气道高反应性。有严重 BPD 的患儿也可以发展成肺动脉高压、肺心病、系统性高血压、左心室肥大。

除了呼吸系统和心血管系统并发症,J. T. 还处于骨骼脱钙和佝偻病的危险中。极低出生体重儿出生时,维生素 D 储备不足。出生后,无论是通过肠外营养还是肠内营养,通常这些早产儿对维生素 D 的摄入都不足。大多数极低出生体重儿需要长期肠外营养,这可能会导致胆汁淤积或肝衰竭。因为心力衰竭而导致的慢性肝充血和长期胆汁淤积可能会导致钙和维生素 D 的吸收不良。另外,呋塞米可能会引起高钙血症,从而加速钙缺失。这些因素综合起来导致骨矿物质缺失和佝偻病的发生。BPD 患儿由于呼吸功增加和慢性缺氧而通常处于高分解代谢和高氧耗的状态。营养支持不充分可能影响体重增加、生长发育及 BPD 的长期预后。

BPD 患儿亦可能会出现神经和发育的异常,如学习缺陷、语言发育迟缓、视觉和听觉损害及注意力不集中[21]。BPD 本身不是神经发育异常的独立危险因素,相关的因素包括出生体重、胎龄和社会经济地位[21]。有研究显示,对以往大剂量应用地塞米松治疗 BPD 的婴儿,在 1~15 岁时进行长期跟踪随访,发现脑瘫和学习能力下降等神经系统异常的比例增加[39]。但是,还不清楚这种异常是地塞米松对脑发育的影响,还是由于已经处于发展为这种异常的高危因素的 BPD 婴儿,其生存率提高而导致的。

严重的 BPD 患儿的死亡率约 30%~40%[28]。大约 80%BPD 患儿的死亡发生在住院早期,通常是由于呼吸衰竭、败血症、肺炎、肺心病和充血性心力衰竭导致[28]。

预防

案例 105-2,问题 5:可以采取哪些预防措施来降低 J. T. 发生 BPD 的可能性?

预防早产和引起 RDS 的其他因素是预防 BPD 的最有效措施。尽管产前类固醇激素和外源性肺表面活性物质治疗降低了 RDS 的发生率,但并没有改变 BPD 的发生率[23]。维生素 A 缺乏可能为 BPD 的发病原因之一。由于维生素 A 缺乏,损害了肺的愈合,增加了对感染的易感性、减少了纤毛及肺泡的数量,使婴儿易患 BPD[23]。早产儿,尤其是极低出生体重儿,出生时维生素 A 储备少,肠道喂养摄入不足,并且肠道对维生素 A 的吸收差,均使其处于维生素 A 缺乏的高危状态。有研究显示,维生素 A 肌注治疗可显著降低死亡率或 BPD 的总体不良结局,但死亡率、ROP 或败血症的发生率没有差异[23]。相反,每日口服维生素 A 5 000IU 却并不能减少 BPD 的发病率,这可能是由于剂量不足或口服吸收利用度差所导致的[42]。维生素 A 是相对安全的药物,不良反应的发生率在治疗组和对照组相同[23]。尽管证据显示在出生体重<1 000g 的超低出生体重儿中肌注维生素 A 对预防 BPD 有益,但是,还需要进一步研究维生素 A 预防 BPD 的有效性、安全性以及最适剂量。

早产儿呼吸道解脲脲原体定植是发生 BPD 的重要危险因素。有几项研究对 BPD 高危早产儿应用大环内酯内抗生素清除解脲脲原体的效果进行了评估[23,43]。尽管红霉素没有被证明可以降低 BPD 的发生率或死亡率,但对阿奇霉素和克拉霉素的研究却报道了不同的治疗效果。阿奇霉素和克拉霉素已被证实可以降低 BPD 的发生率,但仅对解脲脲原体阳性的婴儿有效[43]。然而,长期使用抗生素有增加 NEC 或败血症风险。此外,使用红霉素与婴儿肥厚性幽门狭窄有关[2]。由于上述不良反应的存在,且临床疗效尚存在争议,目前不推荐常规使用大环内酯内抗生素预防 BPD 的发生。

营养支持的优化对防止 BPD 的发展也是有帮助的,因为适当的营养可以促进肺的成熟、发育和修复。应该避免过量的液体输入,因为可导致 BPD。有研究表明,限制液量可以降低 BPD 的发生率和死亡率[24]。研究显示,在出生体重 500~1 250g 的早产儿中,早期使用咖啡因(出生后 3 日内开始治疗)治疗早产儿呼吸暂停可以减少神经系统不良预后包括脑瘫的发生率。而且,咖啡因治疗组的早产儿 BPD 的发病率明显降低,尽管 BPD 是次要结局之一[23,44]。在对 J. T. 的治疗中,可以通过液体限制、早期使用咖啡因、肌注维生素 A 等综合管理措施减少她发生 BPD 的风险。

动脉导管未闭

胎儿有 3 个与成人不同的独特的循环结构:(a)静脉导管:使血液不经过肝脏的旁路;(b)卵圆孔:使血液从右心房进入左心房;(c)动脉导管:连接肺动脉和降主动脉使血液不经肺脏而直接进入主动脉(图 105-1)[46]。除了这些解剖结构的不同,血管阻力和压力在决定胎儿循环通路上发挥重要作用。例如子宫内相对缺氧造成肺血管收缩。肺血管收缩及未扩张的胎儿肺脏压缩肺血管,造成肺血管阻力增高和肺血流量减少,子宫内肺血流量的减少并无影响,因为肺基本上还没有功能。但是,大量血液必须通过胎盘泵入,并在这里进行气体交换。

大部分氧合的血液(PaO₂ 30~35mmHg)从胎盘经脐静脉进入胎儿(见图105-1)。大约50%的脐静脉血绕过肝脏经静脉导管直接进入下腔静脉。下腔静脉和上腔静脉的血液进入右心房。从下腔静脉来的血液大多经过很好的氧合,从右心房经卵圆孔直接进入左心房。然后再经二尖瓣进入左室后被泵入升主动脉之后进入脑和上肢的血管。这样,胎儿大脑就优先得到含氧量较高的血液灌注。从脑部回流的去氧血液经上腔静脉进入右心房,经三尖瓣进入右心室,然后被泵入肺动脉。大部分血液经动脉导管进入降主动脉,后经两条脐动脉进入胎盘。小部分血液流经下肢由下腔静脉回流至心脏[45]。

出生时变化

出生时,主要的循环改变源自脐带结扎、肺的通气和

扩张及动脉PaO₂的升高。这些变化在胎儿循环转变为成人循环的过程中发挥着重要作用。脐带结扎后经静脉导管的血流量减少。脐带结扎也导致全身血管阻力的双倍增加。全身血管阻力的增加使大动脉、左心室和心房压增高,心输出量增加。肺内压和血流也发生改变。随着新生儿的第1次呼吸、肺扩张、氧合改善,肺血管阻力立即下降,使得肺血流量增加,而肺动脉压、右心房和右心室压力下降[45,46]。

卵圆孔闭合

出生后,由于右心房压降低而左心房压升高,血液有顺压力梯度经卵圆孔由左心房向右心房流动的倾向。这与胎儿期血流流向相反。类瓣膜样的小膜瓣覆盖在房间隔卵圆孔左侧的位置上,当左心房压超过右心房压,小膜瓣阻止了血流经过卵圆孔,使开放的卵圆孔在功能上被关闭。在解剖上的关闭之前,只要左心房压高于右心房压,卵圆孔就保持着这种功能上的关闭。

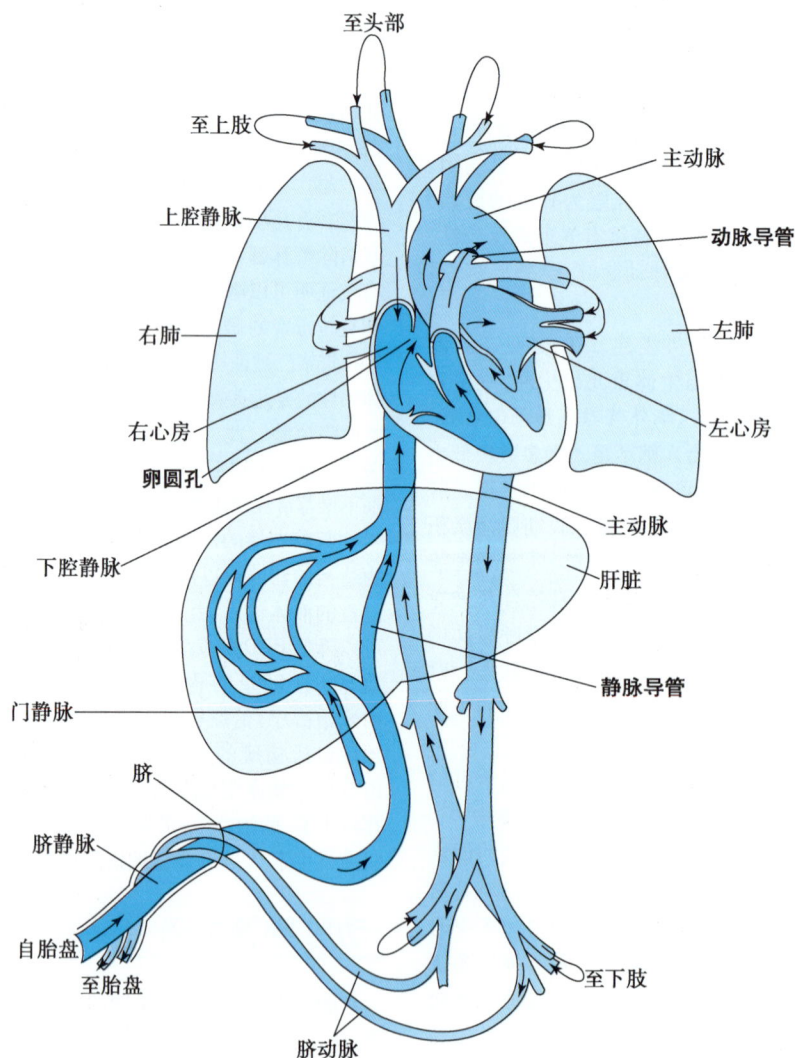

图 105-1　胎儿循环。(来源:Nettina,Sandra M.,MSN,RN,CS,ANP,*The Lippincott Manual of Nursing Practice*,7th ed. Lippincott Williams & Wilkins,2001.)

动脉导管关闭

动脉导管的关闭更复杂,并依赖于多个因素的共同作用。在宫内,维持动脉导管的开放是低 PaO_2 和高浓度前列腺素的联合扩血管作用,特别是前列腺素 E_2(prostaglandin E_2,PGE_2)和前列环素的作用[47]。出生后,动脉氧合增加,来自胎盘的前列腺素,特别是 PGE_2 浓度降低,使动脉导管平滑肌收缩[47]。在宫内,动脉导管内 PaO_2 是 18~28mmHg,而出生后新生儿大约是 100mmHg。足月新生儿的动脉导管通常在生后最初几日发生功能性关闭(82% 新生儿在生后 48 小时内,100% 新生儿在生后 96 小时内)。动脉导管解剖上的关闭发生在生后 2~3 周。如动脉导管闭合失败,称为动脉导管未闭(PDA)。在足月新生儿,生后数日仍不闭合的 PDA 一般是永久性的。它通常继发于动脉导管壁解剖上的缺陷而需要手术结扎。相反,早产儿的 PDA 可以持续几周,仍然有自发关闭的可能。

如存在 PDA,体循环和肺循环之间的压力差决定了经由此开放的通道分流的方向和分流量。通常血液经由主动脉进入肺循环,因为生后全身血管阻力和主动脉压力升高,而肺血管阻力和肺动脉压降低,从左心室泵入主动脉的血流由主动脉(高压区)经 PDA 进入肺动脉(低压区)。这种流向称左向右分流,相反在胎儿期经由 PDA 的是右向左分流。

临床表现

案例 105-3

问题 1:T. S.,女婴,体重 750g,胎龄 25 周早产儿,母 22 岁,孕 2 产 1。生后 1 小时,T. S. 出现 RDS 的症状,最初 24 小时给予 2 次 beractant。给 T. S. 第 2 次 beractant 之后,呼吸功能得到很大改善,不再需要更多次的 beractant。生后第 3 日,护士发现 T. S. 出现心动过速,收缩期杂音,心前区动度增强和脉压增大。肺部听诊时闻及湿啰音。除此之外,护士还发现 T. S. 实际的静脉输液率是每日 160ml/kg,而不是计划的每日 120ml/kg。当时生命指征如下:

HR:190 次/min

RR:65 次/min

pH:7.22

$PaCO_2$:55mmHg

PaO_2:77mmHg

碱缺失:10

增强通气支持以纠正 T. S. 正在恶化的呼吸状态。行超声心动检查显示为中度的 PDA 伴有严重的左向右分流。胸部放射线检查显示肺水肿和心脏增大。T. S. 有哪些导致 PDA 的危险因素?

T. S. 有两个发展为症状性 PDA 的危险因素:早产和 RDS。PDA 发生与孕龄和出生体重成反比。体重<1 750g 早产儿 PDA 发病率大约是 45%,而体重<1 200g 早产儿,PDA 发病率大约是 80%[48]。相反,足月儿 PDA 发病率只

有 0.06%[48]。早产儿动脉导管平滑肌对前列腺素的扩张作用更敏感,而对氧气张力增加所致的收缩作用不敏感,所以早产儿发生 PDA 危险性比足月儿高。除此之外,由于肺代谢前列腺素的减少,早产儿 PGE_2 的循环浓度常常是增高的。这些因素导致早产儿动脉导管关闭延迟。随着胎龄增加,导管对前列腺素的松弛作用的敏感性降低,而对氧的收缩作用的敏感性增加[49]。

RDS 也增加了 PDA 的危险性。外源性肺表面活性物质,特别是预防性应用,也可能增加症状性 PDA 的危险性[49,50]。PDA 使 RDS 的病程更加复杂[49,51]。T. S. 病程是一个典型的早产儿 RDS 改善后 PDA 症状加重的过程。随着肺表面活性物质的应用,T. S. 的肺功能得到改善。随后,肺血管阻力降低,经动脉导管左向右的分流增加,造成呼吸状态恶化。此外,对 T. S. 进行过量的液体输入是医源性因素,增加了经 PDA 的分流,加重肺充血程度[49]。

案例 105-3,问题 2:T. S. 的表现是否与 PDA 的表现相符?

T. S. 的临床表现是由于肺血流量增加、体循环灌注减少和左心室容量负荷过大引起的,而这些是由于左室输出量经 PDA 进入肺脏的分流增加所致。心率加快以代偿外周灌注的不足,这又造成心输出量增加和经 PDA 左向右分流增加,形成一个恶性循环。脉压(收缩压和舒张压的压力差 32mmHg)增大是主动脉血流经 PDA 分流的结果,引起洪脉。收缩期杂音并不是永久存在的,当肺血管阻力下降时,血流经动脉导管发生湍流而引起杂音。心动过速、心前区搏动增强和持续性杂音是由于收缩期经动脉导管左向右分流的结果[52]。

案例 105-3,问题 3:T. S. 存在血流动力学严重改变的 PDA,它的潜在并发症是什么?

肺血流量增加和由其造成的肺水肿会加重 T. S. 的呼吸系统症状,增加对机械通气的需求。越高的通气支持(增加 MAP 和 FiO_2)越会增加 T. S. 患 BPD 的危险性。如果不治疗 PDA,T. S. 可能会发展为继发于左室舒张末容量增加的充血性心力衰竭。血流动力学严重改变的 PDA 也会使 T. S. 有发生脑室内出血和 NEC 的危险[49]。

治疗

案例 105-3,问题 4:怎样处理 T. S. 的 PDA?

对于 T. S. 症状性 PDA,最初的医疗处理是支持治疗,包括液体管理(如限制液体入量和利尿剂治疗)、纠正贫血、处理低氧血症和酸中毒。尽管过量的液体摄入会增加 PDA 的危险,但是仅限制液体入量并不会使导管关闭。T. S. 的液体输入量应限制在每日 100~120ml/kg(大约总液量的 80% 就可以维持需要),以避免加重肺水肿和预防充

血性心力衰竭[49]。还应该立即给予呋塞米,1mg/kg 静脉推注,以治疗肺水肿(参见问题9)。除液体管理以外,贫血的纠正也很重要。血红蛋白降低会增加心输出量,损害心功能。贫血不仅会增加对左心室输出量的需求,以保证足够的氧气运送到组织,而且也可能因降低了血流经肺血管床的阻力,使左向右分流量增大[49]。因此,建议血细胞容积应>40%~45%。鉴于 T. S. 的胎龄、出生体重和 PDA 的大小,仅进行常规的治疗,疗效很可能不佳。因此,T. S. 需要吲哚美辛或布洛芬治疗。

非甾体抗炎药物

吲哚美辛(indomethacin)和布洛芬(ibuprofen)都有治疗 PDA 的针剂。这些药物非特异性地抑制前列腺素合成,因此抑制 PEG 对动脉导管扩张作用。吲哚美辛临床治疗 PDA 已超过 25 年,因存在副作用,其他前列腺素抑制剂,如布洛芬也被研究用于 PDA 治疗。研究表明布洛芬关闭 PDA 一样有效,而显著减少对肾脏、肠系膜和脑血流的影响。近期一篇 meta 分析比较布洛芬和吲哚美辛的作用,布洛芬降低 NEC 和暂时性肾功能损伤(如少尿、血清肌酐上升等)的风险[53]。然而,致残率、BPD 和 IVH 发生率与吲哚美辛相似。目前还没有布洛芬的长期随访研究,选用何种药物治疗 PDA 还需进一步研究[53]。基于目前研究,对有肾损害高危人群使用布洛芬更为合适,首次剂量是 10mg/kg,之后 24 小时内间隔 5mg/kg 2 次。如果尿量<0.6ml/(kg·h),暂停第 2 剂或第 3 剂药物[2]。

遗憾的是,不是每个接受吲哚美辛治疗的患儿都会引起动脉导管收缩,因此,可能需要对 T. S. 进行 PDA 手术结扎。一般对吲哚美辛治疗无效或吲哚美辛治疗禁忌的新生儿采用手术结扎[49]。

> **案例 105-3,问题 5:** 因为考虑布洛芬对肾功能的影响较小,主治医生决定用布洛芬治疗。由于药品召回和布洛芬暂时缺货,决定给 T. S 吲哚美辛治疗,吲哚美辛剂量和给药途径是什么?

T. S. 选择的治疗方式是静脉使用吲哚美辛。肠道给药的药效不如静脉给药,沉淀物形成、肠道吸收减少和不稳定性会降低药效。另外,肠道给药和 NEC 发生相关[54]。

吲哚美辛药代动力学在早产儿之间存在很大的个体差异。血清浓度并不总是和治疗作用或副作用一致。而且,最佳治疗量血清浓度还尚未确定[55]。尽管报道了一些剂量规则,但通常应用的是国家合作研究机构(National Collaborative Study)制定的剂量指标[51]。每间隔 12~24 小时给予吲哚美辛 1 次,共 3 次。所有新生儿第 1 次静脉给药量相同:0.2mg/kg。因为吲哚美辛的清除率与日龄成正比,所以第 2 次和第 3 次剂量由首次应用吲哚美辛的日龄决定。如果开始治疗时不足 2 日龄,每次用量 0.1mg/kg,如果开始治疗时是 2~7 日龄,每次用量 0.2mg/kg,如果开始治疗时大于 7 日龄,每次用量 0.25mg/kg。第 2 次和第 3 次用药间隔 12~24 小时。虽然没有特别的指标说明必须间隔 12 或 24 小时,但是个体用药间隔取决于新生儿的尿

量。如果用吲哚美辛后尿量>1ml/(kg·h),可以在 12 小时给予下一剂量。如果尿量<1ml/(kg·h),而>0.6ml/(kg·h),用药间隔可增大到 24 小时。如果尿量<0.6ml/(kg·h),停止用药。T. S 需要 3 次吲哚美辛 0.15mg(0.25mg/kg)治疗,间隔 12 小时,如果尿量减少则根据上述调整用药时间。

最近研究报道了另外一些应用吲哚美辛治疗早产儿 PDA 的剂量策略。最初剂量为 0.2mg/kg,之后 0.1mg/kg 或 0.2mg/kg,间隔 12~24 小时,给药 2 次。一项测量血药浓度的研究指出,较大的新生儿(>10 日龄)需要更大剂量的吲哚美辛[56],这可能是由于这些新生儿吲哚美辛的清除率高。由于快速静脉输注吲哚美辛会引起肠系膜动脉和肾血管床收缩,建议输注时间大于 20~30 分钟。连续输注吲哚美辛似乎副作用更少,但还需要更多的研究[57]。

通过评价 PDA 临床指标,如心动过速、脉压增大、洪脉、心脏杂音和脱离通气支持的能力来确定吲哚美辛的疗效。在一些病例中,用超声心动图可证实 PDA 的关闭。

> **案例 105-3,问题 6:** T. S. 吲哚美辛治疗期间,应该监测哪些临床和实验室数据?

首次应用吲哚美辛治疗之前,T. S. 应行超声心动图检查以除外导管依赖的先天性心脏病,并证实 PDA 的存在。此外,因为吲哚美辛最常见的副作用是肾毒性,治疗前 T. S. 应检测血清肌酐和血尿素氮(BUN)。接受吲哚美辛治疗的婴儿会出现一过性少尿,并伴有血清肌酐升高。这是由于吲哚美辛导致肾血流量和 GFR 减少所致[51]。稀释性低钠血症继发于尿量减少或由于抗利尿激素活性增强所致体内液体排出减少所致。低钠血症治疗的重点在于通过液体限制减少过多水分的摄入,而不是补充钠。在接受最后一次吲哚美辛治疗之后的 72 小时,肾功能一般应恢复正常。通常在伴有肾衰竭的新生儿,尿量<0.6ml/(kg·h),或血清肌酐>1.8mg/dl,是吲哚美辛治疗的禁忌证[51]。

呋塞米能增加肾前列腺素合成,已被建议有助于预防吲哚美辛相关的肾毒性。然而,通过增加前列腺素,呋塞米可理论上减少导管闭合。目前,研究不支持在接受吲哚美辛治疗 PDA 的早产新生儿中常规使用呋塞米。脱水患者也禁忌使用呋塞米[58]。除了常规监测肾功能和血清电解质,还应该仔细监测氨基糖苷类药、地高辛和其他肾排泄类药物的血药浓度。吲哚美辛治疗会减少肾脏对药物的清除,造成这些药物的蓄积,需减量使用这些药物[59]。

由于吲哚美辛减少血小板聚集,在 T. S. 开始治疗之前要进行血小板检查。血小板减少症(血小板计数<50 000/μl)是吲哚美辛治疗的禁忌证[51]。对血小板减少症病例,吲哚美辛治疗可以暂时延迟,直到能进行血小板的输注。其他吲哚美辛治疗的潜在禁忌证包括活动性出血和由于上消化道出血、穿孔,曾报道吲哚美辛的应用可引起 NEC[50]。这些胃肠作用可能与肠道血流量减少有关,通常见于快速地静脉输注吲哚美辛时。Ⅱ~Ⅳ级脑室内出血也常被列为吲哚美辛治疗的禁忌证,但是,吲哚美辛治疗可能与脑室内出血的进程不相关。事实上,预防性应用吲哚美辛可能与严重

的脑室内出血（Ⅲ和Ⅳ级）发病率的减少有关[49,50]。

案例 105-3，问题 7：何时是首次应用吲哚美辛治疗症状性 PDA 的最佳时机？

对何时开始应用吲哚美辛治疗症状性 PDA 还存在争议。一些研究中心选择在婴儿出生后 2~3 日（早期症状性 PDA）有 PDA 早期征象（即杂音、脉压增大、心动过速）的时候进行治疗。其他一些研究中心则选择直到有充血性心力衰竭的临床证据时才进行治疗（晚期症状性 PDA，生后 7~10 日）[50]。两种吲哚美辛治疗方式（早期和晚期）都能显著降低 PDA 发病率，但都会造成严重的一过性尿量减少和血清肌酐升高。一些研究指出，接受早期吲哚美辛治疗的婴儿，BPD 和 NEC 发病率显著降低，并减少了手术结扎的几率[50]。相反，一项研究发现，最终 PDA 闭合率和对手术结扎的需要在早期和晚期吲哚美辛治疗的新生儿是相似的。事实上，晚期治疗的新生儿 43% 可自然闭合，这可能提示早期治疗是不必要的。另外，早期治疗的新生儿肾脏副作用和需要机械通气的几率也更高[60]，因此，不建议早期常规应用吲哚美辛。然而小早产儿发生较大 PDA 概率大，这些建议也适用于布洛芬。因为 T. S 是一个患 RDS 的超低出生体重儿，是较大 PDA 的高发人群，并且出现 PDA 临床表现，因此需要尽快治疗。

案例 105-3，问题 8：T. S. 在开始吲哚美辛治疗之后最初 12~24 小时内减少了呼吸机支持。经过 3~4 日逐渐下降参数，呼吸机设置不能再进一步降低。接下来的 2~3 日，呼吸状况有所恶化，呼吸机支持增加。T. S. 现在有心动过速、脉压增大、洪脉和心前区动度增强。复查超声心动图检查显示一个小到中度大小的 PDA。当时数据包括：

BUN：10mg/dl

SCr：1.1mg/dl

钠：134mmol/L

钾：4.9mmol /L

氯：97mmol /L

尿量：2.3ml/（kg·h）

液体入量：130ml/（kg·d）

血小板：180 000/μl

为什么 T. S. 的 PDA 会复发？该怎样治疗？

应用吲哚美辛后 70%~90% 的 PDA 成功关闭，但是有 20%~35% 的患儿，最初对吲哚美辛有反应，以后会发生导管的重新开放或复发[61]。PDA 复发极易发生在低出生体重儿。下列一些因素可以解释为什么 T. S. 对吲哚美辛只有短暂的反应。PDA 复发与胎龄成反比，胎龄 26 周早产儿导管重新开放的发生率明显高于 >27 周早产儿（分别是 37% 和 11%）[62]。随着吲哚美辛血清浓度的衰减，PGE₂ 产物回升，而未成熟儿动脉导管对 PGE 的扩血管作用敏感度更高，胎龄越小，复发率越高[49,51]。对呼吸机依赖的患儿特别重要，如 T. S.。因为机械通气增加了循环中有扩脉作

用的前列腺素。

另外，虽然导管重新开放率不依赖于吲哚美辛的血清浓度，但看起来也与吲哚美辛的治疗时机、日龄和吲哚美辛治疗前 24 小时的液体入量有关[62]。生后 48 小时内接受吲哚美辛治疗婴儿的复发率要低于生后 7 日以后开始治疗的婴儿[49]。由于 PDA 解剖上的关闭可延数周，所以 T. S. 最初对吲哚美辛有反应，之后动脉导管重新开放并不奇怪。

尽管有争议，但是，延长吲哚美辛治疗时间可以防止复发，使导管永久关闭。一些延长治疗时间的方法已经成功地防止了导管的重新开放[49,61]。静脉输注吲哚美辛，每次 0.2mg/kg，每隔 12 小时 1 次，共 3 次，继续用每次 0.2mg/kg，每隔 24 小时 1 次，共 5 次，这种方法能够显著降低体重 <1 500g PDA 患儿的复发率，使复发率从 47% 降到 10%，而不会增加毒性作用。同时，对手术结扎的需要也显著降低[61]。但是，也有一些研究指出，接受延长治疗（7 次）的婴儿的死亡率有别于接受短疗程（3 次）的婴儿[49]。此外，近期 meta 分析显示长疗程（6~8 剂）并不改善 PDA 闭合、再次治疗率、再开放率或手术率。长疗程被发现针对性降低肾功能，增加 NEC 发生率，因此不推荐常规长疗程使用吲哚美辛治疗[63]。考虑个体化，尤其是超低出生体重儿早产儿，最佳给药时间和疗程需进一步研究。

T. S. 持续依赖呼吸机，有发展成 BPD 的危险性。由于没有吲哚美辛治疗的禁忌证，所以应该给予第二个疗程。为了防止复发，在完成标准的 3 次给药疗法之后，可以给予另外 5 次吲哚美辛（每次 0.1~0.2mg/kg，间隔 24 小时 1 次）[61,63]。如果 PDA 对延时疗法无效或者初期有效而后又复发，T. S. 又一直依赖呼吸机，这样就很可能需要做手术结扎，以永久闭合 PDA。

预防用药

案例 105-3，问题 9：预防应用吲哚美辛能阻止症状性 PDA 的进展吗？

吲哚美辛预防性治疗定义为：给出生 24 小时内具有发生症状性 PDA 高危因素的新生儿使用吲哚美辛治疗[64]。常规预防性治疗会使很多不需要治疗的新生儿接触吲哚美辛（以及它的副作用），因为 PDA 患儿常常很快不治而愈。预防性使用有近期益处：显著降低了 PDA 和脑室内出血（Ⅲ和Ⅳ级）的发病率和对手术结扎需要[64]。遗憾的是，大部分的研究还不能提示吲哚美辛预防性治疗 PDA 可以降低死亡率、BPD 或 NEC 的发病率。此外，接受预防性治疗的婴儿，少尿和血清肌酐升高的发生率更高[64]。因此，不推荐常规应用预防性治疗。不过，在一些缺乏心脏病学诊治条件或颅内出血发生率高的新生儿科可以考虑进行预防性治疗。早产儿，特别是有发展为重度 PDA 危险因素的早产儿（如极低出生体重儿），一旦有临床体征就要早期治疗。

已有报道布洛芬预防性治疗（出生后 24 小时之内给药）可明显降低 PDA 发生率和药物治疗以及手术治疗

率[65]，不会降低 BPD、IVH、NEC、死亡率,可能增加肾功能损伤和败血症风险。由于缺乏布洛芬长期随访研究,目前不推荐布洛芬用于 PDA 的预防性治疗[65]。

对乙酰氨基酚治疗

案例 105-3,问题 10: NICU 多学科讨论中,高年资护士提出对乙酰氨基酚治疗 PDA 比 NSAIDS 安全。能否用对乙酰氨基酚替代吲哚美辛治疗"T. S. 的症状性 PDA 呢? 目前的有何证据支持?

该高年资护士的观点部分正确,但需注意以下事项。有些病例报道说明在 NSAIDS 治疗失败或禁忌证时使用对乙酰氨基酚[66-68]。与 NSAIDS 相同,对乙酰氨基酚也是抑制前列腺素合成。然而不同的是,NSAIDS 抑制环氧化酶-1 和环氧化酶-2(在前列腺素合成的早期阶段),对乙酰氨基酚是抑制后面阶段的过氧化物酶和前列腺素合成酶,由于不同的机制,对乙酰氨基酚被认为比 NSAIDS 副作用小。

有 2 个随机对照研究比较对乙酰氨基酚和布洛芬治疗早产儿 PDA[67,68]。这 2 个研究都是用对乙酰氨基酚 15mg/kg,每 6 小时使用 1 次,使用 3 日。有 Meta 分析提示两者在 PDA 疗效和 PDA 再开放率无差别[68],在次要结果和副作用方面两者无差异,但是应用对乙酰氨基酚组的患儿的需氧时间更短,高胆红素血症的发生率更低。虽然结果看似很有希望,但是最近研究报道生后使用对乙酰氨基酚和孤独症相关。另外,动物实验证明在新生儿脑发育期使用对乙酰氨基酚会影响脑发育,因此,在临床使用对乙酰氨基酚之前需进一步研究包括长期随访神经系统预后[68]。出于这些顾虑,对乙酰氨基酚还未替代吲哚美辛治疗 T. S. 的 PDA。在平衡利弊之后,对于 NSAIDS 无效或有禁忌证的症状性 PDA,有些临床医生可能会在手术之前使用对乙酰氨基酚治疗[67]。

坏死性小肠结肠炎

案例 105-4

问题 1: C. D. ,女婴,15 日龄,孕 28 周早产,出生体重 908g,出生后合并 RDS、败血症和 PDA。给予 C. D. 气管插管机械通气、1 次 beractant、7 日的氨苄西林和庆大霉素,以及吲哚美辛治疗。第 4 日给予肠道喂养,标准早产配方奶,80cal/100ml,每 3 小时 5ml[44ml/(kg·d)]。生后 5~7 日,喂养从每次 5ml 增加到每次 20ml [176ml/(kg·d)]。这天早上,C. D. 表现出腹胀、血便、代谢性酸中毒和多次发作的呼吸暂停,并需要重新气管插管辅助通气。脉血气分析结果如下:

pH:7. 15

PCO$_2$:67mmHg

PO$_2$:55mmHg

碱缺失:10

X 线检查显示肠壁囊样积气症(气体位于黏膜下层)。C. D. 被禁食,重新给予静脉注射庆大霉素,4mg/kg,每 36 小时 1 次,以及氨苄西林,100mg/kg,每 12 小时 1 次。C. D. 有哪些 NEC 的临床体征? NEC 的发病机制是什么? C. D. 有那些 NEC 的危险因素?

坏死性小肠结肠炎(necrotizing enterocolitis,NEC)是一种急性肠坏死,最常见的新生儿非呼吸系统致死性疾病。NEC 的发病率为 3%~11%,与出生体重和胎龄成反比[69]。大约 90%~95% 的 NEC 发生在早产儿,也可发生在足月儿[70]。NEC 发病时间和胎龄及出生体重成反比,胎龄越大,NEC 发生越早,虽然 NEC 不常发生在足月儿中,但常常在生后 3~4 日内发生。相反,胎龄 30 周的早产儿发生 NEC 的平均日龄为生后 20 日。因此,早产儿发生 NEC 的危险期更长[71,72]。虽然 C. D. 是超早产儿,但她发生 NEC 的时间早于平均值(15 日日龄时发病),最有可能的原因是过量的超前喂养。NEC 相关住院率大约为每 1 000 例活产婴儿中发生 1.1 例[73]。NEC 的死亡率高达 40%~50%,大约 25% 的存活儿会有长期的并发症[70,71,73]。另外,NEC 患儿住院时间延长(需手术者 60 日,不需手术者 20 日)。NEC 住院治疗费用为 60 000~70 000 美元,手术治疗 NEC 的住院费用为 200 000 美元[70,74]。

C. D. 有以下几个 NEC 的临床体征,包括腹胀、血便、呼吸暂停、代谢性酸中毒和腹部 X 线检查显示的肠壁积气。患者可能出现胃潴留、呼吸窘迫、大便潜血、昏睡、体温不稳,也可能发生血小板和中性粒细胞减少。NEC 还可能并发肠穿孔、腹膜炎、败血症、弥散性血管内凝血(disseminated intravascular coagulation,DIC)和休克。腹部 X 线检查显示,肠黏膜下或门静脉系统有气体存在时可诊断 NEC。肠穿孔时可以观察到腹腔内有游离气体的存在。尽管这些 X 线表现可以证实 NEC 的诊断,但是 NEC 早期的临床体征和 X 线征象之间存在时间滞后。

NEC 从早期出现轻微临床症状后,24~48 小时内可缓慢进展到休克、腹膜炎和弥漫性肠坏死的进展阶段。尽管 NEC 可发生在消化道的任何部位,但疾病最常局限于回肠和结肠。一种根据全身、肠道和 X 线征象进行严重程度分类的分级系统已建立,使患者的评价和治疗保持一致[75]。IA 和 IB 级 NEC 包括疑似或除外 NEC 的新生儿和婴儿。这些患儿可能有轻微的消化道症状,如呕吐和胃排空延迟、体温不稳、呼吸困难、直肠排解血便或轻度的肠梗阻。IIA 和 IIB 级的婴儿是 NEC 的确诊患者,通常有腹胀、血便和 X 线可见肠壁积气。IIB 级的患者也可有代谢性酸中毒和血小板减少。IIIA 和 IIIB 级(进展期)患儿有严重的临床表现,包括腹膜炎、腹水、休克、严重的代谢性和呼吸性酸中毒和 DIC。IIIB 级还包括肠穿孔。NEC 出现肠壁积气的 X 线表现是由肠内细菌移位至肠壁内产生氢气引起的。因为影像学中肠壁积气难以发现,有些需要手术治疗的 NEC 并无影像学改变,因此新的诊断标准如生化指标可以尽快帮助诊断 NEC 以及预防进展。C. D. 的临床表现最符合 IIB 级 NEC。

NEC 确切的发病机制还不清楚,但表现为多因素。最可能的机制是肠道细菌和其他因素对肠黏膜的损伤的结果。

炎性介质如血小板活化因子、TNF-α、及 IL-1β（白介素-1β）和 IL-8（白介素-8）对肠黏膜也有损伤作用[70,72]。新生儿肠黏膜易损伤的原因如下：①对潜在的损害物质，如细菌和蛋白质的渗透性增加；②宿主免疫防御降低，包括肠黏膜 IgA 浓度低下；③非免疫性的防御降低，如蛋白酶和胃酸的浓度降低。此外，肠道菌群定植不当也为早产儿 NEC 病因之一，尤其因为 NEC 在生后 1 周发病，这时肠道已经定植了厌氧菌。除此之外的很多因素（产前和产后）都能造成肠黏膜的损伤，增加患 NEC 的危险性[72,75]。产前母亲的因素包括子痫、羊膜早破、胎儿窘迫、母亲可卡因的使用和剖宫产术。产后因素包括早产、低出生体重、缺血/低血氧、窒息、低体温、低血压、呼吸窘迫、呼吸暂停、营养不良、感染、严重血液动力改变的 PDA、先天性消化道畸形、发绀型心脏病、毒素、高渗物质（例如喂养、药物）、提前肠道喂养、交换输血和存在脐动静脉置管[72,74,75]。一些药物，如糖皮质激素、吲哚美辛、H₂ 受体拮抗剂和长期经验性静脉应用抗生素，也增加了 NEC 发生率[72,74,75]。但是，NEC 最重要的临床危险因素是早产[75]。

C. D. 有几个发展为 NEC 的危险因素，包括早产、极低出生体重、先前的感染史，以及需要机械通气的 RDS。另外，C. D. 不仅被给予高渗的配方奶（80cal/100ml，而不是 67cal/100ml），而且还加奶过快。这两个因素也可能促进了 NEC 的发展。90% 以上的 NEC 患儿接受了肠道喂养，尽管也有未喂养患儿发生 NEC[70]。肠内营养（母乳或配方奶）为肠道细菌繁殖底物。结果是，经由细菌发酵这些营养物质，产生了还原物质、有机酸和氢气。虽然研究表明快速加奶（30ml/（kg·d）与 15~20ml/（kg·d）比较）会增加 NEC 发生率。有系统综述报道加奶速度 30~35ml/（kg·d）比 10~20ml/（kg·d）更快达到足量喂养以及更快恢复至出生体重，而并未增加 NEC 发生率或 NEC 穿孔率[73]。以往研究显示早期开奶可能增加 NEC 发生率，然而近期研究未能证实该结论，相反，早期开奶（<4 日）能显著减少肠外营养天数[73]。C. D. 开始喂养量过多，为 44ml/（kg·d），而且每日增加了 44ml/kg，导致增加了发生 NEC 的风险。如果 C. D. 被合理喂养，她应该在 7~14 日内达到足量喂养，而不是 4 日。最后，PDA 的存在，以及应用吲哚美辛治疗 PDA 也促使 C. D. 患上 NEC。PDA 及吲哚美辛的应用造成了肠系膜血流减少，引起局部缺血和肠黏膜损伤[71]。

治疗

案例 105-4，问题 2： 应该怎样治疗 C. D.？

严重的腹胀会影响呼吸功能和肠血流。因此，一旦怀疑 NEC，应立即禁食并放置胃管，低压间歇吸引，以缓解腹部压力。应密切监测 C. D. 的生命体征和腹围以观察病情进展。同时经常进行全血计数（CBC）和血小板计数以监测中性粒细胞减少和血小板减少的发生。应行血、尿和便培养，静脉抗生素应尽可能快地应用：20%~30% NEC 患儿合并有菌血症，至少每隔 4~8 小时常规复查腹片评估进展情况。Ⅰ级 NEC 的患儿在等待培养结果和有临床体征期间，通常应用 3 日抗生素。一旦 NEC 诊断被排除，可停用抗生素。可缓慢开始肠道喂养。但是，一旦确诊 NEC，应立即开始持续抗生素治疗和应用肠外营养。患儿需要 7~14 日的肠道休息（禁食）。确诊 NEC（Ⅱ级和Ⅲ级）的患儿抗生素和肠道休息的疗程决定于全身状况（如代谢性酸中毒、血小板减少）的严重程度。一般而言，Ⅱ级 NEC 患儿需要抗生素治疗和肠道休息 7~10 日，而Ⅲ级 NEC 患儿需要至少 10~14 日。C. D. 为ⅡB级，至少需要肠道休息 7~10 日，在此期间要行全肠外营养，同时应该通知手术团队。Ⅲ级患儿可能还需要限制液体入量、应用血管活性药物如多巴胺和多巴酚丁胺及手术干预，尤其是对那些 NEC 穿孔的患儿[70,71]。约 40% NEC 患儿有肠道穿孔的绝对手术指征，需要手术干预（腹腔引流或剖腹探查）[73]。不管以何种手术方式，50%超低出生体重手术患儿会死亡[72]。

案例 105-4，问题 3： C. D. 刚完成 7 日的氨苄西林和庆大霉素治疗，再次应用是否合适？

治疗 NEC 的抗生素选择取决于在不同新生儿科室观察到的常见微生物及它们对抗生素的敏感性。NEC 常见的微生物包括肠道菌属（如大肠埃希菌、克雷伯杆菌属）、假单胞菌、金黄色葡萄球菌（在个别病例对甲氧西林耐药）、表皮葡萄球菌、梭状芽孢杆菌、肠病毒和轮状病毒[72,77]。大多数 NEC 病例适于应用广谱青霉素（如氨苄西林）联合氨基糖苷类（如庆大霉素）。

因为与 NEC 感染相关的表皮葡萄球菌感染也有所增加。因此，在一些婴儿室或对那些有葡萄球菌感染危险（如有中心导管或长期住 ICU 的新生儿）的特殊患者，万古霉素（vancomycin）和一种氨基糖苷类抗生素（aminoglycoside）合用作为常规治疗。万古霉素可能比氨苄西林更适用，因为万古霉素能对抗耐甲氧西林的表皮葡萄球菌，以及肠球菌和链球菌属。所以当 C. D. 住院超过 1 周，且出生体重<1 000g，应用万古霉素和庆大霉素可能更合适，特别是如果她的新生儿 ICU 具有葡萄球菌院内感染的高发病率时。C. D. 应行肠外抗生素治疗 7~10 日。

联合应用其他抗生素治疗 NEC，包括头孢噻肟和万古霉素及头孢噻肟和氨苄西林。头孢噻肟和万古霉素联合应用已显示出可以防止严重的腹膜炎和出生体重<2 200g 的 NEC 患儿的死亡和手术需求，而庆大霉素和氨苄西林没有此作用。头孢噻肟和万古霉素联合应用对需氧代谢有抑制作用，而氨苄西林和庆大霉素没有此作用，这可以解释上述发现[76]。因此，如果万古霉素和庆大霉素无效果，应考虑将庆大霉素更换为头孢噻肟。

案例 105-4，问题 4： 2 日后，C. D. 发生腹膜炎，伴有腹水（Ⅲ级 NEC）、低血压、恶化的代谢性酸中毒、中性粒细胞减少和弥散性血管内凝血。给予静脉输液，多巴胺维持血压，输新鲜冰冻血浆和全血治疗凝血症，静脉推注芬太尼 1μg/（kg·h），以控制疼痛。腹部 X 线观察到腹腔内游离气体。血和尿培养 48 小时无细菌生长。还有什么额外抗微生物的方法可以提供？

在明确 NEC Ⅱ级或Ⅲ级时经验性使用抗厌氧菌药物尚有争议,很多医院会常规使用抗厌氧菌[76]。两种最常用的药物是克林霉素和甲硝唑。在 NEC 的治疗中常规应用克林霉素并没有降低肠坏疽、穿孔的发病率或死亡率。另外,腹腔狭窄发病率的升高与它相关[76]。尚无研究甲硝唑在早产儿中的效果,也无副作用的相关报道,因此在一些医院中会使用甲硝唑。最近研究报道联合使用抗厌氧菌药物对Ⅱ级和Ⅲ级 NEC 患儿的死亡或肠狭窄发生率无影响[77]。还有,抗厌氧菌治疗并不能阻滞已诊断的 NEC 在7日内进展致死或进展至需要手术的程度。然而,所有的新生在使用抗厌氧菌治疗后肠狭窄的发生率均升高,另外,接受抗厌氧菌治疗的 NEC 手术患儿的死亡率在下降[77]。基于上述研究,在内科保守治疗的 NEC 患儿中使用厌氧菌治疗需谨慎平衡利弊,然而需手术的继发于肠穿孔的腹膜炎患需要同时覆盖需氧菌和厌氧菌的抗感染治疗。因此,应将包括抗厌氧菌的抗生素如甲硝唑增加到对 C.D. 的目前治疗中。

并发症和预后

案例 105-4,问题 5: C.D. 被紧急地推进手术室,切除了40cm 的带有回盲瓣的坏死回肠。C.D. 可能会有怎样的长期营养问题?

NEC 术后最常见的并发症为肠狭窄(25%)和短肠综合征(11%)[70]。由于切除了部分小肠,C.D. 有发展为短肠综合征、吸收不良和营养不良的危险。判断短肠综合征最重要的因素是保留的小肠长度和回盲瓣的存在。C.D. 被切除了大部分小肠和回盲瓣,因此,她最可能患短肠综合征。

由于末端回肠是吸收维生素、微量矿物质和营养物质的重要部位,C.D. 有对这些物质吸收减少的危险。由于切除了回盲瓣,C.D. 出现肠道通过时间增快和腹泻(回盲瓣在控制肠道通过时间发挥重要作用)。口服药物经肠道给药的吸收也会由于患者伴有短肠综合征而减少。当 C.D. 开始大部分经肠道喂养时,应该监测她是否有脂肪吸收不良和其他营养素的缺乏(如缺乏维生素 A、B_{12}、D、E 和 K),并据此补充。

尽管可以早期诊断和激进治疗,大约 15%~50% 的NEC 患儿死亡,出生体重<750g 和手术患儿死亡率最高[69,70,74,75]。并且,NEC 后患儿更易发生神经系统损害(如脑瘫),尤其手术治疗后的患儿更加高危[73]。

预防

案例 105-4,问题 6: 应怎样预防 C.D. NEC 的发生?

一些干预措施可减少 NEC 的发生率。早产儿的肠道喂养可以推迟几周,而早期给予静脉营养。相比快速喂养,肠道准备或微量喂养(使用小剂量的配方奶或母乳几日以刺激胃肠粘膜的生长),降低了 NEC 发生[73]。由于母乳可提供抗体、生长因子和细胞免疫因子,因此它能减少 NEC

的发病率[74,75]。近期研究表明纯母乳喂养比母乳和配方奶混合喂养 NEC 发生率和手术率显著降低[74]。相反,应用高渗配方奶或药物能对肠道造成渗透性损伤,引起 NEC。母亲的类固醇激素(常用来促进胎儿的肺成熟)由于对微绒毛膜有促进成熟的作用,可以减少 NEC 的发病率。

尽管肠道预防性使用抗生素(如庆大霉素或万古霉素)可以减少 NEC 发生率,但这并不建议常规使用[74]。NEC 患儿可能由不同微生物感染所致,用一种肠道抗生素无法有效覆盖抗菌谱。另外常规预防性使用抗生素和耐药菌出现相关,尤其是长期重复使用[72,74]。

益生菌是定植在肠道的非致病性微生物制剂,对宿主身体有益。最常见的益生菌有乳酸杆菌和双歧杆菌。最近的一项 Chocrane 综述研究显示,口服益生菌能显著减少发生严重 NEC 以及死亡风险,在极低出生体重儿中缩短达到足量喂养时间[78]。而且,近期研究发现益生菌并不影响生长和神经系统远期预后(18~22 月龄到 3 岁随访)[78]。其中一个主要问题在于极低出生体重儿免疫功能尚未成熟,暴露于益生菌可能增加感染风险。尽管 Chocrane 综述研究未发现益生菌增加新生儿感染风险,但是全身感染的案例,尤其是超低出生体重儿全身感染的案例已有报道[78]。未发现益生菌相关的败血症可能和常规方法无法从血培养中培养出相关。大多数研究并未研究在超低出生体重儿中益生菌的效果,而超低出生体重儿是 NEC 的高发人群。益生菌最佳种类(菌株、菌种、单种或多种联合、活菌或死菌)、使用时间、剂量和疗程尚不清楚。对于纯母乳或部分母乳喂养儿益生菌益处尚未得知。另外,没有在美国进行相关研究,大部分研究未使用美国常见的益生菌产品。最后,美国尚无适当监管机构可以保证其质量的产品。感染风险,但是全身感染的案例,尤其是超低出生体重儿全身感染的案例已有报道。因此如需在极低出生体重儿中使用益生菌预防 NEC,需要临床研究去阐明这些问题,需仔细监测死亡率、NEC、耐药菌出现。当 C.D. 准备开始喂养时,母乳(如果有)可以减少日后 NEC 发病风险。虽然益生菌能显著减少 NEC 发生,但此时仍不建议使用。

新生儿败血症和脑膜炎

案例 105-5

问题 1: 患儿 J.E.,男,出生体重 850g,胎龄 28 周,胎膜早破>72 小时。患母有发热,被诊断为绒毛羊膜炎。J.E. Apgar 评分生后 1 分钟 3 分,5 分钟 4 分,10 分钟 7分。当即予气管插管,机械通气,并收入 NICU。入院时生命体征:

HR:190 次/min

体温:35.8℃

BP:56/33mmHg

血尿培养结果未归。有意义的实验室检查结果:

WBC:2 400/μl,其中分叶状核嗜中性粒细胞 25%,杆状核嗜中性粒细胞 15%,淋巴细胞 45%,单核细胞10%,嗜酸性粒细胞 4%,嗜碱性粒细胞 1%

血小板:45 000/μl

C-反应蛋白(C-reactive protein,CRP):5mg/dl

新生儿败血症的病因和发病机制有哪些?患儿 J. E. 存在哪些高危因素?哪些临床表现和实验室检查结果支持败血症诊断?

细菌性败血症会显著影响新生儿的患病率和死亡率。新生儿,尤其是早产儿容易感染,这与免疫功能低下有关。新生儿低下的免疫功能(如中性粒细胞功能不成熟,免疫球蛋白含量低)会导致炎症局限化的能力降低。一旦组织被感染,细菌就很容易扩散,进而导致全身散播性疾病。另外,像 J. E. 这样的早产儿,缺乏调理素抗体,对感染的敏感性增加。这些感染通常由带有多糖荚膜的细菌(如 B 组链球菌、大肠埃希菌、B 型流感嗜血杆菌)导致[79]。

新生儿败血症的发生率大约为每 1 000 例活产婴儿中发生 6~9 例,发生率与胎龄和出生体重呈负相关。极低出生体重儿的发病率更高(约 25%)[80]。危险因素(如 J. E. 病例中所表现的)包括:早产、低出生体重、男性、母亲易感因素(如胎膜早破、发热、白细胞数升高或核左移、绒毛膜羊膜炎和尿路感染)[81,82]。即使经过治疗,新生儿败血症的病死率仍高达 30%~50%,在体重<1 500g 患儿中病死率最高[83]。脑膜炎作为细菌性败血症的并发症,发生率为 10%~30%[83]。因致病菌不同,脑膜炎的病死率为 20%~50%[81]。据报道 20%~60%的存活患儿会出现远期后遗症,包括耳聋、行为异常、发育落后、脑瘫、局灶性运动障碍、抽搐和脑积水[79,84]。

常见病原体

在分娩发生前,羊膜内的胎儿环境是正常无菌的。一旦破膜,婴儿就可能受到来自母亲生殖道定植菌的侵袭。大多数定植菌对母体不会造成感染,但是对婴儿却是有害的。早发型新生儿败血症(发生于生后 72 小时内的败血症)通常是由来自母亲生殖道的微生物引起的。早发型新生儿败血症最常见的病原菌是 B 组链球菌(50%)和大肠埃希菌(20%)。其他主要的病原体还有单核细胞增多性李斯特杆菌、肠球菌和其他革兰氏阴性杆菌(如流感嗜血杆菌,肺炎克雷伯菌)[84,85]。

晚发型新生儿败血症(发生于生后 3 日以后的败血症)通常由以上原发的或院内病原体感染。院内感染病原体包括凝固酶阴性葡萄球菌(coagulase-negative staphylococci,CONS),特别是表皮葡萄球菌、金黄色葡萄球菌、假单胞菌属、厌氧菌和念珠菌属[84,86]。院内败血症的最主要危险因素是静脉置管(脐静脉或中心静脉)和静脉高营养持续时长。其他危险因素还包括早产、低出生体重、长期住院、较早使用抗生素、脂肪乳、H₂-阻滞剂的应用、侵袭性操作、胃肠道疾病(包括 NEC),以及其他体内置管(如气管插管、V-P 分流管)和经鼻 CPAP[80,87]。在极低出生体重儿中,70%的晚发型新生儿败血症是由革兰氏阳性菌引起的,其中凝固酶阴性球菌(CONS)是最常见的病原菌(68%),其余为金黄色葡萄球菌,肠球菌和 B 组链球菌[88]。开始抗生素治疗之前,应该区分 CONS 是源自导管或静脉置管的定植菌还是真正意义上的菌血症的致病菌。

新生儿败血症临床表现无特异性,体征亦不明显,特别是极低出生体重儿[81]。最常见的临床表现为喂养困难、体温波动、嗜睡或呼吸暂停[81,83]。其他表现包括血糖不稳定(低血糖或高血糖)、心动过速、呼吸困难或发绀、气促、腹泻、呕吐、喂养不耐受、腹胀、代谢性酸中毒和白细胞异常[81]。在 J. E. 病例,支持新生儿败血症的临床表现和实验室检查包括:心动过速(190 次/min)、低体温(35.8℃)、白细胞减少(WBC 2.4×10³/μl)、粒细胞减少(绝对计数960/μl)、分类核左移[未成熟粒细胞/总粒细胞(I/T)0.38]、血小板减少(45 000/μl)及 C 反应蛋白增高(5mg/dl)。新生儿败血症的临床表现中低体温比发热更为常见,尤其是早产儿。然而如果出现发热,则是细菌感染的强有力证据。粒细胞减少,特别是核左移(如病例 J. E. 所见)提示严重败血症,是骨髓白细胞耗竭的征象。白细胞增高同样提示新生儿感染,但缺乏特异性。I/T 比值是诊断新生儿败血症的有效指标,定义是未成熟中性粒细胞与总中性粒细胞(含未成熟粒细胞)的比值。I/T 比值小于 0.3 为正常[82]。CRP 是一种与组织损伤炎症反应相关的急性反应蛋白,也是诊断新生儿败血症的实验室指标之一。CRP 大于 1mg/dl 提示炎症反应和感染可能[82]。细菌感染患儿血清 CRP 水平感染后 6~8 小时开始升高,2~3 日到达高峰[89]。因此,由于反应延迟,对于早发型新生儿败血症 CRP 的诊断意义不足。感染后 2~3 日连续监测 CRP 水平对于经验性抗生素治疗疗程具有指导意义。对于没有临床表现,且连续 CRP 正常的患儿可停止经验性抗生素治疗。然而 CRP 增高也可出现在其他临床情况,比如病毒感染、组织缺血损伤、溶血或绒毛膜羊膜炎。降钙素原是另一种感染急性期反应物,在细菌感染时比 CRP 更早出现,故降钙素原的早期检测更有用。然而,新生儿常规检测降钙素原时也有很多局限性,包括非特异性(如未发生感染的情况下也可能导致降钙素原升高)以及缺乏年龄特异性的参考范围[89]。因此,单用 CRP 和降钙素原的指标作为诊断败血症和细菌感染的标准时需谨慎。新生儿感染的晚期表现包括黄疸、肝脾大和淤斑[81]。尽管新生儿脑膜炎不常出现前囟膨隆、姿势异常和抽搐的表现,但是这些中枢神经系统症状一旦出现就提示发生脑膜炎。

新生儿发生败血症时,常常需考虑是否合并细菌性脑膜炎[79]。引发新生儿败血症的主要致病菌同时也是导致细菌性脑膜炎的主要致病菌[83]。细菌性脑膜炎的确诊方法是腰椎穿刺。血培养阳性、神经系统体征异常、白细胞增高或核左移、尿出现细菌性抗原的患儿应行腰椎穿刺检查[90]。仅仅因为来自母亲的高危因素而接受经验性抗生素治疗的患儿无需进行腰椎穿刺检查[89]。但值得注意的是,血培养阴性并不能排除细菌性脑膜炎。每 4 000 例活产婴儿中约有 1 例血培养确诊细菌性脑膜炎,然而细菌性脑膜炎患儿中 15%~50%的血培养为阴性[89]。脑脊液(cerebrospinal fluid,CSF)应进行革兰氏染色、细胞计数及分类、糖和蛋白水平检测、细菌培养。新生儿脑脊液正常细胞计数和蛋白含量与成人和较大儿童不同。正常健康新生儿脑脊液蛋白含量约为成人的 2~3 倍,并随着年龄的增长而逐渐降低,早产儿脑脊液中蛋白含量可能更高[79]。新生儿脑脊液细胞计数也很难解释,因为所观测到的脑膜炎患儿脑脊液细胞数与正常新生儿的值可能相重叠。确诊新生儿败血症需要从血、尿、脑脊液或身体其他部位分离出病原菌。

败血症和脑膜炎的治疗

案例105-5,问题2: J. E. 应该接受何种抗生素治疗方案?

J. E. 必须立即接受合理的静脉经验性抗生素治疗。如果等到培养结果确诊(24~72 小时)再开始抗生素治疗,病死率将显著增加,尤其是对于怀疑脑膜炎的患儿。对早发型新生儿败血症和脑膜炎患儿,经验性抗生素治疗首先采用氨苄西林联合氨基糖苷类抗生素(表 105-3 和表 105-4)[2,91-93]。选择这些抗生素是因为:(a)它们对引起新生儿感染的常见病原体有杀菌作用;(b)可以进入中枢神经系统;(c)相对安全;(d)临床证实有效。如果 B 组链球菌(group B streptococcus,GBS)的培养为阳性,应将氨苄西林调整为高剂量青霉素 G,因为青霉素 G 对 GBS 更为有效。如果高度怀疑脑膜炎,应采用三代头孢(如头孢噻肟)而非庆大霉素,因为相较于氨基糖苷类抗生素,三代头孢具有更好的中枢神经系统通透性。

表 105-3

新生儿及婴儿庆大霉素使用剂量指南[2,96]

年龄	延长给药间隔剂量方案[a]
受孕后年龄<32 周	4~5mg/(kg·剂),每 36~48 小时
受孕后年龄 32~36 周	4~5mg/(kg·剂),每 36 小时
受孕后年龄≥37 周	4~5mg/(kg·剂),每 24 小时

[a] 一些医疗机构根据可能影响肾脏药物清除率的临床因素(如出生抑制、需要血管加压药支持的低血压或导致外周灌注减少的先天性心脏缺陷)经验性调整给药间隔

因此,当怀疑 J. E. 有新生儿败血症和脑膜炎时,应立即予氨苄西林85mg,每 12 小时静脉滴注 1 次,联合氨基糖苷类抗生素(如庆大霉素 4.2mg,每 48 小时静脉滴注 1 次)。氨苄西林应采用脑膜炎的治疗剂量,直至排除脑膜炎。氨苄西林对 B 组链球菌、肠球菌、李斯特菌和大多数大肠埃希菌群有效。氨基糖苷类抗生素(如庆大霉素或妥布霉素)通常对革兰氏阴性菌有效。此外,氨基糖苷类抗生素和氨苄西林在治疗李斯特菌和 GBS 感染时可能有协同作用[82]。具体种类的氨基糖苷类抗生素的选择应根据新生儿 ICU 中的抗生素耐药性决定。阿米卡星应保留使用于对庆大霉素和妥布霉素耐药的革兰氏阴性病原菌。氨基糖苷类抗生素应达到安全有效的血药浓度,传统治疗方案如下:庆大霉素和妥布霉素,峰浓度 6~8μg/ml,谷浓度<2μg/ml;阿米卡星峰浓度 20~30μg/ml,谷浓度<10μg/ml,确保峰浓度至少 8 倍高于最低抑制浓度(minimum inhibitory concentration,MIC)[94]。如果氨基糖苷类抗生素采用延长间隔剂量,那么庆大霉素和妥布霉素的血清峰浓度为 10~12μg/ml;血清谷浓度至少低于 1μg/ml,这取决于 MIC。

传统上氨基糖苷类抗生素对于新生儿是每日多次给药[庆大霉素 2.5mg/(kg·剂),每日 2 次或 3 次]。这个剂量方案常导致在早产儿中峰浓度低于目标范围,谷浓度高于浓度范围。随着药代动力学研究的进步,认识到与婴儿、年龄较大的幼儿及成人相比,新生儿体内水溶性药物分布容积较大,氨基糖苷类抗生素的肾脏清除率较低[95]。因此,很多医疗机构都采用更高的氨基糖苷类抗生素剂量(如庆大霉素 4~5mg/kg),延长给药间隔[每 24、36 或 48 小时,由胎龄(GA)或受孕后年龄(PMA)决定][96,97]。一项 Cochrane 综述得出结论,新生儿更高的氨基糖苷类抗生素剂量并延长给药间隔与每日多次给药同样有效,没有毒性增加的证据。血清峰浓度和谷浓度也更可能在目标范围内[98]。

这个剂量方案(更高的每千克体重的药物剂量,并延长给药间隔)在新生儿中常常被称为氨基糖苷类抗生素延长间隔剂量,然而这不能与相同名称的成人给药剂量方法混淆[95]。成年人常采用氨基糖苷类抗生素延长间隔剂量(也就是每日 1 次剂量或单日剂量)。氨基糖苷类抗生素的杀菌作用呈现浓度依赖性。采用氨基糖苷类抗生素延长间隔剂量的理由包括:①通过提供高的血清峰浓度/MIC 的比值加强杀菌作用;②提供延长的抗生素后效应;③在给药间隔末尾有一段无药期,将抗生素的耐药性降到最低[99]。成人氨基糖苷类抗生素延长间隔剂量给药与更高的氨基糖苷类抗生素剂量并延长给药间隔给药之间的关键差异包括:(a)成人的目标峰浓度约为 20~25μg/ml,而新生儿为 8~12μg/ml;(b)成人给药间隔结束时出现无药物期,而新生儿通常观察到可接受的较低但可测量的谷浓度;(c)标准化给药线图允许根据成人单次血清浓度(给药后 8~12 小时采集)进行间期调整;然而,建议对新生儿进行常规峰浓度和谷浓度监测[95,99,100]。

某些婴儿室使用第三代头孢(如头孢噻肟或头孢曲松)代替氨基糖苷类抗生素联合氨苄西林一起使用作为治疗早发型新生儿败血症和脑膜炎的经验性治疗的起始方案[80,87,94]。第三代头孢的抗菌谱包括大多数革兰氏阴性菌和 GBS。然而第三代头孢对李斯特菌或 D 组链球菌无效。因此,在经验性治疗新生儿感染时,第三代头孢必须与氨苄西林联合使用。新生儿高胆红素血症忌用头孢曲松,因为可使胆红素从白蛋白结合位点上被置换下来。头孢曲松同样与胆囊淤积和胆汁淤积有关[2,94]。此外,当头孢曲松和含钙溶液同时使用时,在肺和肾可以发现头孢曲松-钙沉淀物。少数致死性病例已有报道,在使用含钙溶液或药物 48 小时内不宜使用头孢曲松[94]。因此,头孢噻肟是更适合在新生儿中应用的头孢菌素。

相比氨基糖苷类抗生素,第三代头孢菌素有很多优点,包括更好的中枢神经系统渗透性,血药浓度的清除,更小的肾毒性。但是,与常规的氨苄西林和庆大霉素治疗方案相比较,第三代头孢并未能显著改善临床疗效或微生物终点。事实上,相较于庆大霉素,在生后头几日内过度使用头孢噻肟导致新生儿死亡的风险增加[94]。如果在新生儿 ICU 广泛使用第三代头孢会迅速出现革兰氏阴性耐药菌(如阴沟

表 105-4

新生儿抗菌药使用方案:剂量和给药间隔[2,91-93]

药物	体重<1 200g	体重 1 200~2 000g		体重>2 000g	
	PNA 0~4 周 (mg/kg)[a]	PNA 0~7 日 (mg/kg)[a]	PNA 8~28 日 (mg/kg)[a]	PNA 0~7 日 (mg/kg)[a]	PNA 8~28 日 (mg/kg)[a]
两性霉素 B					
脱氧胆酸盐	1,每 24 小时	1,每 24 小时	1,每 24 小时	1,每 24 小时	1,每 24 小时
脂复合物/脂质体	5,每 24 小时	5,每 24 小时	5,每 24 小时	5,每 24 小时	5,每 24 小时
氨苄西林					
脑膜炎	100,每 12 小时	100,每 8 小时	75,每 6 小时	100,每 8 小时	75,每 6 小时
其他疾病	50,每 12 小时	50,每 12 小时	50,每 8 小时	50,每 8 小时	50,每 6 小时
头孢噻肟[b]	50,每 12 小时	50,每 12 小时	50,每 8 小时	50,每 12 小时	50,每 8 小时
氟康唑	6,每 72 小时	12,每 24 小时	12,每 24 小时	12,每 24 小时	12,每 24 小时
甲硝唑	7.5,每 48 小时	7.5,每 24 小时	15,每 24 小时	15,每 24 小时	15,每 12 小时
苯唑西林/萘夫西林[b]	25,每 12 小时	25,每 12 小时	25,每 8 小时	25,每 8 小时	25,每 6 小时
青霉素 G					
脑膜炎[c]	50 000U,每 12 小时	100 000U,每 12 小时	100 000U,每 8 小时	100 000U,每 8 小时	100 000U,每 6 小时
其他疾病	25 000~50 000U,每 12 小时	25 000~50 000U,每 12 小时	25 000~50 000U,每 8 小时	25 000~50 000U,每 12 小时	25 000~50 000U,每 8 小时
万古霉素	15,每 24 小时	15,每 12~18 小时	15,每 8~12 小时	15,每 8~12 小时	15,每 6~8 小时

[a] 出生后年龄。
[b] 治疗脑膜炎时应采用更高剂量。
[c] 所列剂量用于治疗 B 组链球菌脑膜炎

肠杆菌、铜绿假单胞菌和沙雷菌属)以及耐万古霉素的肠球菌。此外延长治疗会增加新生儿念珠菌感染的风险[94]。相反,使用庆大霉素则很少有耐药菌产生的报道[80]。因此,联合用药,如氨苄西林和头孢噻肟,应预留用于下列情况:①新生儿 ICU 中出现可疑耐氨基糖苷类的革兰氏阴性肠道菌;②新生儿 ICU 中无法检测氨基糖苷类抗生素的血药浓度;③不宜使用氨基糖苷类抗生素的特殊患儿(如肾衰患儿)。

晚发型新生儿败血症的治疗应直接针对院内感染和早发型感染的主要病原菌。初始抗生素的选择应考虑到新生儿的危险因素、临床情况和既往使用过何种抗生素治疗,同时还应考虑到新生儿 ICU 中院内感染的特殊病原菌和耐药菌。目前,晚发型新生儿院内感染性败血症最常见的病原菌是 CONS[101]。由于耐甲氧西林的 CONS 出现率很高,万古霉素作为怀疑晚发型新生儿败血症经验性用药的选择之

一。然而,万古霉素的广泛使用,会导致耐万古霉素的肠球菌和金葡菌出现。因此,不建议使用万古霉素作为新生儿院内感染性败血症经验性治疗的常规用药。高选择性使用万古霉素治疗 CONS 感染时,其发病率和死亡率很低,同时还显著减少了万古霉素的用量。选择使用万古霉素的原则应根据新生儿 ICU 中院内感染病原菌的不同、敏感程度、患儿危险因素、临床情况和抗生素使用史进行仔细考量。因此,如果 J. E. 放置了中心静脉管后出现晚发型败血症,那么初始抗生素的选择应包括氨基糖苷类(覆盖革兰氏阴性)联合抗葡萄球菌青霉素(如萘夫西林、甲氧西林)或万古霉素(用于金黄色葡萄球菌和表皮葡萄球菌)。在新生儿 ICU 中出现耐甲氧西林金葡菌时可使用万古霉素替代抗金葡菌的青霉素,万古霉素还可以如前所述选择性使用于表皮葡萄球菌(一种 CONS)感染[101]。

两性霉素 B 可作为系统性真菌感染初始治疗的选择用

药[83]。由于念珠菌定植的出现率很高（高达60%），在极低出生体重儿高达20%进展成为侵袭性真菌感染，因此，在这些患儿可预防性使用氟康唑以防止念珠菌的定植和感染[102]。胎龄小于等于27周，或体重低于1 000g的患儿预防性使用氟康唑受益最多。尽管如此，仍不推荐常规使用预防性抗真菌感染治疗，预防性抗真菌感染治疗应预留使用于真菌感染发生率较高的ICU。由于J.E.并未有少见病原菌感染，所以合适的治疗方案为氨苄西林85mg，静脉注射，每12小时，联合庆大霉素4.2mg，静脉注射，每48小时。

一旦病原菌被分离出，需检测病原菌的敏感性，并对抗生素治疗方案进行调整。在合理治疗24～48小时后，需复查血、脑脊液或尿培养，用以确定细菌已被杀死。应仔细J.E.评估是否发生严重细菌感染合并症，如脑膜炎、骨髓炎、脓肿形成或心内膜炎。

疗程

只要没有证据证实合并脑膜炎或其他局灶感染（如脓肿形成），大多数全身性细菌感染的疗程为7～10日（或在临床显著改善后5～7日）。如果新生儿临床反应慢或累及多器官系统时，抗生素治疗可能需要持续14～21日[84]。若48小时的培养结果为阴性，且患儿没有临床或实验室证据证明败血症，应停用抗生素。若新生儿出现严重感染表现，且在抗生素治疗后有所改善，即使培养结果为阴性也应继续抗生素治疗[85]。

如果脑脊液培养为阳性，在J.E.病例中应每日或隔日复查脑脊液，以确定脑脊液中的细菌何时被清除。新生儿脑膜炎抗生素的疗程取决于临床反应和抗生素治疗开始后脑脊液培养为阳性的持续时间。合适的疗程为脑脊液培养阴性后至少14日[81,83]。这相当于抗生素用于革兰氏阴性菌感染的疗程为至少21日，用于革兰氏阳性菌感染的疗程至少14日。通常来说，清除脑脊液中革兰氏阴性肠杆菌所需时间（72小时），比清除革兰氏阳性菌所需时间（36～48小时）长[81]。

先天性感染

TORCH 滴度

案例 105-6

问题1：S.Y. 女，体重2 000g，胎龄34周，经阴道分娩出生。S.Y. 母亲有胎膜早破（>72小时），分娩困难并出现胎儿窘迫，需经胎儿头皮监测。查体：极度烦躁，呼吸60次/min，头皮及眼周可见数个小疱疹，还伴有结膜炎。给S.J.氧疗，并进行动脉血气分析。取血、尿、脑脊液进行细菌和真菌培养后，开始静脉注射氨苄西林200mg，每12小时，庆大霉素9mg，每36小时，以排除败血症。在得到培养结果之前抗生素治疗方案不会改变。此时，S.Y. 还需哪些检查和信息？

某些细菌、病毒和原虫可引起胎儿感染，造成胎儿死

亡、先天畸形、严重的中枢神经系统后遗症、宫内发育迟缓或早产[99]。引起这些感染的主要病原可以按英文第一个字母缩写为TORCH：弓形体病（toxoplasmosis），其他（other）（如梅毒、淋病、乙型肝炎、李斯特菌属），风疹（rubella），巨细胞病毒（cytomegalovirus），单纯疱疹病毒（herpes simplex）。由于这些疾病潜在的严重后果，有任何感染征象的新生儿（如激惹、发热、血小板减少、肝脾大），都需要评估这些宫内感染和出生前后获得性感染。这些感染中，每一种感染的诊断应该分别考虑。一套完整的感染性病疾病检查应该包括针对所有可疑病原的特异性抗体滴度测定或者聚合酶链反应测定，而不是仅送一个单一血清样本进行TORCH滴度测定[103]。

有关先天性感染的主要临床表现和治疗参见表105-5[2,84,103-106]。这些感染的临床表现可能部分重叠，也可能同时发生二种或更多病原的感染。由于很多新生儿出生时没有症状，所以先天性感染不易被发现。因此，母亲产前筛查和准确评估母亲病史中的危险因素尤为重要。其他可以引起先天获得性感染的病原包括：人类免疫缺陷病毒（human immunodeficiency virus，HIV）、人类细小病毒、水痘-带状疱疹病毒和麻疹病毒[103]。

当怀疑先天性感染时，应针对每一个可疑的病原进行适当的诊断性检查。这些检查包括尿中、口咽部、鼻咽部、大便中和结膜部的病毒培养，同时还应获得完整的母亲病史及近期母亲阴道培养结果[103]。对每一个考虑到的可能病原测定特异性IgM水平也是推荐的。S.Y. 有先天感染的迹象（如呼吸困难、皮疹和结膜炎），由于S.Y. 的皮疹性质是小疱状的，所以高度怀疑单纯疱疹病毒（herpes simplex virus，HSV）感染。皮肤疱疹、结膜、口咽、鼻咽、直肠、尿和脑脊液应进行HSV和其他已知引起先天性感染的病原培养。也可以取疱疹处的组织刮片，通过荧光标记的HSV单克隆抗体进行快速诊断。确诊和怀疑其他病原感染还需做的其他辅助检查（如肝功能、凝血酶原时间、部分凝血活酶时间、脑电图、CT或MRI[103]。

早产儿呼吸暂停

新生儿呼吸暂停是一种危及生命的情况，在早产儿和低出生体重儿中尤为常见。胎龄34～35周早产儿呼吸暂停发生率仅为7%[107]，然而胎龄26～27周早产儿呼吸暂停发生率高达78%，体重<1 000g早产儿呼吸暂停发生率为84%[108]。尽管对呼吸暂停存在不同的定义，但是有临床意义[107,109,110]的呼吸暂停可以定义为呼吸停止≥15秒，或<15秒但伴随有心动过缓（心率<100次/min），严重低氧血症或发绀，也可出现苍白或肌张力低下。

新生儿呼吸暂停可以由严重的原发病（如感染、代谢性疾病、颅内病变）、药物或早产本身引起[110]。在确诊早产儿呼吸暂停之前，应做详细的病史采集、体格检查和实验室检查，以排除其他原因所致的呼吸暂停[109]。在诊断早产儿呼吸暂停前除外新生儿败血症尤为重要。如果发现非早产所致呼吸暂停的病因，应针对特定的病因进行治疗，如应用抗生素治疗新生儿败血症继发性呼吸暂停。

表 105-5

新生儿先天性和围生期感染[2,84,103-106]

病原	主要临床表现	确诊或高度怀疑病例的治疗
单纯疱疹	小疱状皮疹、角膜结膜炎、小头畸形、CNS 感染、肝炎、肺炎、早产、呼吸窘迫、败血症、癫痫、脉络膜视网膜炎	阿昔洛韦:20mg/kg IV 每 8 小时,疗程 14～21 日 眼部病变:阿昔洛韦静脉用药加局部治疗,1%～2%曲氟尿苷,1%碘苷,或 3%阿糖腺苷
弓形虫	脉络膜视网膜炎、脑室扩大、小头畸形、脑积水、颅内钙化、腹水、肝脾大、淋巴结病、黄疸、贫血、智力低下	磺胺嘧啶 100mg/(kg·d),分 2 次口服,疗程 1 年;合用乙胺嘧啶 2mg/(kg·d)疗程 2 日,后改为 1mg/(kg·d),2～6 个月后改为 1mg/kg qod,至完成 1 年疗程。同时予亚叶酸 5～10mg,每周 3 次,疗程 1 年
苍白密螺旋体	早期:骨软骨炎、骨膜炎、肝脾大、皮疹(斑丘疹或小疱-大疱样)、鼻炎、脑膜炎、IUGR、黄疸、肝炎、贫血、血小板减少、脉络膜视网膜炎 晚期:Hutchinson 三联症(间质性角膜炎、神经性耳聋、Hutchinson 牙)智力低下、脑积水、马鞍鼻、桑树状磨牙	水剂青霉素 G IV(首先)或 IM,疗程 10 日。 日龄≤7d:5 万 U/kg,每 12 小时 日龄>7d:5 万 U/kg,q8h 或普鲁卡因青霉素 G 5 万 U/(kg·d),IM 每日 1 次,疗程 10 日
乙型肝炎	早产,通常无症状,远期影响包括慢性肝炎、肝硬化、肝衰竭、肝细胞癌	围生期接触者(母亲 HbsAg 阳性):生后 12 小时内 HBIG 0.5ml IM 及乙肝疫苗 IM(不同的 IM 部位);1 个月和 6 个月时重复乙肝疫苗接种。
风疹病毒	早期:IUGR、视网膜病变、肌张力低下、肝脾大、血小板减少性紫癜、骨损害、心脏影响。 晚期:听力丧失、智力低下、糖尿病 罕见:心肌炎、青光眼、小头畸形、肝炎、贫血	支持疗法
巨细胞病毒	淤斑、肝脾大、黄疸、早产、IUGR、肝酶增高、高胆红素血症、贫血、血小板减少、间质性肺炎、小头畸形、脉络膜视网膜炎、颅内钙化 晚期:听力损失、智力低下、神经运动障碍、视力障碍	更昔洛韦 IV(最佳的剂量和疗程尚未确定;临床前数据建议 12mg/(kg·d),分 2 次,持续 6 周)
淋病奈瑟菌	新生儿眼炎、头皮脓肿、败血症、关节炎、脑膜炎、心内膜炎	非播散性(包括新生儿眼炎):头孢曲松 25～50mg/kg,IV 或 IM,用药 1 次(最大量:125mg);针对新生儿眼炎,以下两者选用其一:头孢噻肟 100mg/kg,IV 或 IM 用药 1 次;用盐水冲洗法治疗新生儿眼炎 播散性:头孢曲松 25～50mg/kg,IV 或 IM 每 24 小时;头孢噻肟 25～50mg/kg,IV 或 IM 每 12 小时 疗程:关节炎或败血症:7 日;脑膜炎:10～14 日,胆红素升高者选用头孢噻肟

CNS,中枢神经系统;HBIG,乙型肝炎免疫球蛋白;HbsAg,乙型肝炎表面抗原;IM,肌内注射;IUGR,宫内生长迟缓;IV,静脉注射;qod,隔日 1 次

早产儿呼吸暂停可分为 3 类:中枢性、阻塞性和混合性。中枢性呼吸暂停约占 40%(无呼吸费力);10%由阻塞引起;其余 50%为混合性[109]。虽然这些术语包含了不同的机制,阻塞和气道关闭是引起 3 种不同类型呼吸暂停的重要机制(即使是"中枢性")。早产儿呼吸暂停的治疗包括:氧疗、轻柔的触觉刺激、调节环境温度、甲基黄嘌呤、经鼻 CPAP 和正压通气。

案例 105-7

问题 1:S. M.,男,胎龄 29 周早产,出生体重 995g。生后第 2 日出现 7 次呼吸暂停,继发心动过缓,心率降至 85 次/min。呼吸暂停持续时间为 20～30 秒,并需要氧气和触觉刺激。3 次长时间的呼吸暂停需要面罩气囊复苏。呼吸暂停发作间期患儿看上去是正常的,体格检查和实验室检查均与其胎龄相符。为除外败血症进行血培养,并开始予氨苄西林和庆大霉素治疗。对于 S. M. 的呼吸暂停该如何治疗?

甲基黄嘌呤，特别是咖啡因和茶碱（或氨茶碱），作为治疗特发性早产儿呼吸暂停的起始用药已被广泛接受[107,109]。这些药物通过中枢和周围作用减少呼吸暂停发作次数。甲基黄嘌呤刺激延髓呼吸中枢，并增加感受器对二氧化碳的反应性，结果增加了呼吸动力和每分通气量。中枢刺激作用能通过腺嘌呤核苷感受器阻滞来调节。腺嘌呤核苷是一种已知的呼吸抑制剂，茶碱和咖啡因都能在受体水平竞争性抑制腺嘌呤核苷[107]。在外周，甲基黄嘌呤能增加膈肌收缩力，减轻膈肌疲劳，并改善呼吸肌的收缩力。此外，甲基黄嘌呤能增加儿茶酚胺的释放和代谢率。这样可以改善心脏的输出和氧合作用，减少低氧和呼吸暂停的发作。

当频发呼吸暂停，呼吸暂停持续时间≥20秒，伴随明显的心动过缓或发绀，或非药物治疗无法控制的呼吸暂停时可以开始甲基黄嘌呤疗法。S.M. 呼吸暂停持续时间长，伴随心动过缓，需要氧疗，此时开始甲基黄嘌呤治疗是适宜的。

案例105-7，问题2： 查房时，NICU医生询问咖啡因与茶碱相比，考虑两者药代动力学、功效和毒性，对S.M. 应该选择何种药物，何种剂量？应该如何回答医生？

咖啡因在早产儿的血浆清除率相当低，且半衰期显著延长（72~96小时）[2]。低清除率反映了新生儿低下的肝脏代谢，也是依赖于缓慢的尿排泄清除的结果[111]。所以咖啡因在新生儿可以24小时给药1次。随着PMA增加[112]，咖啡因半衰期逐渐缩短，生后3~4.5个月后，血浆清除率接近成人水平[113]。因此，PMA 38周后需要调理咖啡因剂量。然而，大多数胎儿在PMA超过36周后不再需要呼吸暂停的治疗。

足月新生儿中与血浆白蛋白结合的茶碱（36%）低于成人（65%）[114]。降低蛋白结合率与增加的分布容积共同导致茶碱在新生儿体内的分布容积更大。这个更大的分布容积导致需要更大的负荷量以达到相似的血药浓度。与咖啡因类似，茶碱在早产儿中的清除率[17.6ml/（kg·h）]明显低于1~4岁幼儿的观测值[100ml/（kg·h）][114]，导致新生儿所需的茶碱维持量较小。随着PMA增加，茶碱清除率及由此决定的维持量均增加。婴儿在PMA 40~50周时，茶碱清除率发生最明显的成熟型变化，此时调整维持量尤为重要[115]。

在成人体内，茶碱主要在肝脏经进行代谢[116,117]。不同的是，茶碱在新生儿清除的主要途径是以未代谢形式经肾排出（55%）[115]。在新生儿体内，茶碱在肝脏代谢（尤其是N-脱甲基作用）减少。与成人一样，茶碱在新生儿体内也是通过甲基化转化为咖啡因。然而，新生儿脱甲基作用途径的减少，导致咖啡因清除减少和明显的血清咖啡因蓄积。平均来说，血清咖啡因的浓度是血清茶碱浓度的40%[115]。接受茶碱治疗的新生儿，茶碱衍生的咖啡因可能会影响所观察到的药理作用和毒性作用。在PMA 50周

后，茶碱衍生的咖啡因浓度就变得没有意义了。

比较研究已经发现，茶碱和咖啡因对控制早产儿呼吸暂停有相似的功效。但咖啡因的优点可能比茶碱更多一些，包括更宽泛的治疗指数。茶碱的不良反应如心动过速、中枢神经系统兴奋和喂养不耐受，比咖啡因更常见。咖啡因在早产儿的半衰期延长且用药需求不会随时快速变化，所以不用频繁监测咖啡因的血药浓度。大多数早产新生儿接受标准剂量后血药浓度可达到治疗范围（5~20μg/ml）[113]。特定患儿（如临床出现中毒症状或难治性呼吸暂停）需检测咖啡因血药浓度。枸橼酸咖啡因静脉负荷量为20mg/kg（相当于咖啡因10mg/kg），24小时后继以维持量枸橼酸咖啡因5~8mg/kg（相当于咖啡因2.5~4mg/kg），推荐每日1次。枸橼酸咖啡因负荷量推荐使用输液泵静脉给药，给药时间需持续30分钟。维持量可以静脉给药，给药时间需持续10分钟，也可以口服给药[2]。因为咖啡因半衰期较长，接受咖啡因治疗的患儿需监测较长时间（如7~10日），如果发生毒性反应必须监测其不良作用；而停止给药后必须监测呼吸暂停的复发。值得注意的是，在美国还有另一种以苯甲酸钠盐形式的静脉咖啡因产品在销售，苯甲酸与喘息综合征有关，并且还可能在白蛋白结合点上置换胆红素[2]。由于这些毒性，安钠咖在新生儿中忌用。

一项大样本随机安慰剂对照研究观察了咖啡因治疗极低出生体重儿早产儿呼吸暂停的短期和长期的疗效和安全性[45,118]。咖啡因显著减少BPD的发生率[45]。接受咖啡因治疗的患儿能够从正压通气上撤机的时间比安慰剂对照组快1周尽管咖啡因会导致体重增长减慢，但是这只是暂时的（治疗的前3周）。随访至PMA 18~21个月时，咖啡因显著提高存活率，且不伴随神经发育障碍（如脑瘫、认知发育迟缓）。这些受益不能维持到5岁之后。尽管目前的研究认为新生儿口服茶碱（氨茶碱）和咖啡因吸收良好，但是许多伴有呼吸暂停和心动过缓的新生儿在开始阶段存在喂养问题。因此，治疗通常以静脉途径开始，并且当新生儿稳定并耐受口服时，可以使用口服溶液。注射用枸橼酸咖啡因也可以口服给药。值得注意的是，根据所使用的特定产品不同，氨茶碱是包含80%~85%不等的茶碱。

一般公认，茶碱用于早产儿呼吸暂停的治疗范围是6~12μg/ml，这个范围低于通常的哮喘的治疗量（5~15μg/ml），理由如下：①发现新生儿茶碱游离部分更多，导致在任何总给药浓度下都有更多的游离浓度；②难以测量的活性代谢产物-咖啡因的显著蓄积；③正在研究中的茶碱治疗呼吸暂停的不同作用机制（如在治疗哮喘中中枢兴奋与支气管扩张相比较）。静脉用氨茶碱的负荷剂量，以及氨茶碱和茶碱的维持剂量可以在相关儿科医学文献中找到[2]。然而，一些剂量方案在应用时已观察到血清中茶碱浓度的大幅度波动[120]。选择茶碱的起始剂量时，也应考虑合用的其他药物和疾病状态（如肝肾功能不全）。

开始茶碱治疗72小时后或调整剂量后应检测血药浓

度。如果患儿呼吸暂停发作次数增多、出现毒性反应的症状或体征、体重明显增加时也应检测茶碱的血药浓度。无症状的新生儿，一旦获得稳定的血药水平，可每2周检测1次血药浓度。

由于咖啡因的好处多于茶碱，应当给予 S. M. 枸橼酸咖啡因 20mg（相当于咖啡因 10mg）静脉负荷量，30 分钟。给予负荷量 24 小时后予枸橼酸咖啡因 5mg（相当于咖啡因 2.5mg）维持，每日 1 次。

案例 105-7，问题 3：NICU 的住院医生请你描述对 S. M. 的药物治疗监测计划，包括功效和毒性的监测参数，以及疗程。你应该如何向她描述？

甲基黄嘌呤疗法对早产儿呼吸暂停的治疗目的是减少呼吸暂停和心动过缓的发作次数。连续监测呼吸和心率是恰当且必需的评价。呼吸暂停的发生时间、持续时间、严重程度、患儿的反应和所需的干预方法都应记录。同样还应观察呼吸暂停发作与喂养时间、喂养量之间的关系，以及药物剂量。早产儿呼吸暂停通常在 PMA 34~36 周时缓解，不过一些患儿也可能持续至 PMA 40 周，甚至更久[104,106]。静脉用氨茶碱的负荷剂量，以及氨茶碱和茶碱的维持剂量可以在相关儿科医学文献中找到。因此，假如婴儿不再出现呼吸暂停，通常在 PMA 34~36 周时可停止甲基黄嘌呤治疗。需要更长治疗时间的患儿出院回家后可在呼吸暂停监护仪下维持甲基黄嘌呤治疗，不过这种情况很罕见。

甲基黄嘌呤在新生儿中的毒性反应包括心动过速、激动不安、易激惹、高血糖、喂养不耐受、胃食管返流、呕吐或偶尔溢乳。心动过速是最常见的毒性反应，下调茶碱剂量通常可以缓解。由于茶碱衍生的咖啡因清除率降低，在减小剂量后心动过速可能还会持续 1~3 日。偶然药物过量导致癫痫发作的案例也曾被报道。小心用药和适当监测血药浓度可使甲基黄嘌呤的毒性反应降至最小。

新生儿癫痫

案例 105-8

问题 1：F. H. 足月女婴（体重 3.5kg），有围生期窒息史。Apgar 评分 1 分钟 0 分，5 分钟 1 分，10 分钟 4 分，15 分钟 7 分。围产期患母无滥用药物史。生后 24 小时，F. H. 开始出现右手的节律性抽搐，反复的咀嚼动作、眼睑扑倒和偶尔的四肢类似游泳样的摆动。对 F. H. 的癫痫活动应如何评估？

癫痫发作在足月或早产新生儿中很难被发现。由于脑皮质发育的不完善，新生儿癫痫很少表现为典型的强直-阵挛发作，但可能是阵挛性的（局灶的或多灶的）、强直性的（局灶性的或全身性的）、肌阵挛（局灶的、多灶的或全身性的），或实际上很隐蔽[117,118]。

癫痫小发作包括异常的口-颊-舌的活动、眼的运动、游泳样的、踏板样或踏步样的运动，以及偶尔的呼吸暂停。另外也可能出现自主神经系统症状如：心率、血压、呼吸、皮肤颜色、氧合状况、流涎或瞳孔大小的改变[119]。临床上新生儿癫痫可伴有或不伴有脑电图改变。此外，一些没有临床表现的新生儿也可能出现脑电图显示的癫痫活动（如亚临床癫痫）。

新生儿癫痫发作是一种在神经发育过程中严重威胁生命的常见的临床表现。常见的病因包括代谢和电解质失衡（如血糖、血钙、血镁或血钠）、脑血管损伤、中枢感染、基因疾病或药物相关性原因（如新生儿戒断综合征）[121-126]。因此最初的治疗可能并不包括抗癫痫药物。决定性的治疗是针对特异性病因的。新生儿癫痫发作的快速评估包括对婴儿的气道、呼吸、循环的评估，以及对婴儿的病史、体格检查和实验室检查的回顾。对每个有癫痫发作的新生儿应做床旁血糖测定；实验室血电解质测定包括：血钠、BUN、血糖、钙、镁；血气分析、胆红素；感染性疾病的确定，包括含血小板计数的全血细胞计数（CBC）、CRP 水平、血培养、尿培养、腰椎穿刺做脑脊液分析（细胞计数、蛋白、糖）和脑脊液培养[117,118]。纠正了已知的电解质紊乱以后，可进行抗癫痫药物的治疗。纠正低血糖后，抗癫痫药物治疗可以在尚无实验室结果时开始。

如果上述检查没有任何异常结果，则可做脑电图、代谢性疾病筛查（如血氨、乳酸、丙酮酸盐、血清和尿的氨基酸和有机酸）及对血和尿进行药物筛查[121-124]。合并先天性神经系统异常和癫痫发作的宫内感染，可以通过 TORCH 滴度来鉴定。头颅超声、CT 和 MRI 可鉴别梗死、出血、钙化或可导致癫痫发作的脑畸形[121,122,124]。

案例 105-8，问题 2：F. H. 已经保证足够的通气和维持循环。建立静脉通路；血培养、血电解质包括血钙和血镁送检。试纸显示血糖为 20mg/dl。此时你的评估和推荐的治疗方案是什么？

低血糖看起来是 F. H. 癫痫发作的病因。但是继发于窒息的缺氧缺血性脑病才是新生儿癫痫发作的最常见病因[121,123]。缺氧缺血性脑病可以合并代谢异常，如低血糖、低血钙和低钠血症（由于抗利尿激素的异常分泌）。对于低血糖的定义仍存在争议，因为血糖的正常范围取决于很多因素，如胎龄、出生体重、喂养情况、机体储备及其他疾病状况[125]。传统低血糖定义为：在生后 72 小时内，早产儿全血血糖 <20mg/dl，足月儿 <30mg/dl，72 小时后任何新生儿全血血糖 <40mg/dl。但是在临床实践中，任何年龄的新生儿血糖 <40mg/dl 时都需接受治疗[121]。应该给予 F. H. 7ml（2ml/kg）10% 葡萄糖（200mg/kg），2~3 分钟内静脉注射，继以 10% 葡萄糖静脉持续输注，输液速度为 12.6~16.8ml/h [6~8mg/(kg·min) 或 3.6~4.8mg/(kg·h)][121,125]。监测血糖并按需输入葡萄糖。如果低血糖持续存在，应考虑其他可能的病因，如胰岛肿瘤、肾上腺功能不全及先天代谢异常。皮质类固醇、胰高血糖素、奥曲肽现已被用于治疗顽固性低血糖[125]。

低钙血症和低镁血症的治疗

案例105-8,问题3:F. H. 接受了7ml(700mg)的10%葡萄糖静脉输注,并继以葡萄糖的滴注速度为8mg/(kg·min)。复查试纸血糖结果为80mg/dl,但F. H. 仍有癫痫发作。F. H. 的实验室检查结果回报如下:

Na:137mmol/L

K:4. 3mmol/L

CO$_2$:22mmol/L

Cl:104mmol/L

BUN:7mg/dl

SCr:0. 7mg/dl

葡萄糖:25mg/dl

Mg:0. 5mmol/L

Ca:3. 25mmol/dl

下一步将如何处理以控制F. H. 的癫痫发作?

F. H. 存在低钙血症和低镁血症,两者均可以引起癫痫发作。新生儿低钙血症定义是:早产儿血清钙<7.5mg/dl,足月儿<8mg/dl[123],或血清离子钙<3mg/dl。低镁血症(定义为血清镁<1.5mEq/L)较为少见,但可能合并低钙血症。给予大剂量钙剂而低钙血症仍无法纠正时,应考虑是否合并低镁血症。

应给予F. H. 10%葡萄糖酸钙700mg(200mg/kg),缓慢静脉滴注[121,123],间隔2~4小时给予肌内注射20%硫酸镁溶液50mg/(kg·剂),或静脉注射稀释溶液(最大浓度100mg/ml)[2]。在监测血清浓度的情况下,葡萄糖酸钙和硫酸镁可重复使用。如果静脉注射钙剂速度过快,可能会发生血管舒张、低血压、心动过缓、心律失常及心脏骤停。葡萄糖酸钙静脉输注的最大速度为50mg/min,同时应监测心率、血压和心电图[2]。静脉注射外渗可能导致的严重的皮肤坏死,因此需密切观察葡萄糖酸钙的静脉注射部位。

抗癫痫药物治疗

案例105-8,问题4:尽管F. H. 各项实验室检查正常,但仍有癫痫发作。静脉推注苯巴比妥35mg,推注时间1分钟。10分钟后,F. H. 仍有间歇癫痫发作。请制定控制F. H. 癫痫发作的药物治疗计划。

新生儿抗癫痫的首选药物是苯巴比妥,苯妥英和劳拉西泮通常被认为是第二和第三选择[121,124,126-130]。因为新生儿苯巴比妥的分布容积值大(0. 8~1L/kg),所以需要20mg/kg作为起始负荷量达到治疗效果血清浓度[2,121,124]。由于F. H. 只接受10mg/kg(35mg)剂量的苯巴比妥,现在应再给予10mg/kg,以≤1mg/(kg·min)速度缓慢注射[2],因此35mg苯巴比妥至少需要注射10分钟,而不是在1分钟内快速注入。苯巴比妥给药速度过快可能会导致呼吸抑制、呼吸暂停或低血压。如果在给予F. H. 总负荷量20mg/kg苯巴比妥后仍有癫痫发作,每15~20分钟可以追加苯巴比妥5~10mg/kg,直到总负荷量达40mg/kg。使用

高剂量时,可能会需要呼吸机支持,并应监测血清苯巴比妥浓度。苯巴比妥抗新生儿癫痫发作的疗效在40μg/ml达到顶点,而在更高浓度下其毒副作用也会随之增加[131]。

如果F. H. 癫痫发作得不到控制(尽管已给予最佳苯巴比妥负荷量),应给予苯妥英负荷量70mg(20mg/kg)以每分钟<0. 5~1mg/kg或更低的速度静脉输注[2,121,124]。苯妥英快速静脉给药可能会导致心律失常、心动过缓或低血压。如果出现外渗,苯妥英也可能会引起严重组织损伤。因此,需监测血压、心率、心电图及静脉注射部位。在美国,静脉和肌肉注射用的磷苯妥英,苯妥英的二磷酸酯盐可用于成人[2]。磷苯妥英是一种水溶性苯妥英前体药,经血浆和组织中的酯酶转化为苯妥英、磷酸盐和甲醛。由于其水溶性更高,静脉制剂不含丙二醇,所以与静脉注射相关的心血管不良反应更少。另外,磷苯妥英可安全地肌内注射,使外渗导致的皮肤坏死减少。遗憾的是,目前尚缺乏磷苯妥英应用在新生儿中的临床研究,也无法回答新生儿如何对甲醛进行处置。目前还不推荐新生儿中常规使用磷苯妥英,仍需对其安全性、功效和口服剂量进行评估研究。

如果苯巴比妥和苯妥英无效,可以使用劳拉西泮静脉给药(0. 05~0. 1mg/kg)治疗F. H. 的癫痫发作[2,126,127]。相比地西泮,劳拉西泮作用持续时间长,药品辅料更少。劳拉西泮(特别是与苯巴比妥合用时)可能会引起呼吸和中枢神经系统抑制。因此使用时需监测呼吸、血压和心率。使用劳拉西泮前需用相同体积的5%葡萄糖、生理盐水或灭菌注射用水稀释,并以不少于2~5分钟缓慢静脉注射[2]。

如果F. H. 继续出现癫痫发作,可以考虑静脉持续滴注咪达唑仑或左乙拉西坦静脉给药或口服[121,124,128-130,132]。与咪达唑仑持续输注相比,口服或静脉用左乙拉西坦的神经系统副作用更少,故左乙拉西坦可能被列为首选用药。实际上,与苯妥英相比,一些诊所更倾向于把左乙拉西坦作为的二线用药。尽管左乙拉西坦的静脉制剂尚未被批准在新生儿中使用,但是有些中心采用儿童口服推荐剂量作为静脉使用,因为两者的生物效价相同[2]。然而,左乙拉西坦在新生儿中的最适宜剂量尚未确定[128]。新生儿报道中所使用的剂量还是基于在儿科病例中研究的。由于左乙拉西坦主要通过肾脏排泄(其中66%以未改变的形式从尿液中排泄),相较于年龄较大的婴儿,新生儿的肾脏清除率较低,肾脏清除率较低,因此对于新生儿左乙拉西坦应选择较低的剂量。然而,近期新生儿药代动力学研究[124,129,139]已表明药物在其体内每千克体重的分布容积(与儿童相比)"更大,但新生儿肾功能的未发育成熟使药物的消除比预期快。新生儿出生第1周体内左乙拉西坦的清除率显著增加,达到儿童体内的清除率水平。这个结果提示出生7日内的新生儿需要较大的负荷剂量和维持剂量,7日后需要调整维持剂量。较高剂量的2期临床试验还未完成[124,129]。因此,目前新生儿临床应用左乙拉西坦需要仔细的剂量滴定,以及密切监测不良反应。口服卡马西平、氯硝西泮、拉莫三嗪、托吡酯、丙戊酸(静脉或口服)治疗难治性新生儿癫痫的病例数有限[121,124,126,129]。因为丙戊酸相关性的肝毒性在小于2岁的患儿中风险更高,所以不建议在新生儿中使用该药[2]。若癫痫发作持续存在应考虑静脉使用维生素B$_6$。

维生素 B_6 是一种合成抑制性神经递质 γ-氨基丁酸（γ -aminobutyric acid，GABA）所必需的辅助因子。维生素 B_6 依赖的患儿合成 GABA 时需要更高剂量的维生素 B_6。维生素 B_6 依赖症是一种罕见病，但对抗癫痫药物治疗无效的新生儿癫痫应考虑此病。这些患儿需终生补充维生素 B_6[123]。

案例 105-8，问题 5： 给予总负荷量 105mg 的苯巴比妥和 70mg 苯妥英后，F. H. 停止了癫痫发作。给予最后一次苯妥英负荷量 1 小时后（给予最后一次苯巴比妥负荷量 2 小时后）测得苯巴比妥血清浓度是 35μg/ml，苯妥英血清浓度是 17μg/ml。如何为 F. H. 制定抗癫痫药物的维持量呢？

F. H. 需要苯巴比妥和苯妥英两种药物来控制其癫痫发作是不足为奇的。尽管苯巴比妥和苯妥英具有相同的功效，但是只有不足 50% 新生儿癫痫发作仅单独使用其中任何一种药物就能被控制。当两种药物同时应用时，大约 60% 的新生儿癫痫发作可被控制[133]。

由于需要两种药物控制癫痫发作，应给 F. H. 制定苯巴比妥和苯妥英两种药物的维持剂量。因为在新生儿体内苯巴比妥的半衰期更长（约为 100~150 小时），所以在给予负荷量 24 小时后应开始于 3~4mg/（kg · d）的维持量[2,123,134]，每日 1 次。尽管 F. H. 是足月儿，但是由于其有窒息史，故应接受小剂量的苯巴比妥 2.5~3mg/（kg · d）。有窒息史的新生儿苯巴比妥的清除率降低，因此需要比无窒息史的新生儿更小的维持量就能达到相同的血清浓度[135]。苯妥英的维持量 3~4mg/（kg · d），每 12 小时 1 次，可在给予负荷量 12~24 小时后开始。因为维持量需要随时间增加（通常药到治疗的第 2~4 周）[134]，所以应定期监测这些药物的血药浓度。这可能与肝酶系统的成熟有关，而肝酶系统是随年龄或细胞色素 P450 酶诱导而成熟。新生儿口服苯妥英吸收不充分，应避免在紧急情况下应用。当苯妥英由静脉注射转为口服时，为获得相同的血药浓度需要常规增加 25% 的剂量。另外，年龄大于 2~4 周后有必要每间隔 8 小时给药 1 次。

值得注意的是，苯妥英是一种蛋白高结合药物。新生儿蛋白结合的苯妥英减少，这将导致血清中游离部分增加，因此新生儿血清苯妥英的总治疗浓度范围为 8~15μg/ml，而不是如成人和儿童的 10~20μg/ml。此外，胆红素可以和苯妥英竞争白蛋白结合位点。血清总胆红素浓度和苯妥英的游离片段之间存在正相关性。当新生儿血清胆红素浓度为 20mg/dl 时血清中未结合苯妥英约为 20%（相较于正常时为 10%）[136]。因此血清总苯妥英的浓度需仔细考虑，当新生儿存在高胆红素血症时可能需要测定血清未结合苯妥英的浓度。

抗癫痫药物治疗新生儿癫痫的最佳治疗持续时间尚未确定。由于这些药物潜在的长期毒性和癫痫复发的危险性较低，如果患儿神经系统检查和脑电图正常，出院前一般已停用抗癫痫药物。若持续使用抗癫痫药物，出院后应定期（如 1 个月龄和 3 个月龄时，随后每 3 个月）重新评估。因此，基于患儿神经系统检查和脑电图检查结果，抗癫痫药物的疗程应该个体化。

（戴仪、朱丽、肖蜜黎 译，陈超、李智平 校，徐虹 审）

参考文献

1. Gomella T et al. Gestational age and birthweight classification. In: Gomella T et al, eds. *Neonatology: Management, Procedures, On-Call Problems, Diseases, and Drugs.* 7th ed. New York, NY: McGraw-Hill; 2013:29.
2. Taketomo CK et al. *Pediatric and Neonatal Dosage Handbook.* 21st ed. Hudson, OH: Lexi-Comp; 2014.
3. Wambach JA, Hamvas A. Respiratory distress syndrome in the neonate. In: Martin RJ et al, eds. *Fanaroff and Martin's Neonatal-Perinatal Medicine: Diseases of the Fetus and Infant.* 10th ed. Philadelphia, PA: Elsevier Saunders; 2015:1074.
4. Hillman N et al. Physiology of transition from intrauterine to extrauterine life. *Clin Perinatol.* 2012;39(4):796.
5. Kallapir SG, Jobe AH. Lung development and maturation. In: Martin RJ et al, eds. *Fanaroff and Martin's Neonatal-Perinatal Medicine: Diseases of the Fetus and Infant.* 10th ed. Philadelphia, PA: Elsevier Saunders; 2015:1074.
6. *Survanta Intratracheal Suspension [package insert].* North Chicago, IL: AbbVie, Inc; 2012.
7. *Infasurf Intratracheal Suspension [package insert].* Amherst, NY: ONY, Inc; 2009.
8. *Curosurf Intratracheal Suspension [package insert].* Cary, NC: Chiesi USA, Inc; 2015.
9. *Lucinactant Intratracheal Suspension [package insert].* Warrington, PA: Discovery Laboratories, Inc; 2012.
10. Engle WA et al. Surfactant-replacement therapy for respiratory distress in the preterm and term neonate. *Pediatrics.* 2008;121(2):419.
11. Polin R, Carlo W. Committee on Fetus and Newborn. Clinical Report. Surfactant replacement therapy for preterm and term neonates with respiratory distress. *Pediatrics.* 2014;133:156.
12. Ramanathan R. Choosing a right surfactant for respiratory distress syndrome treatment. *Neonatology.* 2009;95(1):1.
13. Ramanathan R. Animal-derived surfactants: where are we? The evidence from randomized, controlled clinical trials. *J Perinatol.* 2009;29(Suppl 2):S38.
14. Trembath A et al. On behalf of the Best Pharmaceuticals for Children Act-Pediatric Trial Network. Comparative effectiveness of surfactant preparations in premature infants. *J Pediatr.* 2013;163:955.
15. Moya F et al. A multicenter, randomized, masked, comparison trial of lucinactant, colfosceril palmitate, and beractant for the prevention of respiratory distress syndrome among very preterm infants. *Pediatrics.* 2005;115(4):1018.
16. Sinha A et al. A multicenter, randomized, controlled trial of lucinactant versus poractant alfa among very preterm infants at high risk for respiratory distress syndrome. *Pediatrics.* 2005;115(4):1030.
17. Eras Z et al. Neurodevelopmental outcomes of very low birth weight preterm infants with poractant alfa versus beractant for respiratory distress syndrome. *Am J Perinatol.* 2014;13:463.
18. Moya F et al. One-year follow-up of very preterm infants who received lucinactant for prevention of respiratory distress syndrome: results from 2 multicenter randomized, controlled trials. *Pediatrics.* 2007;119(6):e1361.
19. Guardia C et al. A pharmacoeconomic analysis of in-hospital costs resulting from reintubation in preterm infants treated with lucinactant, beractant, or poractant alfa. *J Pediatr Pharmacol Ther.* 2012;17(3):220.
20. Soll R, Ozek E. Multiple versus single doses of exogenous surfactant for the prevention or treatment of neonatal respiratory distress syndrome. *Cochrane Database Syst Rev.* 2009;(1):CD000141.
21. Jensen E, Schmidt B. Epidemiology of bronchopulmonary dysplasia. *Birth Defects Res A Clin Mol Teratol.* 2014;100(3):145.
22. Stroustrup A, Trasande L. Epidemiological characteristics and resource use in neonates with bronchopulmonary dysplasia: 1993–2006. *Pediatrics.* 2010;126:291.
23. Jain D et al. Bronchopulmonary dysplasia: clinical perspective. *Birth Defects Res A Clin Mol Teratol.* 2014;100(3):134.
24. Bancalari E, Walsh M. Bronchopulmonary dysplasia in the neonate. In: Martin RJ et al, eds. *Fanaroff and Martin's Neonatal-Perinatal Medicine: Diseases of the Fetus and Infant.* 10th ed. Philadelphia, PA: Elsevier Saunders; 2015:1157.
25. Lowe J et al. Association between pulmonary *Ureaplasma* colonization and bronchopulmonary dysplasia in preterm infants. *Pediatr Infect Dis J.* 2014;33(7):697.
26. Keller RL, Ballard RA. Bronchopulmonary dysplasia. In: Taeusch HW et al, eds. *Avery's Diseases of the Newborns.* 9th ed. Philadelphia, PA: Elsevier Saunders; 2005:658.
27. Lyengar A, Davis J. Drug therapy for the prevention and treatment of bronchopulmonary dysplasia. *Front Pharmacol.* 2015;6(12):1.

28. Farrell PA, Fiascone JM. Bronchopulmonary dysplasia in the 1990s: a review for the pediatrician. *Curr Probl Pediatr*. 1997;27:129.

29. Fok TF. Adjunctive pharmacotherapy in neonates with respiratory failure. *Semin Fetal Neonatal Med*. 2009;14:49.

30. Shah VS et al. Early administration of inhaled corticosteroids for preventing chronic lung disease in ventilated very low birth weight preterm neonates. *Cochrane Database Syst Rev*. 2012;(5):CD001969.

31. Shah SS et al. Inhaled versus systemic corticosteroids for preventing chronic lung disease in ventilated very low birth weight preterm neonates. *Cochrane Database Syst Rev*. 2012;(5):CD002058.

32. Shah SS et al. Inhaled versus systemic corticosteroids for the treatment of chronic lung disease in ventilated very low birth weight preterm infants. *Cochrane Database Syst Rev*. 2012;(5):CD002057.

33. Pantalitschka T, Poets CF. Inhaled drugs for the prevention and treatment of bronchopulmonary dysplasia. *Pediatr Pulmonol*. 2006;41:703.

34. De Boeck K et al. Response to bronchodilators in clinically stable 1-year-old patients with bronchopulmonary dysplasia. *Eur J Pediatr*. 1998;157:75.

35. Khalaf MN et al. A prospective controlled trial of albuterol aerosol delivered via metered dose inhaler-spacer device (MDI) versus jet nebulizer in ventilated preterm neonates. *Am J Perinatol*. 2001;18:169.

36. Lugo RA et al. Albuterol delivery in a neonatal ventilated lung model: nebulization versus chlorofluorocarbon- and hydrofluoroalkane-pressurized metered dose inhalers. *Pediatr Pulmonol*. 2001;31:247.

37. Doyle LW et al. Dexamethasone treatment after the first week of life for bronchopulmonary dysplasia in preterm infants: a systematic review. *Neonatology*. 2010;98:289.

38. Doyle LW et al. Dexamethasone treatment in the first week of life for preventing bronchopulmonary dysplasia in preterm infants: a systematic review. *Neonatology*. 2010;98:217.

39. Watterberg K et al. Policy statement—postnatal corticosteroids to prevent or treat bronchopulmonary dysplasia. *Pediatrics*. 2010;126:800.

40. Doyle LW et al. Postnatal hydrocortisone for preventing or 40 treating bronchopulmonary dysplasia in preterm infants: a systematic review. *Neonatology*. 2010;98:111.

41. Onland W et al. Late (≥7 days) inhalation corticosteroids to reduce bronchopulmonary dysplasia in preterm infant. *Cochrane Database Syst Rev*. 2012;(4):CD002311.

42. Wardle SP et al. Randomised controlled trial of oral vitamin A supplement in preterm infants to prevent chronic lung disease. *Arch Dis Child Fetal Neonatal Ed*. 2001;84:F9.

43. Kallapur S et al. Ureaplasma and BPD. *Sem Perinatol* 2013;37:94.

44. Schmidt B et al. Caffeine therapy for apnea of prematurity. *N Engl J Med*. 2006;354:2112.

45. Berstein D. The fetal to neonatal circulatory transition. In: Kliegman RM et al, eds. *Nelson Textbook of Pediatrics*. 19th ed. Philadelphia, PA: Elsevier Saunders; 2011:1529.

46. Carlo WA. Respiratory tract disorders. In: Kliegman RM et al, eds. *Nelson Textbook of Pediatrics*. 19th ed. Philadelphia, PA: Elsevier Saunders; 2011:579.

47. Hamrick SE, Hansmann G. Patent ductus arteriosus of the preterm infant. *Pediatrics*. 2010;125:1020.

48. Sadowski SL. Congenital cardiac disease in the newborn infant: past, present, and future. *Crit Care Nurs Clin North Am*. 2009;21:37.

49. Clyman RI. Patent ductus arteriosus in the preterm infant. In: Gleason CA et al, eds. *Avery's Diseases of the Newborn*. 9th ed. Philadelphia, PA: Elsevier Saunders; 2012:751.

50. Clyman RI. Recommendations for the postnatal use of indomethacin: an analysis of four separate treatment strategies. *J Pediatr*. 1996;128(5 Pt 1):601.

51. Gersony WM et al. Effects of indomethacin in premature infants with patent ductus arteriosus: results of a national collaborative study. *J Pediatr*. 1983;102:895.

52. Hoffman TM, Welty SE. Physiology of the preterm and term infant. In: Allen HD et al, eds. *Moss and Adam's Heart Disease in Infants, Children, and Adolescents: Including the Fetus and Young Adults*. 7th ed. Philadelphia, PA: Lippincott Williams & Wilkins; 2008:440.

53. Ohlsson A et al. Ibuprofen for the treatment of patent ductus arteriosus in preterm or low birth weight (or both) infants. *Cochrane Database Syst Rev*. 2015;(24):CD003481.

54. Gouyon JB, Kibleur Y. Efficacy and tolerability of enteral formulations of ibuprofen in the treatment of patent ductus arteriosus in preterm infants. *Clin Ther*. 2010;32:1740.

55. Jegatheesan P et al. Increased indomethacin dosing for persistent patent ductus arteriosus in preterm infants: a multicenter, randomized, controlled trial. *J Pediatr*. 2008;153:183.

56. Shaffer CL et al. Effect of age and birth weight on indomethacin pharmacodynamics in neonates treated for patent ductus arteriosus. *Crit Care Med*. 2002;30:343.

57. Görk AS et al. Continuous infusion versus intermittent bolus doses of indomethacin for patent ductus arteriosus closure in symptomatic preterm infants. *Cochrane Database Syst Rev*. 2008;(1):CD006071.

58. Brion LP, Campbell D. Furosemide for prevention of morbidity in indomethacin-treated infants with patent ductus arteriosus. *Cochrane Database Syst Rev*. 2001;(3):CD001148.

59. Gal P, Gillman JT. Drug disposition in neonates with patent ductus arteriosus. *Ann Pharmacother*. 1993;27:1383.

60. Van Overmeire B et al. Early versus late indomethacin treatment for patent ductus arteriosus in premature infants with respiratory distress syndrome. *J Pediatr*. 2001;138:205.

61. Hammerman C, Aramburo MJ. Prolonged indomethacin therapy for the prevention of recurrences of patent ductus arteriosus. *J Pediatr*. 1990;117:771.

62. Weiss H et al. Factors determining reopening of the ductus arteriosus after successful clinical closure with indomethacin. *J Pediatr*. 1995;127:466.

63. Herrera CM et al. Prolonged versus short course of indomethacin for the treatment of patent ductus arteriosus in preterm infants. *Cochrane Database Syst Rev*. 2007;(2):CD003480.

64. Fowlie PW et al. Prophylactic intravenous indomethacin for preventing mortality and morbidity in preterm infants. *Cochrane Database Syst Rev*. 2010;(7):CD000174.

65. Ohlsson A, Shaw SS. Ibuprofen for the prevention of patent ductus arteriosus in preterm and/or low birth weight infants. *Cochrane Database Syst Rev*. 2011;(7):CD004213.

66. Hammerman C et al. Ductal closure with paracetamol: a surprising new approach to patent ductus arteriosus treatment. *Pediatrics*. 2011;128:e1618.

67. Le J et al. Acetaminophen for patent ductus arteriosus. *Ann Pharmacother*. 2015;49:241.

68. Ohlsson A, Shah PS. Paracetamol (acetaminophen) for patent ductus arteriosus in preterm or low-birth-weight infants. *Cochrane Database Syst Rev*. 2015;(3):CD010061.

69. Chen AC et al. Pathogenesis implication for necrotizing enterocolitis prevention in preterm very-low-birth-weight infants. *J Pediatr Gastroenterol Nutr*. 2014;58(1):7.

70. Caplan M. Neonatal necrotizing enterocolitis. In: Martin RJ et al, eds. *Fanaroff and Martin's Neonatal-Perinatal Medicine: Diseases of the Fetus and Infant*. 10th ed. Philadelphia, PA: Elsevier Saunders; 2015:1423.

71. Caplan M. Necrotizing enterocolitis and short bowel syndrome. In: Gleason CA et al, eds. *Avery's Diseases of the Newborn*. 9th ed. Philadelphia, PA: Elsevier Saunders; 2012:1022.

72. Neu J, Walker WA. Necrotizing enterocolitis. *N Engl J Med*. 2011;364:255.

73. Papillon S et al. Necrotizing enterocolitis: contemporary management and outcomes. *Adv Pediatr*. 2013;60(1):263.

74. Kim J. Necrotizing enterocolitis: the road to zero. *Semin Fetal Neonatal Med*. 2014;19(1):39.

75. Hall N et al. Necrotizing enterocolitis: prevention, treatment, and outcome. *J Pediatr Surg*. 2013;48(12):2359.

76. Tickell D, Duke T. Evidence behind the WHO guidelines: hospital care for children: for young infants with suspected necrotizing enterocolitis (NEC), what is the effectiveness of different parenteral antibiotic regimens in preventing progression and sequelae? *J Trop Pediatr*. 2010;56:373.

77. Autmizguine J et al. Anaerobic antimicrobial therapy after necrotizing enterocolitis in VLBW infants. *Pediatrics*. 2015;135(1):e117.

78. Deshpande G et al. Probiotics in neonatal intensive care-back to the future. *Aust N Z J Obstet Gynaecol*. 2015;55(3):210.

79. Berardi A et al. Neonatal bacterial meningitis. *Minerva Pediatr*. 2010;62(3, Suppl 1):51.

80. Venkatesh MP, Garcia-Prats JA. Management of neonatal sepsis by Gram-negative pathogens. *Expert Rev Anti Infect Ther*. 2008;6:929.

81. Ferrieri P, Wallen LD. Neonatal bacterial sepsis. In: Gleason CA et al, eds. *Avery's Diseases of the Newborn*. 9th ed. Philadelphia, PA: Elsevier Saunders; 2012:538.

82. Gerdes JS. Diagnosis and management of bacterial infections in the neonate. *Pediatr Clin North Am*. 2004;51:939.

83. Schelonka RL et al. Bacterial and fungal infections. In: Mac-Donald MG et al, eds. *Avery's Neonatology: Pathophysiology and Management of the Newborn*. 6th ed. Philadelphia, PA: Lippincott Williams & Wilkins; 2005:1235.

84. Pickering LK et al, eds. *2012 Red Book: Report of the Committee on Infectious Diseases*. 29th ed. Elk Grove Village, IL: American Academy of Pediatrics; 2012.

85. Polin RA; The Committee on Fetus and Newborn. Management of neonates with suspected or proven early-onset bacterial sepsis. *Pediatrics*. 2012;129:1006.

86. Downey LC et al. Risk factors and prevention of late-onset sepsis in premature infants. *Early Hum Dev.* 2010;86(Suppl 1):S7.

87. Samanta S et al. Risk factors for late onset gram-negative infections: a case-control study. *Arch Dis Child Fetal Neonatal Ed.* 2011;96:F15.

88. Bell SG. Linezolid. *Neonatal Netw.* 2009;28:187.

89. Benitz WE. Adjunct laboratory tests in the diagnosis of early-onset neonatal sepsis. *Clin Perinatol.* 2010;37:421.

90. Harvey D et al. Bacterial meningitis in the newborn: a prospective study of mortality and morbidity. *Semin Perinatol.* 1999;23:218.

91. Prober CG et al. The use of antibiotics in neonates weighing less than 1200 grams. *Pediatr Infect Dis J.* 1990;9:111.

92. Bradley JS, Nelson JD. *Nelson's Pediatric Antimicrobial Therapy.* 21st ed. Elk Grove Village, IL: American Academy of Pediatrics; 2015.

93. Fanos V, Dall'Agnola A. Antibiotics in neonatal infections: a review. *Drugs.* 1999;58:405.

94. Chirico G et al. Antibiotics for the newborn. *J Matern Fetal Neonatal Med.* 2009;22(Suppl 3):46.

95. Miller MM et al. "Once daily" versus "extended-interval" administration of aminoglycosides in neonates: need for standard terminology. *Am J Health Syst Pharm.* 2014;71:2108.

96. Ohler KH et al. Use of higher dose extended interval aminoglycosides in a neonatal intensive care unit. *Am J Perinatol.* 2000;17:285.

97. Bhatti A, Kumar P. Systemic effects of perinatal asphyxia. *Indian J Pediatr.* 2014;81:231.

98. Rao C et al. One dose per day compared to multiple doses per day of gentamicin for treatment of suspected or proven sepsis in neonates. *Cochrane Database Syst Rev.* 2011;(11):CD005091.

99. Touw DJ et al. Therapeutic drug monitoring of aminoglycosides in neonates [published correction appears in Clin Pharmacokinet. 2009;48:209]. *Clin Pharmacokinet.* 2009;48:71.

100. Nicolau D et al. Experience with a once-daily aminoglycoside program administered to 2,184 adult patients. *Antimicrob Agents Chemother.* 1995;39:650.

101. Cheung GYC, Otto M. Understanding the significance of Staphylococcus epidermidis bacteremia in babies and children. *Curr Opin Infect Dis.* 2010;23:208.

102. Kaufman DA, Manzoni P. Strategies to prevent invasive candidal infection in extremely preterm infants. *Clin Perinatol.* 2010;37:611.

103. Stoll BJ. Infections of the neonatal infant. In: Kliegman RM et al, eds. *Nelson Textbook of Pediatrics.* 19th ed. Philadelphia, PA: WB Saunders; 2011:629.

104. Baley JE, Gonzalez BE. Perinatal viral infections. In: Martin MJ et al, eds. *Fanaroff & Martin's Neonatal-Perinatal Medicine: Diseases of the Fetus and Infant.* 10th ed. Philadelphia, PA: Mosby Elsevier; 2015:782.

105. Thompson C, Whitley R. Neonatal herpes simplex virus infections: where are we now? *Adv Exp Med Biol.* 2011;697:221.

106. Gardella C, Brown Z. Prevention of neonatal herpes. *BJOG.* 2011;118:187.

107. Zhao J et al. Apnea of prematurity: from cause to treatment. *Eur J Pediatr.* 2011;170:1097.

108. Charles BG et al. Caffeine citrate treatment for extremely premature infants with apnea: population pharmacokinetics, absolute bioavailability, and implications for therapeutic drug monitoring. *Ther Drug Monit.* 2008;30:709.

109. Mishra S et al. Apnea in the newborn. *Indian J Pediatr.* 2008;75:57.

110. Martin RJ et al. Pathogenesis of apnea in preterm infants. *J Pediatr.* 1986;109:733.

111. Aldridge A et al. Caffeine metabolism in the newborn. *Clin Pharmacol Ther.* 1979;25:447.

112. Le Guennec JC et al. Maturational changes of caffeine concentration and disposition in infancy during maintenance therapy for apnea of prematurity: influence of gestational age, hepatic disease, and breast-feeding. *Pediatrics.* 1985;76:834.

113. Natarajan G et al. Therapeutic drug monitoring for caffeine in preterm neonates: an unnecessary exercise? *Pediatrics.* 2007;119:936.

114. Aranda JV et al. Pharmacokinetic aspects of theophylline in premature newborns. *N Engl J Med.* 1976;295:413.

115. Kraus DM et al. Alterations in theophylline metabolism during the first year of life. *Clin Pharmacol Ther.* 1993;54:351

116. Tang-Liu DDS et al. Nonlinear theophylline elimination. *Clin Pharmacol Ther.* 1982;31:358.

117. Tang-Liu DD, Reigelman S. Metabolism of theophylline to caffeine in adults. *Res Commun Chem Pathol Pharmacol.* 1981;34:371.

118. Schmidt B et al. Long-term effects of caffeine therapy for apnea of prematurity. *N Engl J Med.* 2007;357:1893.

119. Kreutzer K, Bassler D. Caffeine for apnea of prematurity: a neonatal success story. *Neonatology.* 2014;105:332.

120. Kraus DM et al. Pharmacokinetic evaluation of two theophylline dosing methods for infants. *Ther Drug Monit.* 1994;16:270.

121. Scher MS. Seizures in neonates. In: Martin RJ et al, eds. *Fanaroff and Martin's Neonatal—Perinatal Medicine: Diseases of the Fetus and Infant.* 10th ed. Philadelphia, PA: Elsevier Saunders; 2015:927.

122. Hallberg B, Blennow M. Investigations for neonatal seizures. *Semin Fetal Neonatal Med.* 2013;18:196.

123. Scher MS. Neonatal seizures. In: Gleason CA et al, eds. *Avery's Diseases of the Newborn.* 9th ed. Philadelphia, PA: Elsevier Saunders; 2012:901.

124. Glass HC. Neonatal seizures: advances in mechanisms and management. *Clin Perinatol.* 2014;41:177.

125. Jain A et al. Hypoglycemia in the newborn. *Indian J Pediatr.* 2010;77:1137.

126. Blume HK et al. Neonatal seizures: treatment and treatment variability in 31 United States pediatric hospitals. *J Child Neurol.* 2009;24:148.

127. Gomella T et al. Seizures. In: Gomella T et al, eds. *Neonatology: Management, Procedures, On-Call Problems, Diseases, and Drugs.* 7th ed. New York, NY: McGraw-Hill; 2013:857.

128. Ramamtani G et al. Levetiracetam: safety and efficacy in neonatal seizures. *Eur J Paediatr Neurol.* 2011;15:1.

129. Pressler RM, Mangum B. Newly emerging therapies for neonatal seizures. *Semin Fetal Neonatal Med.* 2013;18:216.

130. Sharpe CM et al. A seven-day study of the pharmacokinetics of intravenous levetiracetam in neonates: marked changes in pharmacokinetics occur during the first week of life. *Pediatr Res.* 2012;72:43.

131. Gilman JT et al. Rapid sequential phenobarbital treatment of neonatal seizures. *Pediatrics.* 1989;83:674.

132. Shany E et al. Comparison of continuous drip of midazolam or lidocaine in the treatment of intractable neonatal seizures. *J Child Neurol.* 2007;22:255.

133. Painter MJ et al. Phenobarbital compared with phenytoin for the treatment of neonatal seizures. *N Engl J Med.* 1999;341:485.

134. Painter MJ et al. Phenobarbital and phenytoin in neonatal seizures: metabolism and tissue distribution. *Neurology.* 1981;31:1107.

135. Gal P et al. The influence of asphyxia on phenobarbital dosing requirements in neonates. *Dev Pharmacol Ther.* 1984;7:145.

136. Rane A et al. Plasma protein binding of diphenylhydantoin in normal and hyperbilirubinemic infants. *J Pediatr.* 1971;78:877.

106 第 106 章　儿童危重症治疗

Elizabeth Anne Farrington and Marcia L. Buck

核心原则

①	患儿心搏骤停的最常见原因是晚期的呼吸衰竭或休克,而不是心脏原发疾病。	
②	呼吸系统的生理变化和发育不成熟使呼吸窘迫成为 1 岁以内患儿住院治疗最常见的病因。鼻翼扇动和呻吟是婴儿呼吸窘迫的特异性表现。儿童的正常呼吸频率随时间而变化,因此评价患儿呼吸频率时要考虑年龄差异。	
③	一旦怀疑患儿存在呼吸困难时应立即给氧。如果决定气管插管,插管前给药情况取决于患儿是否有稳定的心血管功能、胃是否排空或充盈及是否存在引起呼吸窘迫的潜在病因。	
④	低血容量性休克是儿童最常见的休克类型。儿童也可发生脓毒症休克、梗阻性休克和心源性休克,但相对较少见。所有类型的休克需要的初始治疗是相似的。患儿可发生代偿性休克和失代偿性休克。患儿对低血容量的生理反应不同,低血压是休克失代偿期的最终生理反应。	
⑤	婴儿的糖原储备较少,所以在摄入减少或应激状态下很容易发生低血糖。由于低血糖可能导致惊厥,并会损伤神经系统发育,所以所有危重患儿都需进行床旁快速血糖检测。一旦确诊低血糖,需马上治疗。	
⑥	由于婴儿免疫系统不成熟,出生后第 1 年是脓毒症休克发病率最高的时间阶段。罹患脓毒症休克时,具有基础疾病的患儿死亡率高于既往健康者。	
⑦	基于儿童生理的不同,脓毒症和全身炎症反应综合征(systemic inflammatory response syndrome,SIRS)的定义在儿童和成人中有所差异。心动过速和呼吸急促是定义成人 SIRS 的关键症状,也常见于多种儿童疾病进程中,但并不是诊断儿童脓毒症的唯一要素。与成人指南不同的是,儿童脓毒症的定义包括体温改变和白细胞计数异常。根据患儿年龄段不同——新生儿期、婴儿期、幼儿和学前期、学龄期和青春期,其具体定义也不同。	
⑧	根据脓毒症患儿对液体复苏和儿茶酚胺类药物的反应,可以进一步确定有无脓毒症休克。这些因素及新生儿和儿童心血管系统与成人的生理差异,均影响对治疗方法、药物剂量及动态监测的选择。	
⑨	新生儿动脉导管依赖性先天性心脏病(congenital heart disease,CHD)不一定能在出生后立即确诊。患儿可能有呼吸窘迫、心源性或梗阻性休克表现,或同时存在两种。一旦有这些症状,需考虑有无 CHD 可能。	

⑩ 颅脑外伤(traumatic brain injury,TBI)是儿童死亡的主要病因,存活者常致残。儿童脑部的解剖特点使其头部外伤后更易发生某些特定类型的损伤。病因根据年龄而不同,非意外损伤最多见于 1 岁以内的婴儿。患儿到达急诊室时需进行快速评估,以获得恰当的诊断、固定和治疗。

案例 106-6(问题 1~3)

⑪ 脑室引流能监测颅内压(intracranial pressure,ICP)和引流脑脊液。ICP 监测有助于评估疗效。颅脑外伤患儿也需密切监测脑灌注压(cerebral perfusion pressure,CPP)。CPP 的目标值因年龄而异。降低 ICP 的标准疗法包括脑脊液引流、升血压药物及高渗药物(如甘露醇或高渗盐溶液)治疗。如果标准治疗疗效不佳,需考虑巴比妥昏迷疗法、亚低温治疗或减压性颅骨切除术。

案例 106-6(问题 4~6)

⑫ 防治外伤后早期惊厥能改善预后,但抗惊厥药物的长期应用(大于 7 日)并不能改善预后,而且存在副作用。

案例 106-7(问题 1)

儿科医疗实践多致力于帮助儿童完成从宫内环境到婴儿、儿童、青春期直至成年的转变过程。治疗儿童患者的最主要挑战之一即在于识别在此期间的众多生理变化,以指导病情评估和治疗。儿童多变的生理特点导致许多危重症案例如呼吸窘迫、室上性心动过速、低血压、休克等,根据患儿年龄不同,其定义和表现均不同。新生儿的急诊案例因其生后第 1 个月发生的生理变化而别具特点。

在急诊或儿科重症监护室(pediatric intensive care unit,PICU)从事重症监护的医生必须熟知这些生理差异,并将其运用于选择疗法,剂量和监测方面以优化医疗。

急诊或 PICU 患儿疾病的流行病学特点与成人不同[1,2]。一项关于 361 例急诊儿童案例的调查显示,最常见病因涉及心血管系统(32%)、神经系统(26%)和呼吸系统疾病(23%)[1]。心血管系统疾病包括低血容量性、脓毒性、心源性和过敏性休克。神经系统疾病主要包括惊厥、癫痫持续状态、脑膜炎和脑炎。最常见的呼吸系统疾病包括呼吸道合胞病毒(respiratory syncytial virus,RSV)引起的毛细支气管炎、肺炎、胸腔积液和喉炎。18% 为外伤后患儿,6% 为糖尿病酮症酸中毒。其他疾病包括中毒、溺水、毒蛇咬伤和烧伤。PICU 的主要疾病谱与之相仿。一项关于两年内在某大学附属儿童医院 PICU 住院的 1 149 例患儿的研究显示,最主要的诊断为心血管病(38%),其次为呼吸系统疾病(28%),其他疾病(10%),神经系统疾病(8%),外伤(8%),另有 7% 为需术后监护的患儿[2]。比较 1982 年、1995 年、2005 年和 2006 年入住儿童重症监护室患儿的情况,最常见的诊断并无太大变化。但因意外事故导致喉炎或会厌炎就诊的患儿数量有所下降[2]。这一变化可能是因为儿童安全座椅的强制性使用,急诊室对喉炎患儿应用地塞米松和 b 型流感嗜血杆菌疫苗的接种。同期患儿死亡率由 11% 下降到了 4.8%;然而合并中重度残疾的存活者从 8.4% 上升到了 17.9%[2]。目前 PICU 内的病死率较低,我们研究应聚焦于改善患儿的预后。

儿科心肺复苏

无论发生于医院内外,成人心搏骤停的研究聚焦于心室颤动(ventricular fibrillation,VF)的诊断和治疗,这一点与儿童迥异。研究表明 VF 是导致成人猝死最常见的心律失常诱因;一些报道显示 VF 的发生率在 60%~85%。而在医院内外儿童心搏骤停的案例中,因 VF 或无脉性室性心动过速作为心律失常诱因的仅占 5%~15%[3]。有异于成人的是,婴儿或儿童心搏骤停常常并非由原发性心脏疾病引起,更多由呼吸衰竭或休克进展至终末期所致。因此,我们必须有效的识别并治疗儿童的呼吸窘迫,肺炎和休克,以积极预防低氧血症,高碳酸血症和酸中毒的发生,这些会导致心动过缓和低血压,最终会导致心搏骤停。

案例 106-1

问题 1: 医护人员送来了一名 5 月龄、体重 5kg 的婴儿 C. W.,他因呼吸窘迫在来医院途中停止了呼吸。患儿正在接受球囊加压面罩通气和心肺复苏。抵达急诊室时,患儿已无自主呼吸,心跳停止,未扪及脉搏。患儿未建立静脉通路。给予简单的球囊加压面罩通气后,对患儿进行了气管插管(endotracheal tube,ETT)。用比色二氧化碳检测仪测试后确定气管插管位置正确。患儿通气时双侧呼吸音对称,胸廓起伏良好,但停止胸外按压后仍无脉搏,听诊未及心音。心电图显示心跳停搏。血氧饱和度无法测出。C. W. 此时进行复苏需要用哪些药物,药物多大剂量合适?

儿童心跳停搏时需使用肾上腺素(epinephrine)[3]。C. W. 需继续进行通气和胸外按压,一名救护人员开放静脉通路的同时,另一名救护人员可尝试将首剂肾上腺素经气管插管内滴入,由于气管内给药吸收率较低,故选用较大的 0.5mg 剂量(剂量为 0.1mg/kg,稀释浓度为 1:1 000 或

1mg/ml）。如果两次尝试建立静脉通路均失败，需在胫骨近端进行骨内置管，可从骨髓穿刺置管处采血进行快速血糖测定和其他检测。对气道再次评估后，需持续进行通气和有效胸外按压。每3~5分钟可通过骨内置管再次给予肾上腺素，静脉/骨内给药的合适剂量为0.05mg（浓度为1:10 000或0.1mg/ml，剂量为0.01mg/kg）。

呼吸窘迫

从鼻到肺之间呼吸道任何部位的问题都可以引起呼吸窘迫，该症状在儿童比较常见[4]。儿童的鼻部提供了近一半的气道阻力。2月龄以下的婴儿依赖鼻呼吸，其鼻部短小而柔软，鼻孔近圆形。出生后至6月龄鼻孔大小增加1倍，但容易因水肿、分泌物或外界压力而阻塞。用盐水和负压球吸引器简单清理鼻部气道后，能明显改善婴儿的呼吸情况。婴儿和儿童发生呼吸衰竭的其他生理因素如下：小而容易塌陷的气道，胸壁不稳定，双侧肺泡通气不足，上呼吸道控制力差（尤其睡眠时），呼吸易疲劳，肺血管床反应性（尤其是小月龄婴儿血管敏感性增加），免疫力低下，基因异常或各种综合征，以及支气管肺发育不良等早产儿后遗症。

案例 106-2

问题1：T. F.，7月龄，既往健康，体重12kg，因出现上呼吸道症状3日被送入急诊室。其母亲说他呼吸越来越困难，食欲缺乏。体检发现他的呼吸频率为70次/min，鼻导管吸纯氧血氧饱和度为90%，有鼻翼扇动和呼气相呻吟，吸气时肋间和胸骨上凹都有凹陷。初步病毒筛查提示呼吸道合胞病毒阳性，胸片也有呼吸道合胞病毒引起的毛细支气管炎表现。初入院时比较烦躁，但近30分钟呼吸频率下降至40次/min，吸凹有所减轻，开始昏睡。既往健康的7月龄婴儿患常见病毒感染后需至急诊室就诊，肺部发生的哪些生理变化能解释这一现象？

婴儿的许多生理特点差异决定了呼吸窘迫是其出生后第1年最常见的住院原因。尽管婴儿出生后已具有所有气道分支，但气道比较狭窄[5]。儿童期气道的宽度和长度都有所增加。婴儿期不但气道较小，而且支撑气道的软骨和结缔组织直到学龄期才发育成熟。所以，儿童的气道容易塌陷，当出现喉痉挛、支气管痉挛、水肿或黏液堆积时很容易发生阻塞。由于气道阻力与气道半径呈反比[4]，故正常情况下婴儿期的气道阻力最高。因此，支气管痉挛、水肿或黏液堆积引起的气道狭窄会显著增加气道阻力，使婴儿的呼吸做功增加。婴幼儿的肋软骨弹性是年长儿或成人肋骨的两倍。婴儿发生呼吸窘迫时，胸壁回弹程度高于具有骨性肋骨者。这会降低功能残气量（functional residual capacity, FRC）或增加潮气量，进一步增加患儿呼吸做功。

呼吸肌包括上呼吸道、下呼吸道肌肉和膈肌。它们参与肺扩张过程并维持气道通畅。婴儿小气道肌肉发育不

完善，这使其对支气管扩张治疗不如年长儿童敏感。最后，肋间肌直至学龄期才发育完善，故在生后前几年只起固定胸壁的作用。由于幼儿的肋间肌并不足以提举肋骨，所以膈肌起到改变潮气量的作用。因此，任何阻碍幼儿膈肌运动的因素，如胃泡扩张、腹胀或腹膜炎，都可能导致呼吸衰竭。

案例 106-2，问题 2：T. F. 有哪些呼吸道症状和体征？怎样判断患儿的呼吸状态？T. F. 发生呼吸窘迫的可能病因是什么？

我们需通过4个方面来判断患儿是否出现呼吸窘迫：呼吸频率和动度，呼吸做功，呼吸音的性质和强度，以及患儿的意识水平。正常呼吸频率因年龄而异（表106-1）。任何年龄的儿童呼吸频率大于60次/min均为异常，年长儿尤其需引起重视。异常的呼吸频率减慢预示可能已出现呼吸衰竭。呼吸窘迫进展时三凹征可加重。尽管婴儿胸廓回弹度增加，但其生后第1年呼吸肌效率降低，故呼吸效益下降。有呼吸窘迫史的儿童如果出现呼吸频率减慢和胸廓回弹减弱，则提示严重的呼吸肌疲劳。鼻翼扇动是为了增加气道直径，常见于低氧血症。T. F. 具备上述所有的呼吸窘迫的生理体征。此外，一些婴儿表现为呼气相呻吟。呻吟的产生是由于儿童无意识的主动呼气时关闭声门以对抗FRC的减少。呻吟能产生呼气末正压（positive end-expiratory pressure, PEEP）来防止气道塌陷。呼气相呻吟的产生机理类似成人慢性呼吸困难的"缩唇呼吸"。呼气相呻吟常见于严重广泛的肺泡病变的经典临床表现。

表 106-1

不同年龄儿童的正常呼吸频率和呼吸急促的定义

年龄	呼吸频率/次·min⁻¹	呼吸急促/次·min⁻¹
新生儿~2月龄	30~60	>60
2~12月龄	25~40	>50
1~3岁	20~30	>40
3~6岁	16~22	>40
7~12岁	14~20	>40
>12岁	12~20	>40

婴儿和儿童的呼吸窘迫有许多原因。表106-2总结了常见异常呼吸音的原发部位，能为寻找临床病因提供线索。最常见的呼吸窘迫病因包括感染性疾病、哮喘、恶性肿瘤、外伤（事故性和非事故性）、中毒、异物吸入、解剖性上呼吸道阻塞、心源性休克，以及未治疗的心脏左向右分流。呼吸道合胞病毒是婴幼儿发生呼吸窘迫的最常见病因之一，每年导致约90 000例患儿住院[6]。尽管RSV可发生于任何

表 106-2

儿童常见呼吸音、起源部位和原因

呼吸音	定义	起源部位	临床常见病因	
			急性	慢性
哮鸣音	高调持续的乐感音,常伴呼气相延长(可与吸气或呼气同时存在)	胸内气道	间歇性哮喘/病毒感染	哮喘持续状态
震颤音	大气道存在过多分泌物所致,通常随正常呼吸而运动	胸内和/或胸外气道	急性病毒性支气管炎	慢性痰液潴留(神经肌肉疾病)
喘鸣音	主要为吸气性杂音,提示胸外气道气流受阻(上呼吸道梗阻)(可在吸气相或呼气相均存在)	胸外气道	急性喉气管支气管炎(或病毒性喘鸣)	喉软化病
鼾音	上呼吸道气流增加所致,尤其是在鼻咽和口咽部,吸气相显著,也可见于整个呼吸周期	鼻咽部和口咽部	急性扁桃体炎/喉炎	慢性扁桃体、腺样体肥大,阻塞性睡眠呼吸暂停
鼻塞/鼻息声	自鼻腔发出的声音,可在整个呼吸周期内听到,常与鼻腔可见的分泌物有关	鼻道/鼻咽	急性病毒感冒	过敏性鼻炎
咕噜音	主动呼气时声门关闭所产生的声音	肺泡/肺实质	婴儿及幼童的任何肺泡病变	无

年龄,但发生于像 T. F. 这样小于 2 岁的儿童时病情最严重。早产、慢性呼吸系统基础疾病和先天性心脏病能增加 RSV 感染住院的风险。

案例 106-2,问题 3：T. F. 在鼻导管吸氧下不能维持血氧饱和度大于 90%。接下来应怎样治疗？

怀疑呼吸窘迫的患儿应马上接受吸氧。婴儿和儿童在正常状态下每公斤体重耗氧量是成年人的 2~3 倍,在疾病或呼吸窘迫状态下耗氧更多。T. F. 在急诊室内对鼻导管给氧反应良好,但现在出现昏睡加重,呼吸频率减慢,血氧饱和度下降——所有的表现均提示呼吸衰竭。婴儿和儿童气管插管的适应证如下：

1. 呼吸暂停。

2. 急性呼吸衰竭(患儿吸入氧浓度>50%时动脉氧分压<50mmHg,动脉二氧化碳分压>55mmHg)。

3. 需控制氧输送产生 PEEP 或需给氧浓度>50%。

4. 需控制通气,降低呼吸肌做功,控制动脉二氧化碳分压或需应用神经肌肉阻滞剂。

5. 胸壁起伏功能不全,例如患有诸如格林巴利综合征,脊肌萎缩症或肌营养不良等神经肌肉疾病。

6. 上呼吸道梗阻。

7. 对头部外伤等保护性反射丧失的患儿进行气道保护。

根据 T. F. 的呼吸衰竭诊断和控制吸氧流速的要求,应给予他气管插管和机械通气。

气管插管和机械通气的药物

案例 106-2,问题 4：儿童患者气管插管推荐哪些药物？请列出 T. F. 插管时需要的药物。

决定气管插管之后,需考虑选择的药物是否恰当。大多数患儿在喉镜检查和气管插管前需使用药物镇静。目的是充分降低患儿的意识水平,为插管提供合适的条件。药物疗法是为了达到充分的镇静、镇痛和遗忘,并降低对气道操作的生理反应。清醒状态下的气管插管能引起保护反射,诱发心动过速或心动过缓、高血压、颅内压升高、眼内压升高、咳嗽和支气管痉挛。药物能促进插管更顺利,避免往往已有免疫力下降的患儿出现生理性应激反应。理想情况下,这一过程应在尽量不改变血流动力学状态下完成[7]。

选择插管所需药物时需考虑诸多因素：药物起效时间,患儿的血流动力学状态,避免插管可能导致的眼内压或颅内压升高,以及胃内容物是否排空。儿童镇静可选择的药物较广泛,这些药物各有利弊(表 106-3)[7]。总体来说,理想的药物应起效迅速而作用短暂。医生常根据经验和快速可行性选择某种特定药物。最重要的是,药物选择必须依据患儿的具体生理状态。我们必须避免使用能使基础临床状况恶化的药物。常联用麻醉药和镇静药。为使 T. F. 进入插管前的最佳状态,可为其静脉注射 12μg(1μg/kg)芬太尼(fentanyl)和 1.2mg(0.1mg/kg)咪达唑仑(midazolam)以镇静镇痛。一旦 ETT 置入困难,这两种药物均有相对短暂且可逆的维持效应。

表 106-3

儿童气管插管和持续镇静的药物

药物	给药途径	剂量	起效时间	维持时间	效应	副作用
麻醉药						
吗啡	静脉注射	每剂 0.1mg/kg（最大起始剂量 2mg），可重复给药，总量不超过 15mg 新生儿：0.05mg/kg 每剂 **持续输注** 儿童 20~50μg/(kg·h) 新生儿 15μg/(kg·h) 早产儿 10μg/(kg·h)	20 分钟达峰值	新生儿 2~4 小时	可逆（纳洛酮）	组胺释放 呼吸窘迫，低血压，外周血管扩张，欣快感，烦躁不安，皮肤瘙痒，中枢性恶心和呕吐，对高碳酸血症反应减低
芬太尼	静脉注射	每剂 1~3μg/kg（最大初始剂量 100μg，可重复给药至最大 5μg/kg 或 250μg） **持续输注** 1~3μg/(kg·h)（最大起始剂量 50~100μg/h） 开胸的 CHD 患儿：5μg/(kg·h)	1~3 分钟	30~90 分钟	起效快，短效，可逆（纳洛酮），血流动力学相对稳定	心动过缓，呼吸窘迫，对高碳酸血症反应减低，急性胸壁僵直，皮肤瘙痒
苯二氮䓬类						
地西泮	静脉注射	每剂 0.05mg/kg（最高 5mg），可重复给药每次增加 0.05mg/kg（最多 1mg）至最大 10mg	0.5~2 分钟	3 小时	可逆转（氟马西尼）	呼吸窘迫，镇痛效果不足，低血压，心动过缓，局部刺激感，疼痛
劳拉西泮	静脉注射	每剂 0.05~0.15mg/kg（最大 4mg）	15~30 分钟	0.5~3 小时	可逆转（氟马西尼）	呼吸窘迫，镇痛效果不足，低血压，心动过缓
咪达唑仑	静脉注射/肌内注射	每剂 0.05~0.15mg/kg（最大起始剂量 2mg，可重复给药，每次增加 1mg，最多 5mg） **持续输注** 0.05~0.1mg/(kg·h)（最大起始量 2mg/h）	1~5 分钟	20~30 分钟	起效快，短效，产生遗忘，可逆转（氟马西尼）	呼吸窘迫，镇痛效果不足，低血压，心动过缓
	经鼻内	每剂 0.1~0.3mg/kg（最大 10mg），用 5mg/ml 浓度	2~5 分钟	30~60 分钟		
	口服	每剂 0.5~0.75mg/kg（最大 10~20mg）	30 分钟	2~6 小时		
巴比妥类						
戊巴比妥	静脉注射	每剂 2mg/kg（最大 100mg），可重复给药，每次增加 1mg/kg，最大 7mg/kg。总量不超过 200mg **持续输注** 0.5~1mg/(kg·h)	1 分钟	15 分钟	降低颅内压	心血管和呼吸窘迫
	肌内注射/口服/经直肠	每剂 2~6mg/kg	肌内注射：10~15 分钟 直肠/口服：15~60 分钟	1~4 小时		

表 106-3

儿童气管插管和持续镇静的药物（续）

药物	给药途径	剂量	起效时间	维持时间	效应	副作用
杂类						
氯胺酮	静脉注射	每剂 1mg/kg，每 5 分钟可重复 **持续输注** 0.5~1mg/(kg·h)	1~2 分钟	10~30 分钟	起效快，气道保护性反射完整，无低血压或心动过缓。有支气管扩张作用，有助于对哮喘患儿行气管插管	气道分泌物增加，喉痉挛（阿托品可拮抗），颅内压及眼内压增高，可有急性反应
	肌内注射	每剂 4~5mg/kg	3~5 分钟	12~25 分钟		
	口服	6~10mg/kg（混在可乐或其他饮料中）	30 分钟	30~60 分钟		
依托咪酯	静脉注射	起始每剂 0.3mg/kg，然后每 5 分钟可按 0.1mg/kg 滴定直至起效	10~20 分钟	4~10 分钟	起效快，短效，血流动力学稳定，降低颅内压	可出现肾上腺功能抑制，急性恶心呕吐
丙泊酚	静脉注射	起始每剂 1~2mg/kg，然后每 3~5 分钟给 0.5~2mg/kg 直至起效 **持续输注** 婴儿及儿童：50~150μg/(kg·min) 青少年：10~50μg/(kg·min)	30~60 秒	5~10 分钟	静脉全麻，起效快，苏醒快	心血管和呼吸窘迫（丙泊酚相关输液综合征），鸡蛋过敏者禁用，注射处疼痛
右美托咪啶	静脉注射	每剂 0.5~1mg/kg **持续输入** 0.4~0.7μg/(kg·h) 最高 2.5μg/(kg·h)	30 分钟	4 小时	轻微或无呼吸窘迫	低血压，心动过缓，重度心脏传导阻滞者慎用
神经肌肉阻滞剂						
琥珀酰胆碱	静脉注射	每剂 1mg/kg	30~60 秒	4~7 分钟	起效快，维持短	可引起高钾血症，头颅外伤（颅内压增高），挤压伤，烧伤，高血钾者禁用。抗精神病药恶性综合征
维库溴铵	静脉注射	每剂 0.1mg/kg **持续输注** 0.1mg/(kg·h)	1~3 分钟	30~40 分钟	心血管状态稳定	起效慢，效应时间长
罗库溴铵	静脉注射/肌内注射	每剂 0.6~1mg/kg	60~75 秒	20~30 分钟	心血管状态稳定	
解救药物						
纳洛酮	静脉注射	阿片类过量：每剂 0.1mg/kg（最大 2mg） 轻度呼吸窘迫的逆转：每剂 0.01~0.02mg/kg（最大 0.4mg），每 2~3 分钟可重复	2 分钟	20~60 分钟	起效快	较大多数阿片类持续时间短，因此，可根据需要重复给药
氟马西尼	静脉注射	每剂 0.01mg/kg（最大 0.2mg）可每隔 1 分钟重复给药 0.005mg/kg，最大总量 1mg	1~3 分钟	6~10 分钟	起效快	较大多数苯二氮䓬类持续时间短，因此可根据需要重复给药

CHD，先天性心脏病

当患儿充分给予镇静药物但仍不能完全放松时,需使用神经肌肉阻滞剂,但这种药物并非没有风险。对于有部分气道阻塞的患儿,神经肌肉阻滞剂能加重咽喉塌陷,可能导致气道完全梗阻。因此,医生只有在确信能保证患儿通气充足或能置入气管插管时,才能使用神经肌肉阻滞剂。如果患儿在球囊面罩加压给氧时,胸廓起伏不充分,血氧饱和度不能维持,则不能接受神经肌肉阻滞剂治疗。小于5岁的婴儿和儿童迷走神经易兴奋,故气管插管时易发生心动过缓。气道操作能直接兴奋迷走神经,引起心动过缓。为慎重起见,这些患儿插管前可给予0.02mg/kg的阿托品(atropine)以降低自主反射。为降低气道保护性反射,可静脉注射利多卡因(lidocaine)(每剂剂量为1~1.5mg/kg,最大剂量100mg)。这在颅内压(intracranial pressure,ICP)升高患儿中尤其有效。

哮喘患儿需避免使用可能释放组胺,引起喉痉挛或支气管痉挛的药物,如吗啡(morphine)、阿曲库铵(atracurium)和硫喷妥钠(thiopental)。而氯胺酮(ketamine)具有支气管扩张的副作用,适用于这类患儿。ICP升高患儿的药物选择取决于患儿的血流动力学状态。如果血流动力学稳定,硫喷妥钠或戊巴比妥(pentobarbital)是良好的选择,而血流动力学不稳定或怀疑低血容量时选用依托咪酯(etomidate)。由于插管前单剂量应用依托咪酯可能引起肾上腺功能抑制,故其并不常规应用于儿童[8]。脓毒症休克的儿童和成人使用依托咪酯具有更高的死亡率[8-10]。

所有气管插管实施前,需预吸氧,以在插管过程中提供足够的肺氧合,为操作者提供缓冲时间。而发生颅内高压或肺动脉高压的患儿也需进行充分通气来避免二氧化碳潴留。表106-4概括了患儿特定状态下推荐的插管药物。饱腹的婴儿和儿童具有较高的胃内容物吸入风险。如果存在误吸的风险,例如饱腹的患儿,在确保无困难气道后,需使用快速诱导插管(rapid sequence intubation,RSI)。RSI的目的是尽快置入ETT,防止误吸[11]。患儿预给氧使用面罩给氧,不宜使用球囊加压给氧,以避免胃胀气。一旦准备好所有插管设备后,可同步使用快速起效的镇静、镇痛和麻痹性药物。需压迫环状软骨以防止误吸以及将ETT置入到位。可通过进行呼气末CO_2检测来确定气管插管的正确位置,比色法呼气末CO_2检测仪由紫色变为黄色时,提示气管插管在气管内,且能检测到呼出CO_2。

气管插管和机械通气可能是痛苦的、可怕的,并容易引起焦虑,尤其对于幼儿来说。所以进行气管插管机械通气时,常应用抗焦虑、镇静、镇痛药物来改善患儿舒适感,减轻焦虑,降低呼吸做功。插管必须在患儿充分镇静的状态下进行。需根据患儿生理状态来选择合适的药物。表106-3列出了持续输注镇静镇痛药物的使用指南。神经肌肉阻滞剂既不能改善瘫痪患儿的意识状态,也不能起到镇痛作用,所以这类患儿需要充分的镇静镇痛。有效的镇静镇痛依赖于对患儿疼痛或焦虑强度的准确评估。对婴儿或不能沟通交流的危重症患儿疼痛焦虑的评估主要根据其生理和行为反应。目前已有一些专门应用于儿童的评估疼痛和镇静效应的工具[12],但没有任何一种工具能作为完整定性或定量结果的金标准。临床医生需根据患儿年龄,基础疾病状况

和认知水平选择合适的评估工具。这些工具应用于评估重症监护室的镇静效应。我们需制订策略和程序来指导如何正确选择使用每种工具,并培训所有专科医生合理使用这些工具。评估目标是使用最小剂量的镇静药物来达到充分镇静,并将不良反应最小化。

表106-4

特殊患儿的处理

状况	插管的治疗目标	药物
有胃内容物	防止被动性反流和因气道保护性反射丧失导致的误吸	罗库溴铵,琥珀酰胆碱
支气管痉挛	消除或治疗可诱发或增加支气管痉挛的刺激	氯胺酮,维库溴铵,利多卡因,阿托品
颅内压增高	不增加心率或血压	硫喷妥/苯巴比妥,依托咪酯,罗库溴铵,维库溴铵,利多卡因
肺动脉高压	避免肺血流减少	咪达唑仑,芬太尼,维库溴铵
低血钾或心输出量不足	不改变心率条件下维持血压	依托咪酯或咪达唑仑联合芬太尼

儿童休克

案例106-3

问题1:M.M.,男婴,3月龄,体重6kg,病史为胃纳减少,嗜睡进行性加重。体格检查时患儿烦躁,呼吸频率50次/min,心率150次/min,血压80/50mmHg,体温39℃。肢端发凉,毛细血管再充盈时间为3秒。其母亲说最近4小时他的尿布未见浸湿。父母离家带他来急诊的半小时内,患儿躯干部出现了小瘀斑。急诊室开放静脉通路后,快速血标本检测结果如下:

钠:136mmol/L

钾:4.9mmol/L

氯:111mmol/L

CO_2:6.5mmol/L

血尿素氮:31mg/dl

血肌酐:0.8mg/dl

血糖:50mg/dl

M.M.属于哪种类型的休克?

休克分为低血容量性、分布性、心源性和梗阻性4大类。根据其临床表现,M.M.最可能是低血容量性休克,这也是儿科最常见的休克类型。循环血容量下降至不能维持

有效组织灌注时，会发生低血容量性休克。低血容量性休克时前负荷下降，对心输出量（cardiac output，CO）产生不良影响。低血容量在初期兴奋外周和中央压力感受器，引起儿茶酚胺介导的血管收缩和心动过速。即使循环血容量急性丢失15%，这一初始反应也能维持足够的循环和血压。当血流和氧输送不能满足组织代谢需求时，就会发生休克[3]。休克可从初始的代偿期进展到失代偿期。代偿性休克的典型表现为心动过速，肢端苍白冰凉，毛细血管再充盈时间延长（>2秒），周围血管比中心血管搏动弱，收缩压正常。随着休克的进展，患儿的代偿能力逐渐消耗。患儿可表现为靶器官灌注不足，包括精神状态低落，尿量减少，代谢性酸中毒，呼吸急促，中心血管搏动弱和肢端斑纹。M.M.有进展为晚期休克的表现，即嗜睡和尿量减少。

案例106-3，问题2：该如何对 M.M. 进行初始治疗和监测？

所有休克患儿需在初始评估时同时给予高流量吸氧。所有类型休克的治疗初期均需进行液体复苏。推荐5~10分钟内快速静脉推注20ml/kg的等渗晶体液（通常选用生理盐水或乳酸林格液）。马上再次评估患儿是否有循环改善的症状，评估标准包括心率是否下降，血压是否恢复，毛细血管再充盈时间，脉搏性质和意识水平的改善。如果休克的临床表现仍存在，需再给予20ml/kg等渗液体，有必要的话，在治疗初始的15~30分钟内达到总量至少60ml/kg的液体量[3,13]。休克患儿的液体复苏治疗目标是：毛细血管再充盈时间<2秒，周围血管和中心血管搏动正常无差异，四肢温暖，尿量大于1ml/（kg·h），意识正常，动脉血气（arterial blood gases，ABG）乳酸水平下降和碱缺失增加。儿童正常血压低于成人，血管收缩和心率增快后更易维持正常血压，因此并不能只将血压作为可靠的评估液体复苏效果的治疗终点。儿童在休克的晚期才会出现血压降低。《2015年版儿科高级生命支持指南》[3]将低血压定义为收缩压较同年龄段下降5%，即：

- 足月新生儿低于60mmHg（0~28日）
- 婴儿低于70mmHg（1~12月龄）
- 1~10岁儿童低于（70+2×年龄）mmHg
- ≥10岁儿童低于90mmHg

液体复苏应继续进行至出现明显临床改善或有血容量过多的证据，例如出现肺部细湿啰音、奔马律或肝脏肿大。第103章中儿童水电解质和营养已进一步讨论儿童低血容量和脱水的内容。M.M.应在5分钟内接受120ml生理盐水快速静脉注射，接着进行灌注状态评估查看有无改善。如果没有显著改善，应重复静脉注射直至灌注充分或收缩压大于70mmHg。

案例106-3，问题3：如前文所示，M.M. 存在低血糖，血糖只有50mg/dl。儿童休克时的低血糖应关注哪些方面？M.M. 应接受怎样的治疗？

低血糖常见于婴儿应激状态，如休克、惊厥和脓毒血症。婴儿对葡萄糖的需求旺盛，而糖原储备低，这使危重症尤其是胃肠道摄入差的婴儿低血糖发生风险高。任何食欲缺乏的危重症婴儿均需进行床旁快速血糖检测。不能等待血清生化检测的结果。低血容量和休克需要的快速液体复苏会使低血糖状态恶化。最重要的是，由于低血糖能导致惊厥，并与神经系统预后不良相关，所以在心肺复苏和外伤复苏过程中，必须注意防止低血糖的发生[3,13]。儿童低血糖必须立即进行鉴别和接受治疗。患儿确诊后需静脉注射0.5~1g/kg葡萄糖或5~10ml/kg的10%葡萄糖溶液，使血糖高于100mg/dl。新生儿尤其是早产儿在血浆渗透压急速变化时，比年长儿更容易发生脑室内出血，故推荐这类患儿需接受0.2g/kg葡萄糖或2ml/kg的10%葡萄糖溶液静脉注射，直到达到目标血糖值。M.M.需接受30ml（5ml/kg）10%葡萄糖溶液1~2分钟内静脉注射，然后再次测血糖水平。在血糖达到其年龄对应的正常值水平（60~105mg/dl）前均需持续接受治疗。血糖水平稳定后，需开始使用含10%葡萄糖溶液维持治疗。

婴儿和儿童的脓毒血症和脓毒症休克

脓毒症休克可以是低血容量性、心源性和分布性休克三者的结合。Hartman 等[14]近期对美国严重脓毒症患儿（定义为引起至少一种器官急性功能衰竭的细菌或真菌感染）的调查发现，从2000年到2005年，儿童严重脓毒症的发病率从0.56/1 000上升至0.89/1 000。新生儿严重脓毒症的发病率从4.5/1 000上升到了9.7/1 000，这是由于极低体重出生儿脓毒症发病率的升高。另一人群发病率升高见于15~19岁患儿，发病率从0.37/1 000上升至0.48/1 000。该研究报道的死亡率为8.9%，与自2000年至今的死亡率相仿，但显著低于成人严重脓毒症和脓毒症休克（病死率分别约为30%和50%）。这一巨大的预后改善程度源自对休克生理机制认识的提高。提高婴幼儿脓毒症休克和继发多器官功能衰竭存活率的措施包括：应用积极的液体复苏，有时效性的目标导向性治疗，呼吸、心血管、肾脏和营养支持技术，以及改良的抗细菌、抗病毒和抗真菌治疗[3,15-20]。

婴幼儿感染后比成人更容易发生严重全身感染。尽管疫苗技术不断更新，但其脓毒血症的发生率并未下降。这很可能是因为婴儿未完成计划免疫。婴儿特别容易被感染的原因众多[20]。妊娠期最后3个月里，母亲通过胎盘免疫球蛋白的传输使婴儿获得被动免疫。因此早产儿缺乏免疫球蛋白。即使是足月儿，与年长儿及成人相比，其中性粒细胞功能也较弱，中性粒白细胞储备较少，合成新抗体的能力也低。最后，新生儿不能制造和向感染部位输送足够的巨噬细胞。婴儿的低免疫球蛋白水平也使其易患病毒感染。母体给予的免疫球蛋白储备在生后2~5个月渐渐下降。直到4~7岁才能达到成人的正常免疫球蛋白水平。由于这些生理差异，以及细菌耐药模式的不同，脓毒症患儿最常见的病原菌异于成人。表106-5是儿童常见的病原菌和合适的经验性抗菌谱。确诊并采集合适的培养标本后，应在1小时内应用抗生素[13]。

表 106-5

儿童脓毒血症的病原菌和推荐治疗

年龄/危险因素	致病微生物	经验性抗生素治疗
年龄 < 30 日龄	产单核李斯特菌 大肠埃希菌 B 族链球菌 革兰氏阴性肠道细菌	氨苄西林+氨基糖苷类或 氨苄西林+头孢噻肟 阿昔洛韦(如果患儿表现为癫痫需应用,直到排除 HSV 感染为止)
年龄 1~3 月龄	产单核李斯特菌 大肠埃希菌 B 族链球菌 流感嗜血杆菌 肺炎链球菌 脑膜炎奈瑟菌	氨苄西林+TGC±万古霉素[a]
年龄 >3 月龄	流感嗜血杆菌 肺炎链球菌 脑膜炎奈瑟菌	TGC±万古霉素[a]
免疫抑制的儿童	铜绿假单胞菌 金黄色葡萄球菌 表皮葡萄球菌	头孢他啶或头孢吡肟或哌拉西林/他唑巴坦+万古霉素[a]
脑室腹腔(V-P)分流患儿	金黄色葡萄球菌 表皮葡萄球菌 革兰氏阴性肠道细菌	TGC±万古霉素[a]

[a] 剂量需达到万古霉素的谷浓度 15~20μg/ml。

HSV,单纯疱疹病毒;TGC,三代头孢菌素(如头孢噻肟、头孢曲松或头孢唑肟)

像成人一样,儿童患严重脓毒症的几率与其基础健康状态有关。Watson 等发现 49% 的脓毒症患儿有基础疾病,这使他们有更高的发病率和死亡率[14]。匹兹堡儿童医院的数据显示,既往健康患儿的死亡率为 2%,而有慢性疾病患儿的死亡率为 12%[21]。

案例 106-4

问题 1:J. B. ,6 岁女孩,体重 20kg,因急性窘迫症状被送入急诊室。在收入 PICU 进一步治疗之前,她已经接受鼻导管吸氧和液体复苏治疗。进入 PICU 时,她表现为嗜睡,不能听从指令,皮肤温暖干燥,有斑纹,毛细血管再充盈缓慢。她体温上升至 39.5℃,呼吸频率 21 次/min,心率 154 次/min,血压 76/55mmHg。初步实验室检查结果显示白细胞计数显著上升,为 $21×10^3/\mu l$。她父母说昨晚开始她就未再排尿。J. B. 符合脓毒症休克诊断的标准吗?

来自成人和儿童脓毒血症和临床研究领域的国际专家在 2002 年召开会议,与会人员都是著名的儿科危重症医师和富有儿童脓毒症方面临床研究经验的专家,会议目的是就儿科脓毒血症定义范畴方面达成共识,这包括全身炎症反应综合征(systemic inflammatory respiratory syndrome, SIRS)、感染、脓毒血症、严重脓毒症、脓毒症休克和多器官功能衰竭综合征[16]。由于儿童正常生理改变因年龄而异,这在很大程度上会影响定义 SIRS 和器官功能障碍的临床数据,专家组首次确定了临床和生理年龄的 6 个类别,来定义 SIRS(表 106-6)。因为早产儿在新生儿重症监护室中接受治疗,而不是 PICU,所以并未包括在内。临床医师在讨论治疗措施之前,理解用于定义脓毒症的术语很重要。美国胸科医师协会和重症医学会(Society of Critical Care Medicine,SCCM)在 1992 年提出了 SIRS 的概念,用来描述成人创伤、感染、烧伤、胰腺炎和其他疾病中出现的非特异性炎症进程[22,23]。脓毒血症的定义为伴有感染的 SIRS。SIRS 的概念被用于成人;直至 2005 年对其在儿童的定义达成共识(表 106-7)[24]。对发生于儿童的 SIRS 进行单独的界定是很有必要的。心动过速和呼吸急促是定义成人 SIRS 的关键症状,也常见于多种儿童疾病的进程中。为与其他疾病更好的鉴别,儿童 SIRS 的定义还包括体温异常和白细胞计数异常,同时确定了儿童不同生理过程中各项标准的数值。表 106-8 给出了每项标准与年龄对应的数值范围。

温度是儿童 SIRS 定义的一个主要标准。核心温度高于 38.5℃ 或低于 36℃ 提示可能有严重感染。低体温更常见于婴儿。核心温度为经直肠,膀胱,口腔或中心静脉测定的温度。经鼓膜,脚趾或其他部位测得的温度不够精确。到达医院或诊所前 4 小时内在家用可靠方法记录的体温也是可信的。如果怀疑存在环境温度过高例如包被过多,则需将患儿放置于正常环境温度中,解除包被,15~30 分钟内复测体温。

表 106-6

严重脓毒症不同儿童年龄组的区分

年龄范围	定义
初生儿期	出生~1 周龄
新生儿期	1 周龄~1 个月龄
婴儿期	1 月龄~1 岁
幼儿和学前期	2~5 岁
学龄期	6~12 岁
青春期	13 岁~<18 岁

来源:Reprinted with permission from Goldstein B et al. International pediatric sepsis consensus conference:definitions for sepsis and organ dysfunction in pediatrics. *Pediatr Crit Care Med.* 2005;6(1):3.

表 106-7

儿童全身炎症反应综合征、感染、脓毒血症、严重脓毒症和脓毒症休克的定义

SIRS	以下 4 条标准至少符合 2 条,且其中 1 条必须为体温异常或白细胞计数异常: ■ 核心体温>38℃或<36℃(必须经直肠、膀胱、口腔或中心静脉测定) ■ 心动过速定义为无外界刺激、未使用慢性病药物或疼痛刺激条件下,心率超过同年龄段正常心率至少 2 个标准差,或 1 岁以下儿童心跳加快持续 0.5~4 个小时心动过缓,无外界迷走神经刺激,未使用 β 受体拮抗剂或无先天性心脏病情况下,平均心率比同年龄段正常心率低 10%;或出现不能解释的持续半小时的心动过缓 ■ 平均呼吸频率超过同年龄段正常水平的 2 个标准差,非基础神经肌肉疾病的急性病程或全身麻醉状态需要机械通气 ■ 白细胞计数升高或降低(并非继发于化疗导致的粒细胞减低),或未成熟中性粒细胞超过 10%
感染	疑似或确诊(病原菌培养,组织染色或聚合酶链反应阳性)任何病原体导致的感染,或具有高感染风险高的临床综合征。感染的依据包括:临床体格检查、影像学和实验室检查阳性(如无菌体液里出现白细胞,内脏穿孔,胸片提示肺炎,瘀斑或紫癜,暴发性紫癜)
脓毒血症	SIRS 合并确诊或疑似的感染
严重脓毒症	脓毒血症合并以下其一:心血管功能障碍,急性呼吸窘迫综合征,2 个或 2 个以上其他器官的功能障碍,如表 106-9 所述
脓毒症休克	严重脓毒症合并心血管功能障碍,如表 106-9 所述

SIRS,全身炎症反应综合征。

来源:Adapted with permission from Goldstein B et al. International pediatric sepsis consensus conference:definitions for sepsis and organ dysfunction in pediatrics. *Pediatr Crit Care Med.* 2005;6(1):4.

表 106-8

不同年龄对应的生命体征和实验室指标值

年龄组	心率[a]/ 次·min⁻¹		呼吸频率/ 次·min⁻¹	白细胞计数[a]/ 10³·μl⁻¹	收缩压[a]/mmHg
	心动过速	心动过缓			
出生~1 周龄	>180	<100	>50	>34	<65
1 周龄~1 月龄	>180	<100	>40	>19.5 或<5	<75
1 月龄~1 岁	>180	<90	>34	>17.5 或<5	<100
2~5 岁	>140	n/a	>22	>15.5 或<6	<94
6~12 岁	>130	n/a	>18	>13.5 或<4.5	<105
12~18 岁	>110	n/a	>14	>11 或<4.5	<117

[a] 心率,白细胞计数,收缩压的正常下限为第 5 百分位数,正常上限为第 95 百分位数。

来源:Reprinted with permission from Goldstein B et al. International pediatric sepsis consensus conference:definitions for sepsis and organ dysfunction in pediatrics. *Pediatr Crit Care Med.* 2005;6(1):4.

符合儿童 SIRS 诊断的标准需有异常体温,包括体温过低或过高,或白细胞计数异常,同时伴有呼吸急促和心动过速。脓毒血症的定义为 SIRS 的同时确诊或怀疑感染。严重脓毒症定义为脓毒血症伴发急性呼吸窘迫综合征,心血管功能障碍或≥2 个或以上器官(呼吸系统、肾脏、血液系统、神经系统或肝脏)的急性功能障碍。儿童器官功能障碍的定义也已进行过修正(表 106-9)。Carcillo 等将儿童感染

性休克(septic shock,SS)定义为心动过速和灌注差,包括:周围血管搏动弱于中心血管;意识状态改变;毛细血管再充盈时间大于 2 秒,肢端斑纹或发凉;或尿量减少[16]。由于儿童只有病情极危重时才无法保持血压稳定,所以定义并未像成人那样将低血压列为必要条件。休克可以在低血压出现之前很久就存在。J.B. 符合儿童 SS 的大部分标准,包括嗜睡、发热、心动过速、灌注差和尿量减少。

表 106-9

器官功能障碍诊断标准

心血管功能障碍

尽管 1 小时内已静脉快速给予 40ml/kg 的等渗盐溶液,但仍存在下列情况:

- 血压低于同年龄的第 5 百分位数以下或收缩压小于同年龄段正常值 2 个标准差[a]
- 或需要血管活性药物维持血压正常[多巴胺>5μg/(kg·min)或任意剂量的多巴酚丁胺,肾上腺素,或去甲肾上腺素]
- 或出现以下中的两项:

  原因不明的代谢性酸中毒:碱缺失>5mmol/L

  血乳酸增高>正常上限的 2 倍

  少尿:尿量<0.5ml/(kg·h)

  毛细血管再充盈时间延长:>5 秒

  核心与外周体温相差>3℃

呼吸功能障碍[b]

- 无发绀性心脏病或既往肺部疾病时,$PaO_2/FiO_2<300$
- 或 $PaCO_2>8.7kPa$ 或高于基线水平 20mmHg
- 或经证实有氧疗需要[c] 或需 $FiO_2>50\%$ 来维持氧饱和度>92%
- 或需要气管插管机械通气或无创呼吸支持[d]

神经系统功能障碍

- Glasgow 昏迷评分(见表 106-12)<11 分或
- 精神状态急剧变化伴 Glasgow 评分从异常基线水平下降至少超过 3 分

血液系统功能障碍

- 血小板计数<80 000μl 或较 3 日内最高值下降 50%(慢性血液病或肿瘤患儿)或
- 国际标准化比值>2

肾脏功能障碍

- 血肌酐>正常同年龄段上限的 2 倍或较肌酐基础水平上升 2 倍

肝功能障碍

- 总胆红素≥4mg/dl(不适用于新生儿)或
- ALT 为同年龄正常上限的 2 倍

ALT,谷丙转氨酶;BP,血压。

[a] 见表 106-8。

[b] 急性呼吸窘迫综合征必须包括 $PaO_2/FiO_2<200$mmHg,双肺浸润,急性发作,并且无左心功能不全。急性肺损伤诊断除了 $PaO_2/FiO_2<300$mmHg 之外,其他与之相同。

[c] 氧疗需求必要时可通过降低吸入氧流量来确定。

[d] 手术后患者有肺部急性炎症反应或感染表现时可能需要。

来源:Adapted with permission from Goldstein B et al. International pediatric sepsis consensus conference:definitions for sepsis and organ dysfunction in pediatrics. *Pediatr Crit Care Med*. 2005;6(1):5.

案例 106-4,问题 2: 为 J.B. 制订治疗方案时,需考虑哪些生理变化?

患脓毒血症的新生儿,儿童和成人的血流动力学改变各不相同。PICU 的医师会遇到所有年龄段的患儿,所以必须熟悉不同年龄组的临床差异,因为这可能会影响治疗。选择治疗方法时,必须考虑到成人和儿童的适应性反射不同。青春期儿是特例,因为他们可表现出儿童或成人类型中的任何一种。成人患者最常见的血流动力学改变包括外周血管阻力(systemic vascular resistance,SVR)下降和 CO 增加。SVR 的下降是由于血管对儿茶酚胺的反应性降低,α-肾上腺素能受体信号传导的改变,以及一氧化氮合酶的诱导。总体来说,SS 成人患者存在心肌功能障碍,射血分数下降;然而 CO 可通过心动过速和 SVR 下降这两种代偿机制而维持不变或增加。

不同于成人 SS 的是,儿童 SS 与严重的低血容量有关,常对快速液体复苏反应良好。液体治疗反应差的 SS 患儿表现为相反的血流动力学改变:58% 患儿的心脏指数降低,对伴或不伴血管扩张剂治疗的正性肌力药物有反应;20% 表现为心脏指数升高和 SVR 降低,对血管加压素治疗有反应;22% 表现为血管和心脏均存在功能障碍,需要血管紧张素和正性肌力药物的治疗[25]。J.B. 这样的患儿不同于成人 SS 患者的是,低 CO 是与病死率升高相关的因素,而不是低 SVR。事实上,研究表明大部分患儿在液体复苏后表现为一定程度的心功能不全[13,18]。许多患儿需要改变正性肌力药物和血管紧张素的治疗方案,或在治疗的初始几小时内加入其他药物,这强调儿童的血流动力学状态可迅速发生变化[13,16-18]。

新生儿 SS 与岁数大些的儿童不同。婴儿和儿童与成人相比，其通过增加心率来相对增加 CO 的代偿能力受其已经较快的心率的限制，心率的增加并没有成比例的改变舒张充盈时间。成人通过代偿性的心室扩张来增加 CO。但婴儿心脏结缔组织丰富，肌动蛋白和肌球蛋白少，这使其心室急速扩张的能力有限。胎儿到新生儿的循环生理转换使新生儿 SS 的机制更为复杂。脓毒血症引发的酸中毒和低氧血症能升高肺血管阻力和动脉压，造成动脉导管开放。这导致了新生儿持续性肺动脉高压（persistent pulmonary hypertension，PPHN）和持续性胎儿循环的产生。伴有 PPHN 的新生儿 SS 会增加右心室负荷，导致右心衰竭、三尖瓣反流和肝脏肿大。因此液体治疗反应不佳并伴有 PPHN 的新生儿 SS 常需要以降低肺动脉高压，纠正右心衰为治疗目标。

J. B. 的皮肤干燥有花纹，毛细血管再充盈缓慢而且尿量减少，这表明她的灌注很差。她需要立即进行液体复苏，初始在 5 分钟之内静脉注射 400ml（20ml/kg）生理盐水或乳酸林格液，推注结束后需像前文所述的马上再次评估灌注情况。可重复推注液体直到灌注充分为止。

儿童脓毒症休克的初始治疗

2001 年 Rivers 的里程碑式研究发现，成人脓毒血症患者在入院 6 小时内接受快速液体复苏、血制品输注及正性肌力药物治疗后，病死率下降了 33%，自此之后，所有 SS 患者均推荐使用目标导向性治疗[15]。早期目标导向性治疗包括呼吸支持治疗、静脉注射液体快速改善低灌注、适当的导向性的正性肌力药物和缩血管药物治疗、早期经验性抗感染药物应用、尽量清除感染灶，以及持续监测血流动力学状态[13,15-19]。

案例 106-4，问题 3：J. B. 在儿科急诊室已接受一剂生理盐水弹丸式推注，但仍有低灌注的表现。入 PICU 时她的血红蛋白为 10g/dl。为最大程度的改善灌注和氧合，她应继续接受静脉注射生理盐水还是选用其他液体？

并没有数据表明，患儿接受包括血制品在内的胶体液复苏或接受晶体液复苏对其存活率的影响有显著差异[26]。在治疗上，保证容量比选择液体类型更重要。足够的血容量能维持心脏前负荷，提高心搏出量，并能改善氧合。晶体液和胶体液，尤其是红细胞悬液，在增加心搏出量方面效果是一样的。而且当灌注压相同时，两者保证组织灌注的能力相等。

不同机构输注血制品的方法有所不同。患 SS 婴儿和儿童的理想血红蛋白值尚未有定论。成人脓毒症患者早期治疗中，维持血红蛋白 7～9g/dl 以改善携氧能力能改善组织灌注，从而升高存活率。脓毒症合并贫血的病死率升高，然而应用血制品后病死率也升高[27]。SCCM 根据有限的数据推荐成人血红蛋白维持在 7～9g/dl[13]。儿科的数据资料更少，从成人的情况推断认为，如果有低组织灌注的表现，需最大程度的提高组织氧输送。一旦低灌注，急性出血或酸中毒纠正后，只有血红蛋白低于 7g/dl 时才考虑输注

PRBC[13,28]。J. B. 的目前情况不需要输注血制品。可输注冰冻血浆来纠正异常的凝血酶原时间（prothrombin time，PT）和部分凝血活酶时间（partial thromboplastin time，PTT），但输注速度不能太快，以防止血浆内的血管活性肽和高浓度的柠檬酸盐成分引发急性低血压。目前尚没有文献数据支持输注 5% 白蛋白能改善脓毒血症病死率。低白蛋白血症患儿可输注白蛋白，但不推荐常规使用白蛋白[29]。

低血容量性休克的治疗如前文所述，SS 患者在每次推注液体后，需再次评估是否有灌注改善的临床表现，例如心率下降，血压，毛细血管再充盈时间，脉搏强度和意识状态的改善。如果休克的临床表现持续存在，应在治疗开始后 15～30 分钟内再给予 20ml/kg 的等渗液体，如有必要，可以给到 60ml/kg[3,13,17]。一些 SS 患儿在第一小时内需要 200ml/kg 的液体[17]。液体复苏后仍难纠正休克的患儿需给予正性肌力药物治疗，以维持相应年龄的正常血压和毛细血管再充盈时间<2 秒。如果未执行这些治疗，每经过 1 小时，病死率增加 1.5 倍。初始液体复苏反应不明显或生理状态无明显改善的患儿需考虑有创性血流动力学监测。中心静脉压（central venous pressure，CVP）的有创监测目的是保证合适的右心室前负荷，正常目标值为 10～12mmHg，输注 PRBC 纠正贫血至血红蛋白目标值为 7g/dl 以上能优化携氧能力[13,17]。

SS 病程中，患儿多达 40% 的 CO 用于支持呼吸做功；因此，在呼吸窘迫的情况下，可考虑气管插管和机械通气来使血流从呼吸肌重新分布到其他重要脏器。气管插管并非没有副作用；插管前必须充分液体复苏，这是因为从自主呼吸过渡到正压通气后，心脏有效前负荷会降低，进一步会降低心排出量。机械通气可降低左心室后负荷，对心脏指数低和高 SVR 的患者有益。另外它也是改变酸碱平衡的一种方法。在插管使用镇静镇痛药物时，应避免选择能进一步引起血管扩张的药物。

尽管实验室检查结果很少能影响 SS 在第 1 小时内的治疗，患者仍需常规送检查看有无血细胞异常，代谢或电解质紊乱等可能的致病因素。外周血白细胞计数有助于选择广谱抗菌药物，血红蛋白水平和血小板计数有助于评估是否需使用血制品。需将血型鉴定和输血前检查送至血库以备输血。电解质紊乱常见于脓毒症；代谢异常如低血糖和低钙血症的识别和治疗会改善预后。弥散性血管内凝血的筛查，包括 PT、PTT 和纤维蛋白原的测定，能评估疾病严重程度。如果有异常指标，需在有创操作之前纠正。最后，动脉或静脉血气分析能评估是否有充足的通气和氧合，以及酸中毒的严重程度[17]。

不幸的是，液体复苏的临床反应对于评价微循环储备是否充足来说，并不是一个相对敏感的指标。其他的一些参数有助于指导成功的液体复苏：有创血压监测，CVP，混合静脉血氧饱和度（mixed venous oxygen saturation，SVO₂）测定，血乳酸水平和尿量。血乳酸水平上升提示即使血压正常的患者也存在组织灌注不充分和无氧代谢。由于低 CO 与耗氧增加有关，SVO₂ 可间接反映 CO 是否能满足组织代谢需求。如果组织氧输送充足，SVO₂ 应在 70% 以上[17]。Rivers 对于目标导向性治疗的研究发现，通过输血

维持患者血红蛋白在 10g/dl 水平,并应用正性肌力药物增加 CO,从而保持 SVO₂>70%,与只监测平均动脉压和 CVP 的患者相比,其病死率下降了 40%[15]。De Oliveria 等[18]在 SS 患儿中也得出了相似结论,进行 SVO₂ 目标值>70% 的导向性治疗使病死率从 39% 下降到了 12%[18]。

心血管药物治疗

由于患儿的血流动力学特点因人而异,而且初始血流动力学状态会随时间和疾病进展而改变,所以 SS 患儿的药物治疗必须个体化(表 106-10)。20% 的患儿表现为显著的血管扩张性休克,即"暖休克"。这种类型的休克与血管扩张和毛细血管渗漏有关,但其 CO 正常或增加。暖休克患儿可表现为脉搏有力,肢端温暖,毛细血管再充盈良好,并可有心动过速。暖休克患者需应用缩血管药物如多巴胺(dopamine)、去甲肾上腺素(norepinephrine)、去氧肾上腺素(phenylephrine)或血管加压素(vasopressin)来促进血管收缩。58% 的患儿表现为"冷休克"或 CO 下降。这些患儿血管收缩,心脏后负荷增加,SVR 增高。这在临床表现为脉搏细弱,肢端冰冷,毛细血管再充盈缓慢,肝脏肿大和肺水肿。冷休克适合应用正性肌力药物,可加用或不加用扩血管药物,如多巴酚丁胺(dobutamine)和肾上腺素或米力农(milrinone)。由于约 22% 的患儿同时有冷休克和暖休克的表现,如低 SVR 和低 CO,所以详细的临床评估非常重要。

表 106-10

常用的血管活性药物

药物	剂量范围	外周血管效应			心脏效应
缩血管类					
		α	β₁	β₂	
多巴酚丁胺	2~20μg/(kg·min)	1+	3~4+	1~2+	低剂量时轻度变时性及心律失常;与多巴胺相比的变时性优势在新生儿可不明显
多巴胺	2~4μg/(kg·min) 4~8μg/(kg·min) >10μg/(kg·min)	0 0 2~4+	0 1~2+ 1~2+	0 1+ 2+	扩张脾肾血管,剂量增加可提升 α 作用
肾上腺素	0.03~0.1μg/(kg·min) 0.2~0.5μg/(kg·min)	2+ 4+	2~3+ 2+	2+ 3+	低剂量时 β2 效应
去甲肾上腺素	0.05~0.5μg/(kg·min)	4+	2+	0	增加外周阻力,中度缩血管作用
去氧肾上腺素	0.05~0.5μg/(kg·min)	4+	0	0	增加外周阻力,中度缩血管作用
扩血管类					
硝普钠	0.5~8μg/(kg·min)	提供一氧化氮来舒张平滑肌和扩张肺循环及体循环血管	通过降低后负荷间接增加 CO		反射性心动过速
硝酸甘油	0.5~10μg/(kg·min)	作为一氧化氮供体可使扩张肺血管,增强主动脉夹闭后冠状血管活性	降低前负荷,可降低后负荷,降低与室壁相关的心肌负荷		轻微
其他					
米立农	负荷量 50μg/kg,后 0.25~1μg/(kg·min)	扩张体循环及肺循环血管	舒张心肌(扩血管作用)		轻微心动过速
血管加压素	0.003~0.002U/(kg·min) 或 18~120mU/(kg·h)	潜在缩血管作用	无直接作用		未知

案例 106-4,问题 4：尽管对 J. B. 进行了充分的液体复苏,气管插管和机械通气,但其情况仍在恶化。她的收缩压在最近 30 分钟内波动于 72～79mmHg(年龄对应正常值为>84mmHg)。下一步应进行哪些治疗?

对初始液体复苏无反应的休克需使用缩血管药物[3,13,17]。儿科 SS 常规的初始药物为多巴胺[13,17]。多巴胺对心脏和外周血管的多巴胺受体、α-肾上腺素能受体、β-肾上腺素能受体均有直接和间接效应。多巴胺的作用机制之一是增加内源性儿茶酚胺的释放。严重脓毒症状态下,突触前囊泡的去甲肾上腺素被耗竭,这使多巴胺的效果下降。另外<6 月龄婴儿交感神经的支配功能还未发育完善,因此他们可释放的肾上腺素储备较少。

多巴胺会增加病死率引起了研究者的关注。这一现象可能是因为多巴胺能通过兴奋多巴胺 D₂ 受体,降低垂体前叶激素例如催乳素的释放,减弱细胞免疫,抑制促甲状腺素释放激素分泌,进一步加重危重症患儿甲状腺功能的减退。尽管大多数医生仍选用多巴胺作为儿童 SS 的初始正性肌力治疗药物,一些医生倾向于选择小剂量去甲肾上腺素作为一线药物,来治疗液体复苏无反应的低血压高动力性休克[17]。

J. B. 应接受多巴胺治疗,起始速率为 5μg/(kg·min),可每 3～5 分钟增加 2.5μg/(kg·min)的速率,直到实现灌注改善和/或达到年龄对应的正常血压[3]。多巴胺推荐的最大剂量为 20μg/(kg·min);更高剂量会增加心肌氧需求,但缩血管功能没有改善。多巴胺以及其他能够产生血管收缩的药物,理想情况下应该通过中心静脉通路而不是外周静脉输注。静脉曲张导致的这些药物的外溢可能会导致明显的局部组织坏死。

案例 106-4,问题 5：J. B. 的多巴胺剂量在 1 日内速率逐渐提高。剂量现在为 20μg/(kg·min),但她仍有顽固的低血压,收缩压为 70mmHg。体检发现她面色苍白,皮肤干燥冰冷。她的血红蛋白水平维持在 10g/dl。中心静脉压波动于 6～9mmHg,该选用何种药物替代多巴胺?

多巴胺剂量达到 20μg/(kg·min)后,如果仍有休克的症状和体征,可诊断为多巴胺抵抗性休克。应再次评估多巴胺抵抗性休克患儿的液体状态和血红蛋白水平,必要时给予额外液体或 PRBC 输注以改善组织氧合。CVP 测定能评估血管内容量,目标值为 8～12mmHg,SVO₂ 可作为 CO 的标志(前提是血红蛋白在正常范围内),同时需结合临床检查来评估。肾上腺素或去甲肾上腺素通常对多巴胺抵抗性休克有疗效。

肾上腺素

肾上腺素由肾上腺本身直接产生,是主要的压力释放激素,有广泛的代谢和血流动力学效应。它有正性肌力和正性变时效应。低 CO 和低灌注的患儿宜选用肾上腺素,因为它能增加心率和心肌收缩力。肾上腺素的不同剂量对 SVR 有不同影响。剂量小于 0.3μg/(kg·min)时,更多地表现为兴奋 β₂-肾上腺素能受体作用,造成骨骼肌血管和皮肤血管床扩张,使内脏血流减少[17]。剂量更高时,α₁-肾上腺素能受体兴奋占优势,能增加 SVR 和心率。SVR 明显升高的患者采用肾上腺素时,可选用 0.05～0.3μg/(kg·min)的剂量,同时合用一种扩血管药物。肾上腺素能增加糖合成和糖原分解,导致血糖浓度上升。接受肾上腺素输注的患儿应密切监测血糖水平。

去甲肾上腺素

去甲肾上腺素由肾上腺本身直接产生。它是强有力的缩血管药物,即使在 CO 下降时,也能使血流从骨骼肌向内脏器官重新分布。去甲肾上腺素广泛用于提高脓毒症成人和儿童的 SVR。如果患者存在低 SVR 状态(脉压增加,即舒张压低于收缩压的一半),推荐使用去甲肾上腺素[0.05～0.3μg/(kg·min)]。约 20% 的容量抵抗性 SS 患儿存在低 SVR。接受气管插管并使用镇静或镇痛药物的患儿发生低 SVR 的几率增加。去甲肾上腺素增加的后负荷能持续地降低心肌收缩力降低者的 CO。对于 CO 下降或在临界状态且有低 SVR 的患者来说,需加用多巴酚丁胺这样的药物来增加心肌收缩力[13,17]。

血管加压素

尽管未获《2015 版儿科高级生命支持指南》推荐,但在低 SVR 引起的顽固性心跳停搏或低血压的患儿中,如果肾上腺素输注速率超过 1μg/(kg·min),可选择血管加压素作为替代治疗[3]。血管加压素通过 V₁ₐ 受体发挥血流动力学作用,增加外周血管细胞内钙浓度,起到缩血管作用,恢复全身血管张力。一项案例系列研究发现,剂量为 0.3～2mU/(kg·h)[18～120mU/(kg·h)]的血管加压素能改善有儿茶酚胺抵抗的血管扩张性休克患者的血压和尿量,开始治疗后即使儿茶酚胺减少也不影响疗效[30]。但美国心脏协会(American Heart Association)进行的一项近期分析表明,血管加压素使用后,恢复自主循环的几率下降[31]。目前关于危重症患儿是否应使用血管加压素尚无定论[3,13,17]。

多巴酚丁胺

多巴酚丁胺是一种非选择性 β₂-肾上腺素能受体激动剂,能改善心肌收缩力,具有正性变时作用,一定程度上能改善心肌舒张。低血压患者使用前必须考虑到 β₂ 受体对外周血管的舒张作用。存在低血压时应与其他缩血管药物联用。如果临床症状体征和实验室检查提示患者存在低灌注,但血压正常,能耐受一定程度的血管扩张,则可考虑使用多巴酚丁胺。初始输注速率为 2.5μg/(kg·min),可每 3～5 分钟增加 2.5μg/(kg·min)的速率,直到最大剂量 20μg/(kg·min)[3,17]。严密监测患者的血压是非常重要的。灌注改善,乳酸水平下降,SVO₂ 上升则有助于确定合适的剂量。

血管舒张药

脓毒血症患儿的治疗中如果有 SVR 的显著升高,而

CO 正常或下降,有时需使用扩血管药物。扩血管药物通过降低心室后负荷来降低 SVR,改善 CO。这种情况下可使用硝酸甘油(nitroglycerin)或硝普钠(nitroprusside)。它们的半衰期短;因此一旦发生低血压,停止输注则血压可迅速恢复。两者初始输注速率均为 0.5μg/(kg·min),每次可增加 0.5μg/(kg·min)的速率,直到最大剂量 5~10μg/(kg·min)[3]。肾衰竭状态下应用硝普钠时,需监测有无硫氰酸盐的蓄积,肝功能衰竭,长期输注(超过72小时)且速率大于 3μg/(kg·min)时,需警惕氰化物中毒。如果患者能适应两者之一的短期输注,则可考虑更换为米力农长期输注。米力农为磷酸二酯酶Ⅲ(phosphodiesterase type Ⅲ,PDEⅢ)抑制剂,通过抑制平滑肌和心肌细胞的环磷酸腺苷降解,来发挥血流动力学效应。PDEⅢ抑制剂与儿茶酚胺类药物有协同作用,两者均通过增加环磷酸腺苷的合成来发挥血流动力学效应。剂量为 0.25~0.75μg/(kg·min)的米力农对 CO 下降、心肌收缩力减弱和低 SVR 的婴儿和儿童有治疗作用[13,32]。米力农的主要问题是半衰期相对较长,为 2~6 小时,应用后患者需经几个小时才能达到稳态。为更快达到目标血清浓度,可在持续输注前给予 50μg/kg 的负荷剂量静脉注射 10~30 分钟。脓毒症和休克患儿使用负荷剂量时,必须注意可能导致低血压,一旦发生需进行液体复苏和/或使用缩血管药物。将负荷剂量使用时间延长为数小时可避免这一不良反应。

J.B. 在充分液体复苏和以最大速度输注多巴胺后,仍存在低血压。再次评估她的实验室检查结果,判断是否需要额外的液体或血制品后,需开始以 0.05μg/(kg·min)的速率输注肾上腺素。必要时可每 3~5 分钟增加 0.05~0.1μg/(kg·min)的剂量,直到取得满意的临床疗效或达到常规最大剂量 2μg/(kg·min)。部分儿科案例也使用过更大剂量,但不一定会有更好疗效[3]。

儿童脓毒症休克中的糖皮质激素治疗

案例 106-4,问题 6: J.B. 目前接受输注速率为 0.35μg/(kg·min)的肾上腺素治疗,但仍存在顽固性低血压,收缩压为 70mmHg。是否有指征采用氢化可的松替代治疗?评估肾上腺功能不全的适当方法是什么?替代治疗的正确剂量是怎样的?

尽管目前研究并未发现糖皮质激素辅助治疗能显著改善脓毒症休克患者的预后,但替代治疗可能对某些患者有效[33-35]。近期一项对两个 PICU 病房为期 6 个月的研究发现,其收治的脓毒症休克患儿中有 77% 存在肾上腺功能不全[35]。由于糖皮质激素在儿童中应用的效能和安全性资料有限,故有下列情况的患儿可考虑使用:儿茶酚胺抵抗性休克,严重脓毒症休克和紫癜,既往有慢性疾病接受类固醇治疗者,有垂体或肾上腺功能异常者,以及接受过依托咪酯治疗者[5-7,13,33-35]。需检查血氢化可的松水平来指导治疗。肾上腺功能不全没有严格的定义,但成人肾上腺功能不全伴儿茶酚胺抵抗性休克定义为随机血氢化可的松水平小于 18μg/dl,或肾上腺皮质激素激发试验开始 30~60 分钟后血

氢化可的松水平上升 ≤9μg/dl[33]。SS 患儿诊断肾上腺功能不全的血清氢化可的松水平推荐值与此相仿[13]。

如果 J.B. 发生儿茶酚胺抵抗性低血压时,她的随机血清氢化可的松水平为 10μg/dl,则可尝试使用氢化可的松(hydrocortisone)。根据已有指南,脓毒症休克儿童和新生儿推荐剂量为每 6 小时静脉注射 0.5~1mg/kg(最大剂量为50mg)。按照这一剂量,J.B. 应每 6 小时静脉注射 10~20mg。一些医生也选择初始负荷剂量 50mg/m²,接下来再给予同样的剂量(50mg/m²),分为四次,每 6 小时给予一次[13]。

辅助治疗

应激性黏膜出血

成人 ICU 患者常采取措施预防应激性黏膜出血的发生,但在 PICU 中并不经常这样做。目前研究统计的儿童胃肠道出血发生率为 10%~50% 不等,其中约 1%~4% 有临床上的明显出血[36,37]。一些学者认为血小板减少,凝血功能障碍,器官功能衰竭和机械通气是胃肠道出血的重要风险因素,这与成人情况是类似的。近期的一篇系统综述认为,预防治疗对危重症患儿有益;但其结果受对照研究样本量较少的限制[37]。

预防血栓形成

PICU 收治的患者的年龄范围可从新生儿到年轻成人。与成人不同的是,目前并没有儿童应用皮下肝素或低分子肝素预防深静脉血栓(deep venous thrombosis,DVT)的临床数据。然而,青少年的激素水平变化,使其患血栓的危险性升高至接近成人。尽管目前并没有正式的指南或共识来指导治疗,对所有青春期患儿均应考虑到预防血栓的必要。大多数婴幼儿发生血栓与长期使用中心静脉置管有关。不幸的是,一项研究发现,心脏手术后的婴儿接受 10U/(kg·h)的小剂量肝素输注后,并未能预防导管相关性血栓[38]。值得注意的是,该研究采用的肝素剂量低于婴儿和儿童推荐的抗凝剂量 [15~25U/(kg·h)]。目前是否应对儿童常规预防 DVT 尚存在争议。

先天性心脏病

案例 106-5

问题 1: J.F.,3 周龄男婴,体重 3.5kg,病史为喂养不良和呼吸困难。就诊时该患儿身上有皮肤花纹且伴有呻吟以及呼吸窘迫的症状。医生将他转诊至当地儿童医院的急诊室时,其体温为 40.8℃,心率 200 次/min,呼吸频率 80 次/min,血氧饱和度 60%~70%;外周灌注非常差。血气分析结果如下:

pH:6.96

PCO₂:35mmHg

碱缺失:29mmol/l

胸片提示心影增大和肺水肿。J. F. 具有呼吸衰竭和休克的表现。根据其年龄,低氧血症严重程度和心影增大的影像学表现,怀疑他有 CHD。心脏超声显示主动脉缩窄。J. F. 需接受怎样的初始治疗来稳定病情?

新生儿从第一次呼吸开始,其氧张力的变化和内源性前列腺素 E_2 生成减少会促使动脉导管(ductus arteriosus, DA)关闭。动脉导管连接肺动脉和主动脉,在胎儿循环中将血流运送至主动脉。DA 的功能性关闭常发生在出生后 10~14 小时内,但解剖结构完全关闭要等到出生后 2~3 周大。早产,酸中毒和低氧血症能延迟它的关闭。导管依赖性 CHD 患儿的 DA 一旦关闭,会导致体循环血液氧输送不足(表 106-11)。这些婴儿可与其他休克患儿有相同表现。对发绀新生儿评估时,首先要鉴别其有无心脏问题。经典的高氧试验是送检动脉血气分析,然后让患儿吸入 100% 纯氧 10 分钟,再复查动脉血气分析。如果发绀是由呼吸系统疾病引起,则动脉氧分压会提高 30mmHg,但如果是心脏问题引起,则动脉氧分压改善并不明显。如果患儿情况很不稳定,需连接脉氧监测并给予 100% 纯氧吸入。肺部病变的新生儿吸氧后,血氧饱和度至少能提高 10%,但导管依赖性 CHD 患儿几乎不会有改善。

表 106-11

动脉导管依赖性先天性心脏病

依赖动脉导管供血来维持体循环的心脏病
左心发育不全综合征(hypoplastic left heart syndrome, HLHS)
主动脉缩窄
重度主动脉狭窄
主动脉弓离断
完全性肺静脉异位引流(total anomalous pulmonary venous return, TAPVR)伴梗阻
依赖动脉导管供血来维持肺循环的心脏病
室间隔完整的肺动脉闭锁
重度肺动脉狭窄
三尖瓣闭锁
法洛四联症(tetralogy of Fallot, TOF)
Epstein 畸形
依赖动脉导管供血来维持肺、体循环混合血的心脏病
永存动脉干
大血管转位(transposition of the great vessels, TGV)
TAPVR 不伴梗阻

如果新生儿的血氧饱和度或氧分压不能改善,并怀疑存在 CHD,需开始以 0.05~0.1μg/(kg·min)的速度输注前列地尔(alprostadil)即前列腺素 E_1(prostaglandin E_1, PGE_1)[39]。PGE_1 能保持 DA 开放,允许血流绕过心脏缺损处到达降主动脉。呼吸暂停是 PGE_1 的常见不良反应,见于 10%~20% 的患儿,故在开始输注前和输注过程中需随时准备好与年龄相符的插管和机械通气设备[40]。开始输注前列地尔后 10~15 分钟内,患儿的血氧饱和度会有改善。剂量可逐渐调节至达到最合适的导管血流量,并将剂量相关性不良反应降到最低。输注常维持到能进行外科手术纠正为止。J. F. 需在必要时进行液体复苏纠正脱水,并进行气管插管。此外,他需接受初始速率为 0.05μg/(kg·min)的 PGE_1 输注,随后逐渐提高输注速度使手术前 DA 保持开放状态。

儿童颅脑外伤

颅脑外伤(traumatic brain injury, TBI)是儿童死亡的主要原因,而且其存活者发病率显著上升。每年美国有超过 400 000 名儿童颅脑外伤急诊案例,其中有 30 000 例住院和 3 000 例死亡[41]。损伤的最常见机制因患儿年龄而异。小于 4 岁的儿童最常见的损伤原因为儿童虐待,高空坠落和机动车碰撞(motor vehicle collisions, MVC)。令人悲伤的是,2/3 的严重 TBI 是由于儿童虐待或非事故外伤(nonaccidental trauma, NAT)。尽管难以获得精确数据,但一项北卡罗来纳州的人口调查发现,2 岁以内每年由 NAT 引起的 TBI 发生率为 17 例/10 万人[42]。婴儿摇晃综合征国立研究中心(National Center on Shaken Baby Syndrome)的数据表明,每年美国有约 1 300 例儿童因受虐待而导致严重头外伤。5~12 岁的学龄期儿童严重外伤的主要原因包括助动车碰撞和自行车相关损伤。青春期少年外伤的主要原因依次是 MVC 事故,斗殴和运动相关损伤。

案例 106-6

问题1:K. B. ,8 周龄男婴,体重 4kg,由他 17 岁的妈妈送入急救诊所。妈妈陈述说他通常晚上 7 点会吃奶,但一直没有醒来。上午一切如常。她为 K. B. 常规喂了奶,换尿布,让他躺下午睡。然后她去工作,让自己 19 岁的男友照顾婴儿。在急救诊所内,婴儿表现为松软无力并且难以唤醒。他身上没有伤痕或其他外伤表现,但前囟隆起。他的瞳孔直径 3mm,对光反应迟钝。询问母亲的男友时,他说 K. B. 上午早些时候从睡椅上坠落,但只哭了几分钟,经过安抚后他又继续玩耍。接下来他的胃口如常,妈妈下班回家时他正在睡觉。急救诊所的医生怀疑他存在 NAT,将其转诊至最近的有儿科危重症治疗条件的医院。K. B. 存在哪些生理特点,使其比年长儿更易发生严重 TBI?这一案例中有哪些 NAT 的风险或相关因素?

婴儿脑部的解剖特点使其在头外伤后容易有某些特定类型的损伤[43]。K. B. 这样的婴幼儿的头部大而沉重。由于头部体积相对身体较大,所以并不稳定。当婴幼儿从高处坠落,从 MVC 中被抛出,或从与汽车碰撞的自行车上被甩出时,由于其头部较沉重(即婴儿或儿童头易先着地),如果头部最终撞到地面或其他物体,会发生严重的头外伤。在急骤加速或减速时,婴儿由于颈部肌肉较薄弱,头部会移

表 106-12

改良 Glasgow 昏迷评分

睁眼		
评分	≥1 岁	0~1 岁
4	自发	自发
3	语言刺激时	声音刺激时
2	疼痛刺激时	疼痛刺激时
1	刺激后无反应	刺激后无反应

最佳运动反应		
评分	≥1 岁	0~1 岁
6	能按指令运动	N/A
5	随局部痛刺激运动	随局部痛刺激运动
4	随痛刺激肢体回缩	随痛刺激肢体回缩
3	随痛刺激肢体屈曲（去皮质）	随痛刺激肢体屈曲（去皮质）
2	随痛刺激肢体伸直（去大脑）	随痛刺激肢体伸直（去大脑）
1	无运动反应	无运动反应

最佳语言反应			
评分	>5 岁	2~5 岁	0~2 岁
5	正常对答	用词得当	正常哭声
4	有言语但不能定向	词语不当	哭
3	词语不当	哭和/或尖叫	不正常的哭和/或尖叫
2	语言难以理解	呻吟	呻吟
1	无反应	无反应	无反应

来源：Chung CY et al. Critical score of Glasgow Coma Scale for pediatric traumatic brain injury. *Pediatr Neurol*. 2006;34:379.

动幅度较大。婴幼儿颅骨较薄，这会降低对脑部的保护，使外力更容易通过狭窄的蛛网膜下腔到达脑部。婴儿颅骨的基底相对较平坦，这也使急骤加速或减速时，脑部的移动度较大。此外，婴儿脑部的含水量更高（约 88%，而成人是 77%），这使脑部更柔软，更易在急骤加速或减速时受伤。含水量与脑髓鞘化程度成反比，高度未髓鞘化的脑部更易受急性外伤。婴儿脑部通常在 1 岁时完成髓鞘化过程。由于这些独特的生理特点，不同年龄段儿童在发生 TBI 后的病理机制也不同。婴幼儿的弥漫性损伤，如弥漫性脑水肿，硬膜下出血比局部损伤如挫伤更常见，后者在年长儿和成人中更多。婴幼儿在 NAT 后缺血缺氧性脑损伤的典型形式在年长儿和成人中很少见，后者的常见原因为虐待。

Goldstein 等总结了几个先前研究的数据，报道了 NAT 的风险因素[44]。他们发现头部外伤患儿通常年龄较小，更多有较贫困的社会经济背景，有未成年或未婚父母的几率更高。此外，病史与体格检查表现不相符与头部外伤密切相关。发生 NAT 另外的风险因素包括滥用酒精或药物，有社会服务介入干预史，儿童虐待既往史，结合有视网膜出血或不相符的病史或体格检查。这些学者发现两者结合起来

能 100% 预测入住 PICU 的儿童虐待。K. B. 具有其中多项风险因素：年龄较小，有未成年母亲以及社会经济背景贫穷。此外，他的损伤与自睡椅坠落的病史不相符。要造成婴儿或儿童显著头外伤，至少要从约 90cm 的高度坠落；而标准睡椅的高度仅为约 45cm[45]。

案例 106-6，问题 2： K. B. 被马上送到一所当地医院的急诊室。未吸氧下血氧饱和度为 100%，血压为 90/63mmHg，心率为 120 次/min。初始 Glasgow 昏迷评分（Glasgow coma score，GCS）为 7 分，其中疼痛睁眼反应为 2 分，疼痛运动反应为 4 分，无语言反应为 1 分。什么试验或评估工具有助于评价 K. B. 外伤的严重程度？哪种能最好的评判他的预后？

准确的预测 TBI 严重程度非常重要，可以指导合适的治疗，评价预后，并比较结果以评估和改善治疗。初始症状与 TBI 的损伤严重程度几乎没有关联。GCS 被广泛使用于头外伤患者的初始评估（表 106-12）。这一评分由睁眼反应、运动和语言评估 3 部分组成，分数越低代表损伤越严重。TBI 初始严重程度分为轻（GCS 13~15 分）、中

（GCS 9~12 分）和重度（GCS 3~8 分）；而持续随访 GCS 评分是跟踪患者临床进程的最佳途径。K. B. 的入院 GCS 评分为 7 分，这表明他属于重度 TBI。

重度 TBI 患儿的快速评估需要进行的影像学检查是头颅计算机断层扫描（computed tomography，CT）平扫。大部分重度 TBI 患儿接受全面评估和病情完全稳定后，就被尽快安全转运到放射科做 CT 了解损伤情况。如果颅脑外伤不需要急诊外科手术，患儿将在 PICU 开始治疗，尽量减轻继发脑损伤。Chung 等对 309 例 TBI 患儿的回顾性分析研究发现，GCS 在预测 TBI 患儿存活率方面比 CT 和其他脏器系统损伤的表现更有用[46]。此外，他们认为 GCS<5 分是预后不良的分界值，这在成人中是<8 分。该研究还发现头颅 CT 显示存在脑水肿，硬膜下和脑实质出血比蛛网膜下腔或硬膜外出血预后更差。

视网膜出血常见于遭受头外伤的婴幼儿，但不是所有案例都有。这种出血是由急性外力打击使薄弱的组织表面破裂所致。幼儿的视网膜附着于玻璃体表面；震动能穿过多层组织导致视网膜及其周边出血。这一病理机制是"婴儿摇晃综合征"所独有的。尽管对诊断有帮助，但在婴儿和儿童的 TBI 评估早期常推迟眼睛检查，这是因为眼底镜检查前的准备药物会妨碍观察瞳孔反射来评估脑内变化。

美国儿科学会关于 NAT 影像学检查的指南强烈推荐所有<24 月龄的怀疑被虐待的儿童进行骨骼检查[47]。这包括四肢，颅骨和躯干部骨骼的影像学检查。检查后 2-3 周进行肋骨影像学随访有助于评估急性期未发现的骨折。与眼部检查一样，骨骼检查常在患儿状况更稳定后进行。

> **案例 106-6，问题 3：** 急诊室医生评估后，K. B. 接受了罗库溴铵和苯巴比妥镇静治疗，气管插管，吸入氧浓度为 100% 后进行了 CT 检查。CT 提示硬膜下出血和脑水肿。入 PICU 时，他的生命体征如下：
>
> 血压：85/58mmHg
> 心率：125 次/min
> 呼吸机辅助通气下，呼吸频率：20 次/min
> 体温：36.9℃
> 接下来 K. B. 的治疗目标是什么？

头外伤儿童的初始治疗主要是基础复苏：评估和开放气道，保证充分通气和循环支持[48]。此外 TBI 的治疗目标是防止继发性脑损伤（secondary brain insults，SBI），因其能加剧神经元和脑组织损伤。SBI 常由低血压，低氧血症，高碳酸血症，贫血和高血糖引起。必须对 TBI 儿童进行积极治疗，防治这些情况以降低发病率和改善神经系统预后。气管插管的适应证为：氧疗不能纠正的低氧血症，呼吸暂停，高碳酸血症（PaCO$_2$>45mmHg），GCS≤8 分，GCS 比初始评分下降幅度大于 3 分，颈椎损伤，咽反射消失或脑疝形成。K. B. 的 GCS 评分为 7 分，所以在急诊室为其进行了气管插管。所有患者需假设可能有胃内容物和颈椎损伤，故需选择合适的短效镇静药和肌松剂来进行快速顺序性气管插管（见表 106-3 和表 106-4）。

插管后 K. B. 的机械通气目标包括血氧饱和度维持在 100%，血 CO$_2$ 含量正常（35~39mmHg），避免过度通气，这可通过动脉血气分析，呼气末 CO$_2$ 监测和胸片确定气管插管正确位置来完成。除非他有脑疝形成的症状或体征，否则尽量避免预防性过度通气（PaCO$_2$<35mmHg）[48]。过度通气导致脑血管痉挛，能降低脑血流，继而降低脑血容量。尽管过度通气能降低 ICP，但其可能导致脑缺血。而且过度通气引起的呼吸性碱中毒会使氧解离曲线左移，导致脑供氧减少。但结合其他治疗进行短期过度通气有助于预防脑疝。除机械通气以外，头部需保持在中线位置，避免产生颈静脉阻塞而导致 ICP 的升高。床头抬高 30 度常能降低 ICP。

患儿循环状态的评估和随访非常重要，包括中心和外周脉搏性质，毛细血管再充盈时间，心率和血压。儿童 TBI 后的低血压与发病率和病死率上升相关[48]。头外伤患儿低血压的初始治疗与之前所述的休克治疗类似；但 TBI 的目标收缩需更高：大于或等于相应年龄，性别和身高组的第 50~75 百分位数。严重 TBI 收缩压低于第 75 百分位数者，即使数值 ≥90mmHg，其预后不良的风险也升高 4 倍[49]。这提示在能监测 ICP 或脑灌注压（cerebral perfusion pressure，CPP）指导治疗之前，保持相对高的血压有益于治疗。由于需维持相对高的收缩压，常应用去甲肾上腺素和肾上腺素这类缩血管效应较强的药物[50]。

1 岁以上 TBI 儿童的静脉维持液体常选用生理盐水，婴儿常选用 5% 葡萄糖加生理盐水。由于高血糖会使 TBI 状况恶化，儿童的初始治疗不能使用含糖液体。由于婴儿的糖储备较低，尤其食欲缺乏者易患低血糖，所以婴儿是个例外。低血糖也能加重神经系统不良预后，故应尽量避免。推荐通过床旁快速检测或动脉血气分析来密切监测血糖水平。

发热会增加代谢需求，与 TBI 预后不良相关。K. B. 的治疗还应包括必要时每 6 小时经口或直肠给予 60mg（15mg/kg）对乙酰氨基酚和冰毯降温。由于布洛芬会增加出血的概率，故应尽量避免使用。如果刚来的低体温患儿可能有低体温诱导加重的血流动力学不稳定或出血，则需积极复温。K. B. 需定期监测血电解质和渗透压，并精确计算尿量。这对监测是否发生抗利尿激素分泌异常综合征或尿崩症非常重要，这两者都有曾见于 TBI 儿童的报道[48]。

> **案例 106-6，问题 4：** K. B. 已进行气管插管和机械通气，ABG 提示达到理想参数。他正接受 1μg/（kg·h）的芬太尼和 0.05mg/（kg·h）的咪达唑仑输注。床头已抬高 30 度，头部在中线位置并用颈托固定。用脉氧仪和呼气末 CO$_2$ 检测仪持续监测其氧合和 CO$_2$。血压保持在相应年龄，性别和身高组的第 75 百分位数。K. B. 接下来需进行怎样的监测？

SBI 的一个严重后果就是颅内压升高。有严重 TBI 的婴儿即使有未闭合的前囟或颅缝，也不能阻止 ICP 的发生，所以不能因此取消 ICP 的监测。ICP 监测推荐用于所有 GCS≤8 分的患儿[51]。如果可能的话，脑室引流置管能准确监测压力，迅速获取脑脊液（cerebrospinal fluid，CSF），来降低 ICP 并监测 CPP。CPP 值为平均动脉压（mean arterial pressure, MAP）减去 ICP 的数值，

$$（CPP = MAP - ICP）\qquad（公式 106-1）$$

这一数值对反映脑血流和脑供氧非常重要。维持 CPP 需要通过液体疗法获得最佳 MAP，必要时可使用血管活性药物。ICP 升高时可使用正性肌力或缩血管药物，通过升高 MAP 来使 CPP 达到最佳值，MAP 可上升至相对的高血压水平。成人 CPP 的目标值通常需达到 60～70mmHg。

没有资料表明婴儿的 CPP 与预后相关。但儿童 TBI 研究表明 CPP 值保持在 40～70mmHg 者预后良好，而 CPP<40mmHg 者预后不佳[51]。由于婴儿和儿童正常的 MAP 和 ICP 就比较低，SCCM 儿童基础危重症支持课程推荐的 CPP 范围如下：婴儿 40～50mmHg，儿童 50～60mmHg，青春期少年 60～70mmHg[52]。这比 2003 年的儿科指南要更具体，后者推荐 CPP>40mmHg，以及包括婴儿和青春期少年在内的"年龄相关性"CPP 范围为 40～65mmHg[48]。

> **案例 106-6，问题 5：**神经外科医生为 K. B. 进行了脑室内置管，他的初始 ICP 为 25mmHg。其他生命体征如下：
>
> 血压：83/50mmHg
> 心率：140 次/min
> 体温：38.5℃
>
> 他的血氧饱和度维持在 100%，ETCO$_2$ 为 35mmHg。镇静药物仍为 1μg/(kg·h) 的芬太尼和 0.05mg/(kg·h) 的咪达唑仑。重症护理人员为其放置了中心静脉，CVP 是 10mmHg。K. B. 的 CPP 是多少？采取哪些干预措施治疗其颅内压升高？

未控制的颅内压增高危害严重，必须马上积极治疗以减轻脑部缺血。任何治疗的目标都是尽可能降低 ICP，提高 CPP 和改善脑部氧合。所有初始治疗需再次评估疗效，包括发热的处理，避免颈静脉回流受阻，保持血容量和血二氧化碳水平正常以及镇静镇痛药物的应用。由于焦虑和疼痛会增加 ICP，所以镇静镇痛非常重要。K. B. 的 CVP 监测提示血容量正常，其二氧化碳水平也正常，血氧饱和度为 100%。但他在发热，所以需采取降温措施。尽管他在接受持续镇静，必要时仍可另外给予静脉注射镇静药物。由于经过初始治疗 K. B. 仍有 CPP 升高，最好的治疗办法是 CSF 引流。这能快速降低 ICP，但维持短暂。K. B. 可持续引流 CSF 直至 ICP 降至 15mmHg；但颅内压绝不能降至 0mmHg，这样弥漫性脑水肿会阻塞侧脑室。脑室内置管频繁引流脑脊液时，用等量生理盐水补充被引流的脑脊液是至关重要的。如果引流大量脑脊液，而不通过静脉补充生理盐水，容易引起低氯性代谢性碱中毒。K. B. 的脑脊液引流应保持 CPP 在 40～50mmHg。如果 ICP 再次升高，推荐加用缩血管药物升高 SBP，或采用高渗液体输注治疗。

高渗液体输注治疗可能有助于防止 ICP 超过 20mmHg 并维持正常的 CPP。长期以来，甘露醇是降低 ICP 的标准治疗药物。尽管 1961 年以来甘露醇被广泛用于控制 ICP

升高[48]，但并没有与安慰剂治疗做过对照。甘露醇通过降低血粘度来改善 ICP，通过自我调节机制使小动脉反射性收缩，进而降低脑血容量和 ICP。这一机制快速短暂，维持约 75 分钟，前提是自我调节系统未受损伤。它也能提高血浆渗透压，促使水从脑细胞转移到血管内。这一渗透效应起效较慢（15～30 分钟），但能维持 6 小时之久。甘露醇是强有力的渗透性利尿剂，必要时需加用液体复苏，以避免发生血流动力学不稳定。这种患儿需用 Foley 管精确计算尿量。甘露醇从尿中以原形排出，血浆渗透压需维持不超过 320mOsm/l，以避免发生甘露醇引发的急性肾小管坏死。

尽管甘露醇是降低颅内压的经典用药，高渗生理盐水（3%氯化钠）也逐渐受到推崇。高渗生理盐水的主要作用机制是与甘露醇相似的渗透效应。理论上它还有其他优点，例如保持正常细胞膜静息电位和细胞体积，抑制炎症反应，促进心房钠尿肽释放和增加 CO[48]。高渗生理盐水在理论上优于甘露醇的方面在于可应用于血流动力学不稳定患者，没有继发渗透性利尿的风险。0.1～1ml/(kg·h) 的持续输注维持 ICP<20mmHg 已成功应用于患儿[53]。使用时会有血浆渗透压和血钠水平升高，但在可耐受的范围内。应用时还需注意有关于血钠快速升高引起中央脑桥脱髓鞘的报道。目前的临床试验并没有发现其引起脱髓鞘病变的证据。

为将 K. B. 的 ICP 降至正常范围（<20mmHg），可在 20～30 分钟内静脉给予甘露醇 2～4g(0.5～1g/kg)。甘露醇对 ICP 的作用可在 15 分钟内起效。必要时可每 4～6 小时重复给予相同剂量。如果间歇给予甘露醇不能有效降低 ICP，可给予其高渗生理盐水治疗，起始速度为 0.1ml/(kg·h) 或一次性给予 5～10ml/kg，给药时间至少 20 分钟。需定时监测血电解质和渗透压水平来指导给药剂量。

> **案例 106-6，问题 6：**K. B. 已在 PICU 监护了 24 小时。初始治疗后，大多数时间其 CPP 为 50mmHg，ICP<20mmHg。他接受了 3%氯化钠和补液维持治疗，血钠为 166mEq/L。ICP 对间歇给予 4g 甘露醇治疗有反应；但最近的血浆渗透压为 330mOsm/L。还应采取哪些措施来降低 K. B. 的 ICP？

TBI 的指南包括两种非外科干预措施：巴比妥昏迷和亚低温疗法[48]。通过降低脑部代谢，减少氧解离和氧需求，以及改变血管张力来发挥神经保护的作用。血巴比妥浓度与临床疗效相关性很小，故推荐监测脑电图（electroencephalographic, EEG）的暴发抑制。暴发抑制的表现也代表接近最大程度的降低脑代谢和脑血流。可在 30 分钟内给予 10mg/kg 负荷剂量的苯巴比妥，接下来以 1mg/(kg·h) 的速度维持给药。必要时可再次加用 5mg/kg 的负荷剂量可达到暴发抑制。巴比妥昏迷的主要缺点是可能导致心肌抑制和低血压。另外它的长期神经系统影响尚属未知。TBI 指南认为大剂量巴比妥治疗可用于血流动力学稳定的严重头外伤患者和难以纠正的颅内高压[48]。

外伤后高热定义为核心体温>38.5℃，低温定义为体温<35℃。尽管大部分医生认为 TBI 患儿需避免发热，但对低体温并不太了解。低体温可能增加出血，心律失常和感染

的风险。近来报道了一项多中心国际性的严重 TBI 患儿的研究。该研究让严重 TBI 患儿在创伤后 8 小时内随机接受亚低温治疗（32.5℃ 维持 24 小时）或正常体温下治疗（37℃）[52]。研究认为亚低温治疗者状况有恶化趋势；亚低温组的 31% 患者预后不佳，而正常体温组只有 22%。这项研究存在一些方法学上的问题。尽管研究者在 8 小时内筛选患者，但患者开始降温的平均时间为 6.3 小时，波动范围为 1.6～19.7 小时。此外，快速复温为每 2 小时 0.5℃，因此患者在外伤后平均 19～48 个小时恢复正常体温。降温阶段亚低温组 ICP 显著低于对照组，但复温时 ICP 显著高于对照组。在澳大利亚和新西兰进行的另一项临床试验评估了严格的正常体温（温度 36～37℃）与亚低温治疗（温度 32～33℃）相比的临床疗效。患者在损伤后 6 小时内入组，采用亚低温或严格的正常体温维持 72 小时。如果需要保持正常 CPP 或 ICP < 20mmHg，则每 3 小时升温速率最高为 0.5℃ 或更慢。复温时间平均需要 21.5 小时（16～35 小时），且没有并发症。然而，在 12 个月时，两组儿童大脑表现类别（PCPC）得分没有差异[54]。目前尚不清楚亚低温治疗是否无效还是由于 TBI 的异质性，因为患者并没有及时降温（目标体温的中位时间为 9.3 小时）。儿科 TBI 指南指出，尽管缺乏临床数据，但在碰到难治性高血压的情况下可以考虑低温治疗[48]。

TBI 患儿对常规治疗反应不佳时的另一选择是行去骨瓣减压术，目的是为尚未发生脑疝的脑水肿提供减压空间。对持续颅内压升高的 TBI 患儿行早期去骨瓣减压术的研究表明，54% 的手术患儿预后良好，而单纯药物治疗组为 14%[55]。另外有案例系列研究证实去骨瓣减压术与单纯药物治疗相比，能改善存活率和神经系统预后[56]。和巴比妥昏迷以及亚低温治疗一样，去骨瓣减压术并非没有风险。近期研究报道了其在严重 TBI 患儿治疗中发生外伤后脑水肿，切口并发症和癫痫的可能性升高[57]。未来研究需确定这种疗法的合适时机，疗效和安全性。儿科 TBI 指南认为部分颅骨切除减压术的适应证包括严重 TBI 患儿，弥漫性脑水肿和积极药物治疗难以控制的颅内压升高。

案例 106-7

问题 1：L. B. ，6 岁女童，体重 18kg，在骑自行车时被小轿车撞倒。当救护人员携急救设备赶到时，发现她有持续 2 分钟的强直-阵挛惊厥发作。初始 GCS 评分为 11 分。L. B. 在发生 TBI 后需应用抗惊厥药物么？

外伤后惊厥（posttraumatic seizures，PTS）分为早期（外伤后 7 日内）和晚期发作（发生外伤 7 日后）两大类。严重 TBI 初期，惊厥能增加脑代谢需求，升高 ICP 并与 SBI 相关。因此必须在 SBI 风险最高时防止 PTS 的发生。据报道，婴儿和儿童比成人更易发生早期 PTS。小于 2 岁的 TBI 患儿发生早期 PTS 的几率比 2～12 岁患儿高出近 3 倍。除年龄外，GCS 评分低（8～11 分）者发生早期 PTS 的风险也升高。不推荐预防性使用抗惊厥药物来预防晚期 PTS[48]。

目前大部分研究都报道使用苯妥英钠来预防儿童 PTS。成人使用苯妥英钠和卡马西平来降低 PTS 发生率。

一项大型前瞻性多中心的试验评估了左乙拉西坦在预防严重 TBI 成人患者发生惊厥的疗效[58]。尽管该研究认为左乙拉西坦在预防 TBI 后的 PTS 方面疗效与苯妥英钠相同，但是作者认为两种治疗方案在花费方面的显著差异，使得使用苯妥英钠治疗成为首选方案。目前尚未有儿童使用左乙拉西坦预防 PTS 的相关报道。由于 L. B. 被目击惊厥发作，年龄较小，初始 GCS 为 11 分，故她有预防性使用抗惊厥药物的指征。合适的药物为苯妥英钠 45mg 口服，每日 3 次 [7.5mg/（kg·d）]，共 7 日。

（王一雪 译，陆国平、李智平 校，徐虹 审）

参考文献

1. Claudet I et al. Epidemiology of admissions in a pediatric resuscitation room. *Pediatr Emerg Care*. 2009;25:312.
2. Namachivayam P et al. Three decades of pediatric intensive care: who was admitted, what happened in intensive care, and what happened afterward. *Pediatr Crit Care Med*. 2010;11:549.
3. De Caen AR et al. Part 12: Pediatric advanced life support. 2015 American Heart Association Guidelines for Cardiopulmonary Resuscitation and Emergency Cardiovascular Care. *Circulation*. 2015;132(Suppl 2):S526.
4. Shott SR. The nose and paranasal sinuses. In: Ruldoph CD et al., eds. *Rudolph's Pediatrics*. 21st ed. New York, NY: McGraw-Hill Professional; 2003:1258.
5. Perkett EA. Lung growth in infancy and childhood. In: Ruldoph CD et al., eds. *Rudolph's Pediatrics*. 21st ed. New York, NY: McGraw-Hill Professional; 2003:1905.
6. Dawson-Caswell M, Muncie HL, Jr. Respiratory syncytial virus infection in children. *Am Fam Physician*. 2011;83:141.
7. Kumar P et al. Premedication for nonemergency endotracheal intubation in the neonate. *Pediatrics*. 2010;125:608.
8. den Brinker M et al. One single dose of etomidate negatively influences adrenocortical performance for at least 24 h in children with meningococcal sepsis. *Intensive Care Med*. 2008;34:163.
9. Cuthbertson BH et al. The effects of etomidate on adrenal responsiveness and mortality in patients with septic shock. *Intensive Care Med*. 2009;35:1868.
10. Jackson WL Jr. Should we use etomidate as an induction agent for endotracheal intubation in patients with septic shock? A critical appraisal. *Chest*. 2005;127:1031.
11. Zelicof-Paul A et al. Controversies in rapid sequence intubation in children. *Curr Opin Pediatr*. 2005;17:355.
12. Johansson M, Kokinsky E. The COMFORT behavioural scale and the modified FLACC scale in paediatric intensive care. *Nurs Crit Care*. 2009;14:122.
13. Dellinger RP et al. Surviving sepsis campaign: International guidelines for management of severe sepsis and septic shock. *Crit Care Med*. 2013;41:580.
14. Hartman ME et al. Trends in the epidemiology of severe sepsis. *Pediatr Crit Care Med*. 2013;14:686.
15. Rivers E et al. Early goal-directed therapy in the treatment of severe sepsis and septic shock. *N Engl J Med*. 2001;345:1368.
16. Carcillo JA et al. Clinical practice variables for hemodynamic support of pediatric and neonatal patients in septic shock. *Crit Care Med*. 2002;30:1365.
17. Brierley J et al. Clinical practice parameters for hemodynamic support of pediatric and neonatal septic shock: 2007 update from the American College of Critical Care Medicine [published correction appears in Crit Care Med. 2009;37:1536]. *Crit Care Med*. 2009;37:666.
18. de Oliveria CR et al. ACCM/PALS haemodynamic support guidelines for paediatric septic shock: an outcome comparison with and without monitoring central venous oxygen saturation. *Intensive Care Med*. 2008;34:1065.
19. de Oliveira CF. Early goal-directed therapy in treatment of pediatric septic shock. *Shock*. 2010;34(Suppl 1):44.
20. Wynn JL, Wong HR. Pathophysiology and treatment of septic shock in neonates. *Clin Perinatol*. 2010;37:439.
21. Carcillo JA. Pediatric septic shock and multiple organ failure. *Crit Care Clin*. 2003;19:413.
22. Bone RC et al. Definitions for sepsis and organ failure. *Crit Care Med*. 1992;20:724.
23. Bone RC et al. Definitions for sepsis and organ failure and guidelines for the use of innovative therapies in sepsis. The ACCP/SCCM Consensus Conference Committee. American College of Chest Physicians/Society of Critical Care Medicine. *Chest*. 1992;101:1644.

24. Goldstein B et al. International pediatric sepsis consensus conference: definitions for sepsis and organ dysfunction in pediatrics. *Pediatr Crit Care Med.* 2005;6:2.

25. Ceneviva G et al. Hemodynamic support in fluid refractory pediatric septic shock. *Pediatrics.* 1998;102:e19.

26. Akech S et al. Choice of fluids for resuscitation in children with severe infection and shock: systematic review. *BMJ.* 2010;341:c4416.

27. Zimmerman JL. Use of blood products in sepsis: an evidence based review. *Crit Care Med.* 2004;32(11, Suppl):S542.

28. Istaphanous GK et al. Red blood cell transfusion in critically ill children: a narrative review. *Pediatr Crit Care Med.* 2011;12:174.

29. Finfer S et al. A comparison of albumin and saline for fluid resuscitation in the intensive care unit. *N Engl J Med.* 2004;350:2247.

30. Mann K et al. Beneficial effects of vasopressin in prolonged pediatric cardiac arrest: a case series. *Resuscitation.* 2002;52:149.

31. Duncan JM et al. Vasopressin for in-hospital pediatric cardiac arrest: results from the American Heart Association National Registry of Cardiopulmonary Resuscitation. *Pediatr Crit Care Med.* 2009;10:191.

32. Hoffman TM et al. Efficacy and safety of milrinone in preventing low cardiac output syndrome in infants and children after corrective surgery for congenital heart disease. *Circulation.* 2003;107:996.

33. de Kleijn ED et al. Low serum cortisol in combination with high adrenocorticotrophic hormone concentrations are associated with poor outcome in children with very severe meningococcal disease. *Pediatr Infect Dis J.* 2002;21:330.

34. Casartelli CH et al. Adrenal response in children with septic shock. *Intensive Care Med.* 2007;33:1609.

35. Zimmerman JJ, Williams MD. Adjunctive corticosteroid therapy in pediatric severe sepsis: observations from the RESOLVE study. *Pediatr Crit Care Med.* 2011;12:2.

36. Deerojanawong J et al. Incidence and risk factors of upper gastrointestinal bleeding in mechanically ventilated children. *Pediatr Crit Care Med.* 2009;10:91.

37. Reveiz L et al. Stress ulcer, gastritis, and gastrointestinal bleeding prophylaxis in critically ill pediatric patients: a systematic review. *Pediatr Crit Care Med.* 2010;11:124.

38. Schroeder AR et al. A continuous heparin infusion does not prevent catheter related thrombosis in infants after cardiac surgery. *Pediatr Crit Care Med.* 2010;11:489.

39. Talosi G et al. Prostaglandin E1 treatment in patent ductus arteriosus dependent congenital heart defects. *J Perinat Med.* 2004;32:368.

40. Meckler GD, Lowe C. To intubate or not to intubate? Transporting infants on prostaglandin E1. *Pediatrics.* 2009;123:e25.

41. Bishop NB. Traumatic brain injury: a primer for primary care physicians. *Curr Probl Pediatr Adolesc Health Care.* 2006;36:318.

42. Keenan HT et al. A population based study of inflicted traumatic brain injury in young children. *JAMA.* 2003;290:621.

43. DeMeyer W. Normal and abnormal development of the neuroaxis. In: Ruldoph CD et al., eds. *Rudolph's Pediatrics.* 21st ed. New York, NY: McGraw-Hill Professional; 2003:2174.

44. Goldstein B et al. Inflicted versus accidental head injury in critically injured children. *Crit Care Med.* 1993;21:1328.

45. Rorke-Adams L et al. Head trauma. In: Reece RM, Christians CW, eds. *Child Abuse: Medical Diagnosis and Management.* 3rd ed. Elk Grove Village, IL: American Academy of Pediatrics. 2009:54.

46. Chung CY et al. Critical score of Glasgow Coma Scale for pediatric traumatic brain injury. *Pediatr Neurol.* 2006;34:379.

47. Section on Radiology, American Academy of Pediatrics. Diagnostic imaging of child abuse. *Pediatrics.* 2009;123:1430.

48. Adelson PD et al. Guidelines for the acute medical management of severe traumatic brain injury in infants, children, and adolescents. *Pediatr Crit Care Med.* 2003;4(3, Suppl):S72.

49. Vavilala MS et al. Blood pressure and outcome after severe traumatic brain injury. *J Trauma.* 2003;55:1039.

50. Di Gennaro JL et al. Use and effect of vasopressors after pediatric traumatic brain injury. *Dev Neurosci.* 2010;32:420.

51. Catala-Temprano A et al. Intracranial pressure and cerebral perfusion pressure as risk factors in children with traumatic brain injuries. *J Neurosurg.* 2007;106(6, Suppl):463.

52. Hutchison JS et al. Hypothermia therapy after traumatic brain injury in children. *N Engl J Med.* 2008;358:2447.

53. Beca J et al. Hypothermia for traumatic brain injury in children—a phase II randomized controlled trial. *Crit Care Med.* 2015;43:1458.

54. Mejia R ed. *Traumatic Brain Injury in Pediatric Fundamental Critical Care Support.* Mount Prospect, IL: Society of Critical Care Medicine; 2008.

55. Taylor A et al. A randomized trial of very early decompressive craniectomy in children with traumatic brain injury. *Childs Nerv Syst.* 2001;17:154.

56. Jagannathan J et al. Outcome following decompressive craniectomy in children with severe traumatic brain injury: a 10 year single-center experience with long term follow up. *J Neurosurg.* 2007;106(4, Suppl):268.

57. Kan P et al. Outcomes after decompressive craniectomy for severe traumatic brain injury in children. *J Neurosurg.* 2006;105(5, Suppl):337.

58. Inaba K et al. A prospective multicenter comparison of levetiracetam versus phenytoin for early posttraumatic seizure prophylaxis. *J Trauma Acute Care Surg.* 2013;74(3):766.